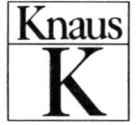

Gunter FRANK Léa LINSTER Michael WINK

KAROTTEN *lieben* BUTTER

Eine Sterneköchin, ein Arzt und
ein Wissenschaftler über traditionelles
Kochwissen und gesunden Genuss

Fotografiert von Susanne Krauss

KNAUS

Inhalt

....

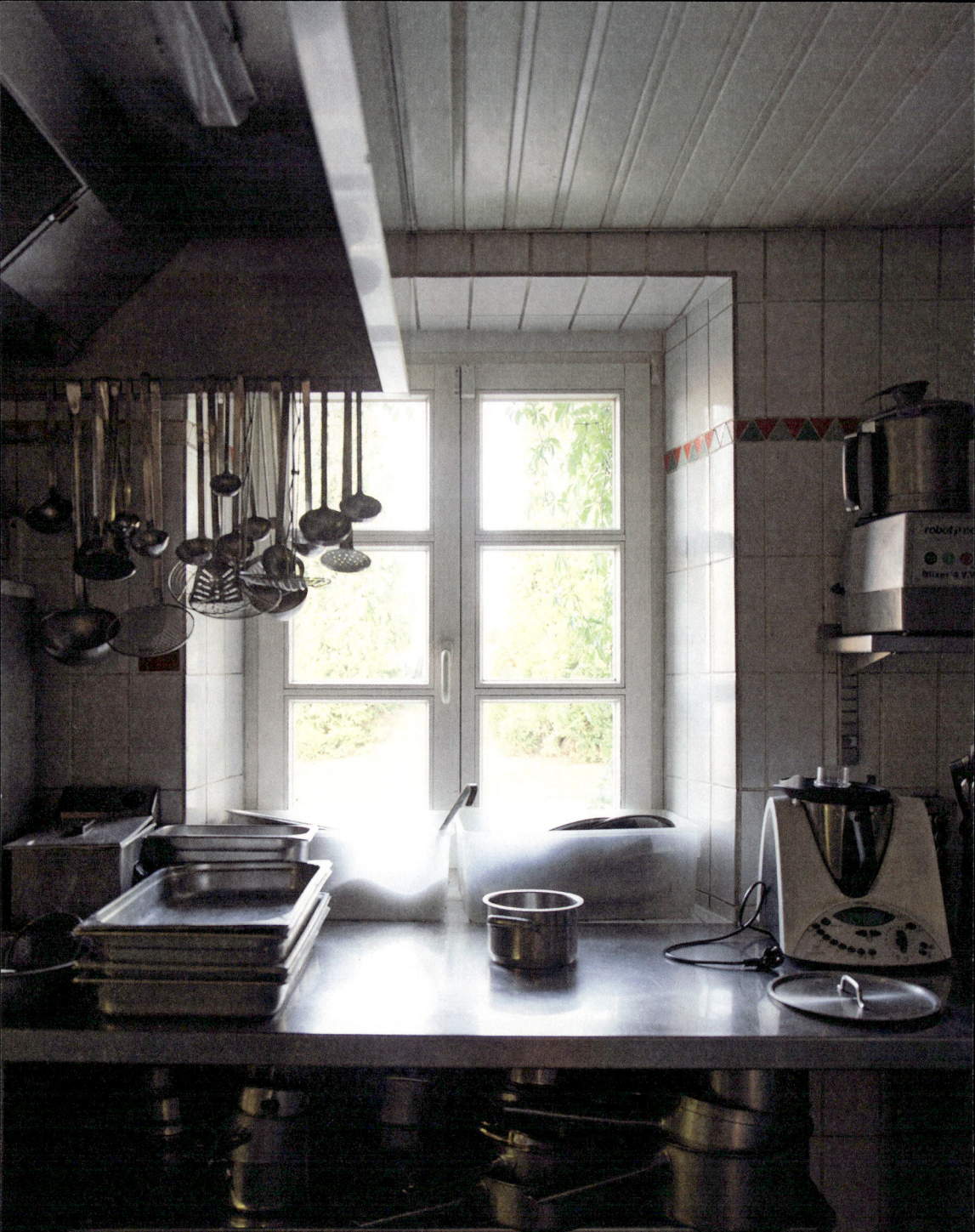

Vorgeschichte

»Aber Madame,
auf einem schönen Teller
schmeckt Ihnen mein Kuchen viel besser.«

Mit beiden Händen griff die Schauspielerin in den Schokoladenkuchen und stopfte sich die abgerissenen Stücke in den Mund. Sie hatte gerade durch eine Ernährungsumstellung zehn Kilo abgenommen. Es war kurz vor Weihnachten, wir waren alle zu Gast beim *Nachtcafé* des SWR, und das Thema lautete: »Hüftgold unterm Weihnachtsbaum – Schlemmen oder schlechtes Gewissen?« Wieder einmal ging es darum, ob genussvolles Essen Sünde sei und wir dadurch krank und dick werden. Die Schauspielerin beklagte den Magerwahn, der in ihrer Branche besonders ausgeprägt sei und der viel Disziplin und Ernährungskontrolle erfordere. Durch den spontanen und fast hilflos wirkenden Zugriff wollte sie uns demonstrieren, dass sie ihre Genussfähigkeit nicht verloren hatte und noch in der Lage ist, sich Leckeres zu erlauben.

Nun war besagter Schokoladenkuchen nicht irgendein Schokoladenkuchen, sondern ein Geschenk an die Talkrunde von Léa Linster aus Luxemburg, einer der besten Köchinnen auf diesem Planeten. Sie hatte den Kuchen nach dem Rezept ihrer Großmutter gebacken. Dass er aber so malträtiert wurde, damit hatte sie nicht gerechnet, und so sagte sie zu der Schauspielerin: »*Aber Madame, ich besorge Ihnen gern einen schönen Teller mit einer Gabel, da schmeckt Ihnen mein Kuchen doch noch viel besser.*«

Schokoladenkuchen

»Kinderleicht zu backen und absolut köstlich!
Aber bitte dran denken:
Die Butter muss weich sein.«

Für 12 Stücke

200 g Edelbitter-Schoko-
lade (70 % Kakaoanteil)
6 Eier
250 g Zucker

125 g gemahlene Mandeln
250 g Butter
100 g Mehl
1 Prise Salz

Die feine Schokolade schmelze ich in einem nicht zu heißen Wasserbad. Ich trenne die Eier. Mit dem Handrührgerät schlage ich die Eigelb mit 200 Gramm vom Zucker cremig auf, bis sich der Zucker aufgelöst hat und die Masse hellgelb ist. Dann rühre ich nacheinander die geschmolzene Schokolade hinein, die gemahlenen Mandeln und die weiche Butter. Ist alles gut gemischt, hebe ich das gesiebte Mehl darunter.

Jetzt werden die Eiweiß mit einer kleinen Prise Salz und dem restlichen Zucker steifgeschlagen und untergehoben. Ich fülle den Teig in eine gebutterte und bemehlte Kuchenform (am liebsten eine Pie-Form aus Porzellan) von 26 bis 30 Zentimeter Durchmesser und lasse ihn – weil die Form dicker ist – 40 Minuten bei 170 Grad (Umluft 150 Grad, Gas Stufe 2–3) backen.

Ich lege meinen Schokoladenkuchen zum Abkühlen auf einen Rost und bestäube ihn vor dem Servieren mit dunklem Kakaopulver.

Tipp: Dazu mag ich halbsteif geschlagene Sahne, die ich mit etwas Ahornsirup süße.

Diese Geschichte drückt etwas aus, was mich schon seit Jahren umtreibt. Wir haben einen normalen, unschuldigen Umgang mit Essen verloren, ganz besonders dann, wenn es sich um Nahrungsmittel handelt, die wir mit Genuss und Geschmack verbinden. Immer müssen wir uns entschuldigen oder einen besonderen Grund dafür angeben, wenn wir es uns einmal so richtig gut gehen lassen wollen. Mein Name ist Gunter Frank, und ich bin Allgemeinarzt aus Heidelberg. In meiner Sprechstunde, aber auch bei Vorträgen, Seminaren und Diskussionsrunden stelle ich immer wieder fest, dass viele Menschen denken, gesundes Essen zeichne sich vor allem dadurch aus, dass es salz-, fleisch- und fettarm, zuckerfrei und vitaminreich ist, kaum sattmachen darf und eigentlich nicht richtig gut schmecken kann. Alles, was gut schmeckt, sei mehr oder weniger »Sünde«. Kein Wunder, denn dass der unbefangene Genuss angeblich schuld an Millionen ernährungsbedingten Erkrankungen sei, wird uns seit Jahren von Medizin und Ernährungswissenschaft vermittelt – und zwar schon im Kindergarten.

Essen verliert seine Unschuld

Sogar in Expertengremien, die sich um gesundes Schulessen kümmern, erlebe ich, dass allein die Feststellung, etwas würde Kindern besonders gut schmecken, als Argument ausreicht, dieses Nahrungsmittel als »ungesund« vom Speiseplan zu streichen. Beispiel: Pommes frites. Nachweise und Belege für die Schädlichkeit werden dann gar nicht mehr gefordert. Mir scheint inzwischen eine viel zu große Portion Moralität in die Vorstellung einer gesunden Ernährung hineingemischt worden zu sein. Nahrungsmittel und deren Zubereitung werden zuallererst in Kategorien wie Unschuld, Reue oder Sünde eingeteilt, und letztlich wird gar nicht mehr darüber nachgedacht, ob dies denn auch wirklich stimmt.

Doch selbst Spitzenköche stellen unter diesem Einfluss in ihren Kochbüchern und Fernsehsendungen Rezepte vor, die vor allem gesund sein sollen und ohne Reue verzehrt werden dürfen. Sie nehmen es dabei in Kauf, alte Herstellungstechniken aufzugeben und bewährte Rezepturen so zu verändern, dass sie zwar gesünder erscheinen, aber auch ihre ursprüngliche Qualität einbüßen.

So etwas würde Léa Linster niemals mitmachen. »*Warum sollen Kinder keine Pommes frites essen dürfen? Sie müssen nur gut gemacht sein*«, sagt sie. Für sie stehen handwerkliches Können beim Kochen und die Qualität der Lebensmittel an erster Stelle und sind nicht verhandelbar. Das Grundübel bei der Ernährung ist für Léa Linster »*jedes Essen, das nicht gut genug ist, um dich glücklich zu machen, und nicht schlecht genug, um dich abzuhalten*«. Das machte sie in dieser Talkshow unmissverständlich klar, und genau das imponierte mir schwer.

»Gutes Essen ist nur dann gut, wenn es dir guttut und ein bisschen glücklich macht.«

Seitdem verstehen wir uns prächtig. Wer einmal das Glück hatte, von Léa Linster in ihrem wunderschönen und sterneprämierten Restaurant bekocht zu werden, wird schwerlich auf die Idee kommen, dass an diesem Essen irgendetwas ungesund sein könnte. Das gilt für ihr preisgekröntes Sechs-Gänge-Menü, mit dem sie den Bocuse d'Or gewonnen hat, die Weltmeisterschaft der Köche. Das gilt für einen Salat, den sie zwischendurch auf die Schnelle aus Roter Bete und Eiern zaubert, und dessen Zutaten sie vorher auf dem Markt von Thionville ausgewählt hat. Und das gilt genauso für ihre wunderbaren Madeleines, die sie nicht nur zum Espresso in ihrem Restaurant in Frisange, sondern auch in ihrem kleinen Café im Herzen der Stadt Luxemburg anbietet und nach denen man schlicht süchtig wird. Nichts davon macht krank oder dick, man fühlt sich einfach nur angenehm gesättigt, liebevoll verwöhnt und rundum wohl.

Aus gutem Grund. In den letzten 20 Jahren behandelte ich in meiner Sprechstunde unzählige Menschen mit Verdauungsbeschwerden. Es fällt auf, dass dies meist Menschen betrifft, die denken, sich besonders gesund ernährt zu haben, während es denjenigen, die sich eher traditionell ernähren, deutlich besser geht.

Heute bin ich sicher: Diese überbordenden gesundheitlichen Probleme mit Nahrungsmitteln haben einen einzigen Grund – den immer größer werdenden Mangel an ordentlich verarbeitetem und handwerklich korrekt hergestelltem Essen. Einem Essen, welches von guten Köchen aus einfachen Grundzutaten mit solidem handwerklichem Können so zubereitet wird, dass es uns während und nach dem Verzehr ein wohliges Bauchgefühl bereitet und manchmal sogar ein Lächeln ins Gesicht zaubert.

Lagen unsere Vorfahren wirklich falsch?

Doch anstatt Tradition und altes Wissen wertzuschätzen und Menschen, die dies noch praktizieren, den Rücken zu stärken, empfiehlt die Ernährungswissenschaft die Abkehr von bewährten Rezepturen. Die moderne Lebensmittelindustrie mit ihren Fertiggerichten, künstlichen Geschmacksverstärkern und modernen Convenience-Produkten tut ihr Übriges, um das bewährte Zusammenspiel der Originalzutaten in traditionellen Gerichten, das sich in der Menschheitsgeschichte über zig Generationen hinweg entwickelt hat, innerhalb nur weniger Jahre erheblich zu verändern. Dies irritiert nicht nur Profis, sondern auch unzählige Menschen, die zu Hause für sich und ihre Familien ein gutes und gesundes Essen zubereiten wollen und dabei Orientierung suchen. Und so kommt es, dass einerseits ein wohltuendes, qualitativ hochwertiges Essen immer seltener in Restaurants, Kantinen und in Privathaushalten zu finden ist, andererseits nachdrücklich behauptet wird, dass diese Entwicklung gesund sei.

Es scheint gerade so, als würden Tradition und Genuss nicht mit Wissenschaft und Gesundheit zusammenpassen. Wirklich? Genau wie Léa Linster kann ich das nicht hinnehmen. Als naturwissenschaftlich ausgebildeter Arzt weiß ich, wir hätten die letzten 100 000 Jahre Entwicklung als *Homo sapiens* nicht überstanden, wenn unser Appetit tatsächlich so unvernünftig wäre, dass er uns konsequent zu schädlichen Nahrungsmitteln führen würde. Das Gegenteil ist der Fall: Unsere Vorfahren haben über unzählige Generationen hinweg festgestellt, dass das, was schmeckt, auch gut bekömmlich ist. Und wenn etwas nicht schmeckte, bedeutete dies meist, dass es nach dem Verzehr zu Schwierigkeiten führte. Und weil beides, guter Geschmack und Bekömmlichkeit, seit Urzeiten das Ziel guter Nahrungsherstellung war, zentriert sich all dieses Wissen bei den Meistern der Kochkunst.

Die Idee

Und wer könnte Kochkunst besser repräsentieren als Léa Linster. Nach der Talkshow kommen wir in ein langes Gespräch. Sie hat das kleine Café ihrer Eltern in Frisange, einem Örtchen im Süden von Luxemburg, zum Pilgerort für Essensliebhaber aus aller Welt gemacht. Auch dort beobachtet sie, dass sich immer wieder Gäste, statt mit großer Vorfreude auf die kommenden Gaumenfreuden, mit diffusen Essensängsten bei ihr zu Tisch setzen. Sie möchte wissen: »*Was kann ich diesen Menschen sagen, warum sie mein Essen nicht krankmacht, sie es vielmehr genießen können und es ihnen guttut?*«

Gemeinsam überlegen wir, was wir gegen diese seltsamen Ernährungsmissverständnisse, die uns zunehmend die Freude am Genuss nehmen, unternehmen könnten. Und dabei entwickeln wir eine Idee. Wir sollten unser Wissen und unsere Erfahrung zusammenzutun, um eine gute Antwort auf diese Fragen zu finden. Aber einer fehlt noch im Bunde.

Léa Linster und ich sind in erster Linie Praktiker, sie Köchin, ich Hausarzt. Wir sehen, was die Folgen sind bei dem, was wir tun. Léa Linster, ob es ihren Gästen nach dem Essen gut geht und sie wiederkommen, und ich, ob es meinen Patienten nach meinen ärztlichen Empfehlungen tatsächlich besser geht oder nicht. Und da wir beide die Erfahrung machen, dass die aktuellen Empfehlungen der Ernährungswissenschaft so gar nicht zu unseren Erfahrungen passen, brauchen wir jemanden, der uns diesen Widerspruch genau erklären kann. Einen Wissenschaftler, der sich seit Jahren mit der

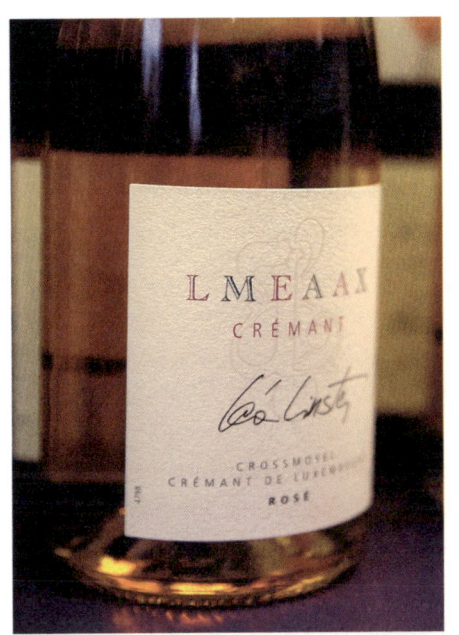

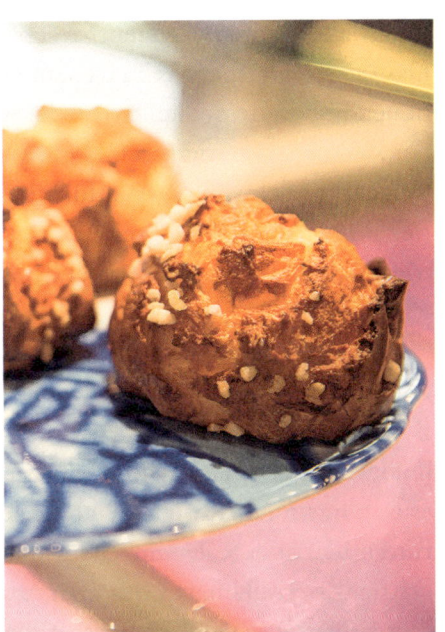

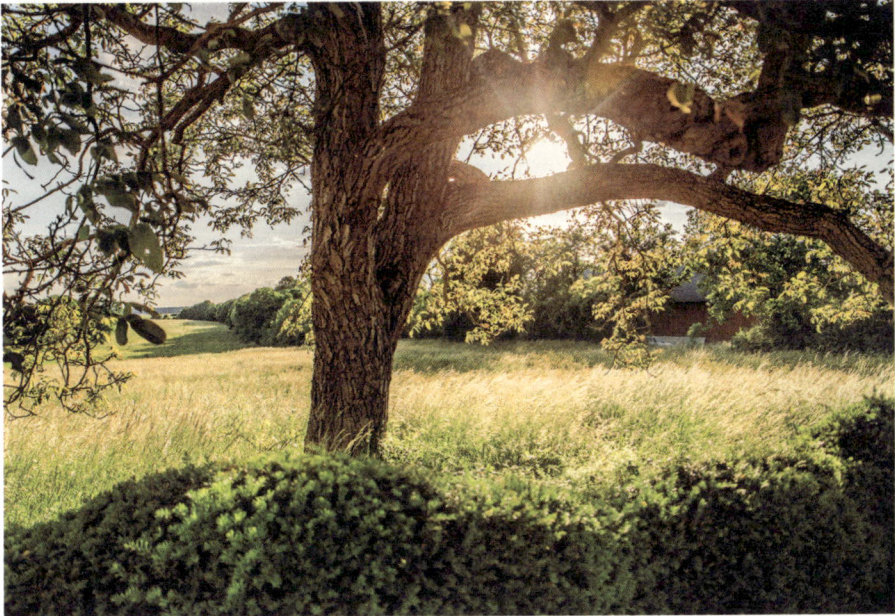

Frage befasst, warum Menschen essen, wie sie essen, und der seine Erkenntnisse nicht aus einer Weltanschauung heraus, sondern auf dem Boden echter naturwissenschaftlicher Experimente und Forschungen aufbaut. Jemanden, der sich in dem, was gute Wissenschaft zum Thema Ernährung wirklich weiß, sehr gut auskennt. Und ich kenne dafür die Idealbesetzung.

Das Trio wird komplett

Der Evolutionsbiologe Michael Wink ist Professor für Pharmazeutische Biologie und Direktor am Institut für Pharmazie und Molekulare Biotechnologie der Universität Heidelberg. Sein ganzes Forscherleben beschäftigt er sich mit Inhaltsstoffen, insbesondere von Pflanzen, und wie Menschen in verschiedensten Kulturen sie für die Ernährung und Heilung nutzen. Seine Bücher zu Heil- und Giftpflanzen sind wissenschaftliche Standardwerke und haben mir die Augen geöffnet für mein Verständnis, wie und warum Menschen bestimmte Dinge essen und andere besser nicht. Seitdem suche ich immer wieder seinen Rat und weiß, dass seine Forschungsergebnisse ideal zu den praktischen Kenntnissen des Kochhandwerks passen. Nur ist das bisher nur sehr wenigen aufgefallen, und es wird Zeit, dies zu ändern.

Deshalb werden wir einen Selbstversuch wagen. Wir bringen unsere ganz unterschiedlichen Disziplinen zusammen, um herauszufinden, was wir gemeinsam haben und wie sich dadurch das heutige Verständnis für eine gute Ernährung verbessern lässt. Ich weiß, dass Professor Wink an dieser Idee Freude haben wird. Auch Léa Linster ist begeistert. »*Kommt doch einen ganzen Tag zu mir, dann werden wir gemeinsam einkaufen, kochen, zusammen essen und dabei der Sache einmal richtig auf den Grund gehen. Denn nichts finde ich so inspirierend, wie gemeinsam etwas Gutes zum Essen zuzubereiten.*«

Wir werden uns also zu dritt auf Entdeckungsreise zu den Grundlagen des gesunden Genusses machen. Die Köchin ist dabei zuständig für den Gaumen, der Arzt für Magen und Darm und der Professor für den Zusammenhang zwischen beidem.

Und Sie, liebe Leserinnen und Leser, möchten wir auf diese Reise mitnehmen. Dazu werde ich die Ergebnisse unseres Selbstversuchs protokollieren und auf den folgenden Seiten zusammenfassen, garniert mit Originalzitaten und praktischen Umsetzungsempfehlungen in Form von Léa-Linster-Rezepturen für den Alltag und den Festschmaus. Es wird intensiv, überraschend und sehr aufschlussreich werden, dessen bin ich mir sicher. Und am Ende werden wir alle wissen, warum Gesundheit und Genuss bestens zusammenpassen. Oder wie Léa Linster sagen würde, warum eine Kalorie, die kein Glück produziert, sinnlos ist.

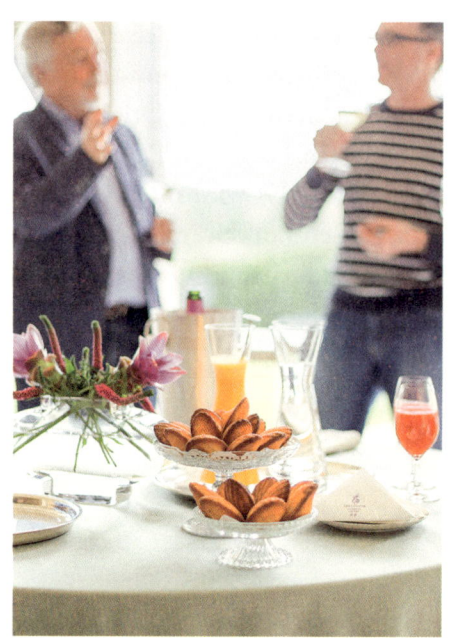
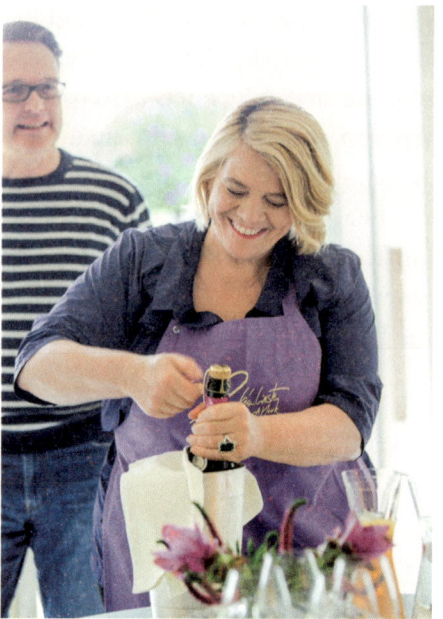
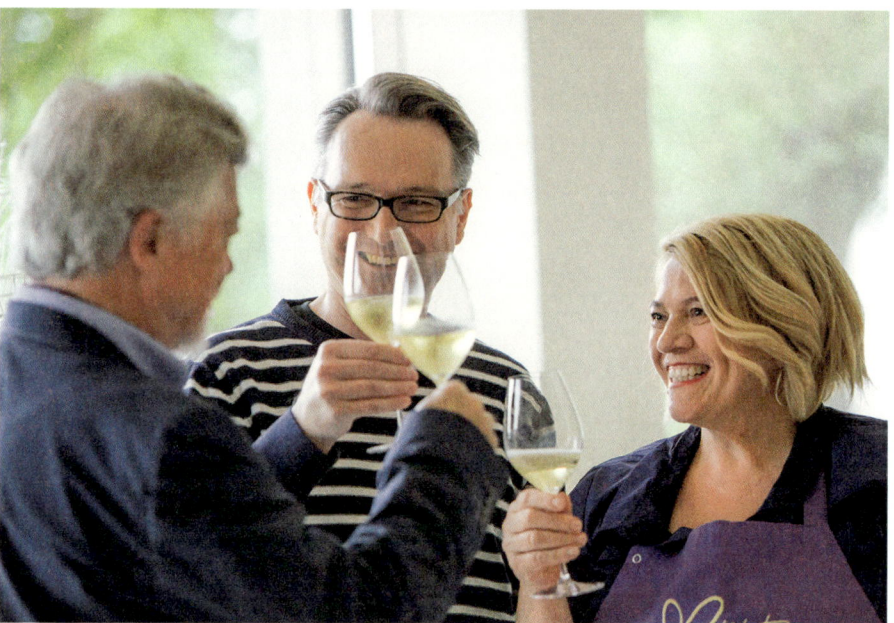

Empfang

Nach einer verregneten Fahrt erreichen wir das Städtchen Frisange in Luxemburg. Die Hauptstraße führt uns direkt zum Restaurant Léa Linster, wo wir mit der Chefin verabredet sind. Professor Wink habe ich drei Stunden zuvor in seinem Institut an der Universität Heidelberg abgeholt. Angekommen, können wir schon vom Parkplatz aus einen Blick in das moderne Foyer werfen und sehen erfreut, dass dort ein schön gedeckter Tisch mit Weinkühler und Getränken auf uns wartet – und dazu ein ganzer Teller mit frischgebackenen Madeleines.

»Herzlich willkommen. Ich freue mich sehr, Sie kennenzulernen, lieber Herr Professor, und bin froh, dass ich dabei sein darf und das Kochen vertrete.«
    »Die Ehre ist ganz meinerseits, aber darf ich vorschlagen, dass Sie mich alle bitte Michael nennen?«
    »Aber sehr gern, ich bin die Léa.«
    Zur Begrüßung schenkt uns Léa gleich ein Glas Crémant aus ihrem eigenen Anbau ein und bietet die Madeleines an. *»Merkt ihr, wie gut sie duften? Sie bestehen ja lediglich aus Eiweiß, Mandeln, Zucker, Butter und ein wenig Mehl. Was meint ihr, ist da etwas drin, was ungesund ist?«*
    Wie kann etwas so Leckeres, nach allen Regeln der Kunst Zubereitetes ungesund sein? Michael interessiert sich besonders dafür, woher der wunderbare, karamellige Geschmack kommt. Léa erklärt den Trick: *»Ich backe sie bei höherer Temperatur an, dann bleiben sie innen saftig und weich. Das kannst du auch gut fühlen.«*

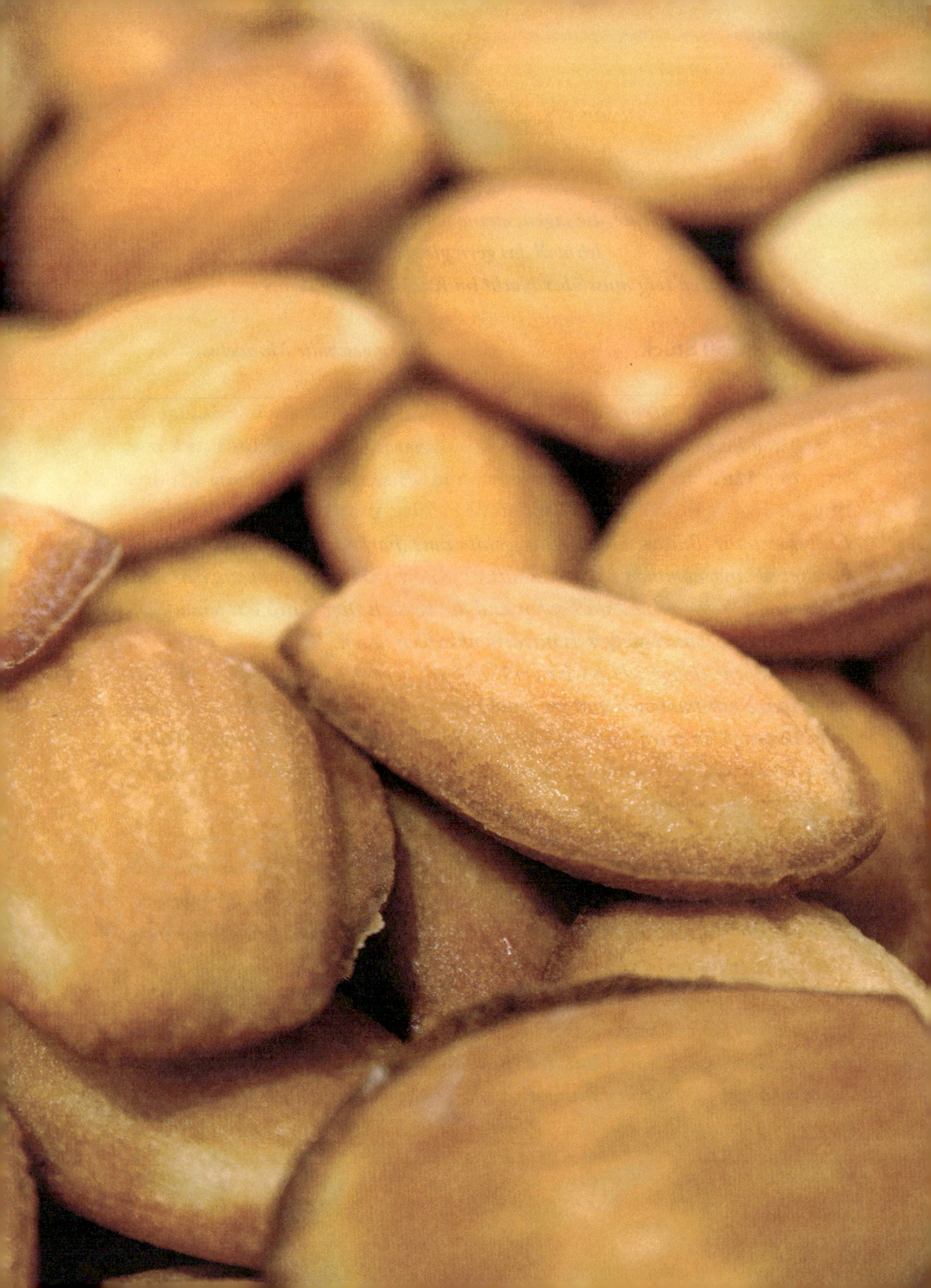

Léas Madeleines

»Es gibt Leute, die sagen, meine seien die besten der Welt.
Ich will das gern glauben.
Der Teig muss über Nacht im Kühlschrank ruhen!«

Für 40–50 Stück
250 g Butter
8–9 Eiweiß (250 g)
250 g Puderzucker
75 g Mehl

100 g geschälte Mandeln,
fein gemahlen
außerdem:
etwas Butter zum
Einfetten der Backform

Ich erhitze die Butter, bis sie eine goldbraune Farbe und einen nussartigen Geschmack angenommen hat (Nussbutter). Sofort vom Herd nehmen, den entstandenen Schaum etwas abschöpfen und die heiße Butter durch ein feines Sieb in eine kleine Schüssel gießen. Lauwarm abkühlen lassen.

Inzwischen schlage ich das Eiweiß steif. Ich gebe den Puderzucker und das Mehl durch ein Haarsieb und vermische alles mit den fein gemahlenen Mandeln. Dieser Mix wird unter den Eischnee gehoben und gut vermischt. Dann rühre ich die flüssige Nussbutter darunter und lasse den Teig bedeckt über Nacht im Kühlschrank ruhen.

Zum Backen heize ich den Ofen auf 200 Grad (Umluft 180 Grad, Gas Stufe 2–3) vor. Die Madeleineformen fette ich dünn mit weicher Butter ein und fülle den Teig mit einem Löffel hinein. Das braucht ein bisschen Fingerspitzengefühl, denn der Teig darf beim Heißwerden nicht überlaufen, und wenn es zu wenig Teig ist, bekommen meine Madeleines ihre typische Beule nicht. Am besten klappt es, wenn man die Förmchen zu zwei Dritteln füllt.

Die Madeleines backen erst drei Minuten bei 200 Grad, dann schalte ich die Temperatur auf 180 Grad herunter und backe sie in etwa vier bis fünf Minuten fertig. Wenn sie dann noch nicht ihre schöne goldbraune Farbe haben, geben Sie einfach noch ein paar Minuten dazu. Ich lasse die Madeleines kurz abkühlen, löse sie aus den Formen und lasse sie auf Kuchengittern abkühlen. Voilà!

Tipps: Der Teig hält sich gut verschlossen im Kühlschrank bis zu einer Woche. Und zum Backen sind beschichtete Madeleine-Formen ideal.

....

»*Léa, man fühlt sich sofort wunderbar wohl, wenn man bei dir ankommt.*« Das muss ich einfach loswerden.

Léa lächelt. »*Ich habe den Tisch am Fenster so gedeckt, dass Ihr ihn schon beim Hereinkommen seht. So merkt Ihr gleich, dass Ihr willkommen seid. Ich sage immer, man soll seine Gäste mit einer privaten Spezialität empfangen, sodass sie wissen, worauf sie sich freuen dürfen. Finden sie einen solch speziellen Willkommensgruß gleich zu Beginn vor, fühlen sie sich wohl und geliebt. Und das ist mir sehr wichtig, nicht nur im Privaten, sondern auch im Restaurant.*«

Alltags- und Spitzengastronomie

Mich interessiert, wie Léa den Unterschied zwischen Alltagsküche und Spitzengastronomie beschreiben würde. »*Weißt du, Gunter, das ist ganz einfach. In der Alltagsküche geht es darum, die Leute einfach froh und satt zu machen. Es geht nicht darum, aufwendig zu kochen; aber mit Liebe sollte das Essen schon zubereitet werden, das ist das Wichtigste.*« Léa hat oft erlebt, dass Leute sagen, wir würden Sie gern einmal privat einladen, Frau Linster, aber wir genieren uns. »*Dann sag ich, das finde ich witzig, warum geniert ihr euch? Ich liebe Suppen! Wenn ihr mir eine Suppe serviert, ein gutes Brot und Butter, bin ich die Allerglücklichste. Und wenn Ihr noch einen Tick draufsetzen wollt, backt Ihr einen Kuchen. Dann bin ich happy. Ihr braucht mir nicht zu zeigen, dass Ihr ein achtgängiges Überraschungsmenü kochen und mit mir konkurrieren könnt. Ich finde es immer besser, wenn man die ganz persönliche Spezialität serviert bekommt, gerade auch dann, wenn es sich um etwas Einfaches handelt. Vielleicht kann einer einen deftigen Linseneintopf kochen oder eine andere macht* eine tolle Lasagne, ganz wunderbar! Das gilt für mich übrigens auch in der normalen Gastronomie, bei der ich mich gerne auf die Spezialität des Hauses freuen möchte.«

Was für sie der Unterschied zur Spitzengastronomie ist, kann Léa ebenso klar benennen. »Die denkt viel intensiver über die einzelnen Sachen nach. Das ist im Prinzip alles. Nehmen wir zum Beispiel ein Vanilleeis. Als Spitzenkoch denkst du darüber nach, ob du noch mehr Vanille bei weniger Zucker verwenden sollst, bis zu dem Peak, ab dem es nicht mehr schmeckt. Oder man geht sogar über diesen Peak hinaus, um den Vanillegeschmack dann wieder über Zucker einzufangen.

Das ist wie bei einem guten Parfum: Da musst du immer eine sehr starke Missnote reinmischen. Dann übertünchst du das mit Sachen, die gut riechen. Auf diesem Weg bekommst du ein ganz individuelles Profil, und das bringt Tiefe in dein Parfum. Sonst würde es vielleicht nur oberflächlich blumig duften, und das war's.

Ähnlich funktioniert das in der Spitzengastronomie auch. Du hast ein Rezept im Kopf und überlegst dir dann, wie du das besser machen kannst, was du verfeinern kannst, welchen Geschmack du intensivieren möchtest. Du machst dir wirklich Gedanken darum.«

Léa formuliert es auch vom Standpunkt des Gastes aus: »Wenn ich zu einem großen Koch essen gehe, möchte ich natürlich auch sehen und schmecken, was seine ganz individuelle Interpretation eines Gerichtes ist. Und zwar alles, was dazugehört. Wie dekoriert er sein Haus? Wie serviert er den Champagner? Welches Besteck hat er, Silber oder nicht? Wie geht er mit Zutaten um, gibt's da mehr vegetarisch, mehr Fisch, mehr Huhn? Bei solch einem Restaurantbesuch möchte ich mich überraschen lassen. Ähnlich einem Lied, von dem es viele Interpretationen gibt, von der dir eine besonders gut gefällt. Oft ist es das Original. Aber manchmal ist es erst eine Coverversion, die ein unscheinbares Lied Jahre später zum Hit macht.«

Das Beste ist nicht immer das Aufwendigste – oder Sterne sind nicht alles

Michael fragt Léa, was es für sie persönlich bedeutet, einen Stern im berühmten Restaurantführer Guide Michelin zu haben. *»Es stimmt, ich habe seit über 30 Jahren einen Stern. Damit spiele ich für mich in der richtigen Liga und bin noch frei genug, um mein eigenes Haus so zu gestalten, wie es mir gefällt. Diese Freiheit genieße ich. Als junge Köchin hatte ich durchaus Ambitionen, einen zweiten Stern zu erkochen. Doch das wäre auch mit Einschränkungen verbunden gewesen. Beispielsweise wird in der Welt der Michelin-Sterne Medienpräsenz nicht geschätzt, Fernsehen war ein No-Go. Aber gerade diese Präsenz führte zu der fantastischen Resonanz meiner vielen deutschen Gäste, und das ist für mich ein ganz großes Glück.«*

Michael möchte noch etwas wissen. *»Spielt es eine Rolle für Gäste, die in ein Sternerestaurant gehen, ob es ein, zwei oder drei Sterne hat?«*

»Die Sterne wurden ja als Orientierung für Gäste entwickelt, die viel unterwegs sind. Für die ausgewiesenen Genießer darunter spielt der Preis keine Rolle, sie suchen dann auch explizit drei Sterne. Diese Klientel gibt es, aber es sind nicht sehr viele Leute, denn das muss man ja bezahlen können und vor allem wollen.

Das ist auch so ein Problem der Köche, die unbedingt drei Sterne anstreben: Was nützen dir die Sterne, wenn das Restaurant zu selten ausgebucht ist? Und neben dem Michelin gibt es ja auch noch den Gault Millau oder die Rangliste der World's Best 50 Restaurants von San Pellegrino – und jeder will dazugehören.

Aber wenn mich einer fragt, was ist das beste Restaurant, dann sage ich: eines in Timbuktu, aber niemand kennt es. Es ist wirklich eine komplizierte Frage, Frank Elstner wollte einmal von mir wissen, wen ich für den besten Chefkoch halte. Da hab ich geantwortet, wenn wir am Verhungern wären, ist es der nächste, den wir sehen, das kann auch ein Streetfood-Koch in Bangkok sein oder ein Pizzabäcker in Taormina. Es hängt doch von so vielem ab.«

Das sehe ich als Arzt genauso, denn was hilft es, einem Kranken ein tolles, kompliziertes Menü zu servieren, wenn er eine Hühnerbrühe braucht, um wieder auf die Beine zu kommen. Das ist wie in der Medizin. Manchmal hilft es dem Patienten viel mehr, ein nebenwirkungsreiches Medikament einfach abzusetzen, statt eine komplizierte Operation durchzuführen, um die Folgen der Nebenwirkungen zu beseitigen. Manchmal ist eben das Einfache das Beste. Auch wenn es dafür keinen Nobelpreis und keinen Stern gibt.

Innovation sollte Sinn haben

Während in der Alltagsküche die handwerklich korrekte und verlässliche Zubereitung im Vordergrund steht, sind Neugierde und Innovationen in der Spitzengastronomie das Salz in der Suppe. Michael macht sich darüber Gedanken, wie weit solche Innovationen gehen sollten. Léa liebt es, Neues auszuprobieren und auf den Tellern fantasievoll anzurichten. Aber es muss Sinn haben. Sich verbissen darauf zu konzentrieren, wie man nun ein Tetragon aus Marzipan in welchem Winkel aufs Dessert legt, ist ihre Sache nicht. Das sei genauso sinnlos wie eine sich innovativ gebende Architektur, bei der vergessen wird, wo die Heizung oder genügend Schränke hinpassen.

Innovatives in der Küche darf das Wesentliche nicht aus den Augen verlieren. Für Léa muss einfach die Basis stimmen: Wer in einem Sternelokal gegessen hat, möchte glücklich vom Tisch aufstehen, wohlig gesättigt, ohne sich schwer zu fühlen und ohne Stunden später Magen- oder Darmbeschwerden zu bekommen.

Innovation nur um der Innovation willen, um im Wettbewerb der Spitzenköche glänzen zu können, findet Léa Linster nicht gut. »*Wenn du das aber aussprichst, giltst du als altmodisch. Nehmen wir zum Beispiel Juan Mari Arzak, einer der ersten Drei-Sterne-Köche in Spanien, der mit klassischen Rezepturen weltberühmt wurde. Nachdem seine Tochter die Molekularküche in seinem Restaurant einführte, hat er sich dieser neuen Art zu kochen geöffnet. Ihm habe ich gesagt, dass dieses ganze Brimborium nicht mein Ding ist. Kochen wie Prinzesschen, um mit Pipetten Gäste zu füttern, da fühle ich mich doch ein bisschen wie im Zirkus, mit Stickstoff und Rauch, der künstlich riecht und grünlich funkelt, wenn die Lichter ausgemacht werden.*

Als ich ihm ein Jahr später zusammen mit Anne-Sophie Pic, der berühmten französischen Drei-Sterne-Köchin, nochmals darlegte, dass wir seine Molekularküche nicht besonders mögen, wurde er sehr ungehalten. Da sagte ich ihm: Mein Hirn versteht das wohl, was Sie wollen, aber wie erkläre ich es meinem Gaumen?«

Gutes Essen ist keine Frage der Mode

Léa spielt auf etwas an, das in Ernährungsdiskussionen häufig zu kurz kommt. Man kann vielleicht mit einem Modetrend oder einer neuen Gesetzgebung alles Dagewesene auf den Kopf stellen. Die Grundlagen guter Ernährung lassen sich jedoch nicht einfach durch eine neue Idee ändern. Denn wenn wir über Ernährung sprechen, dann reden wir über biologische Zusammenhänge, die auf jahrtausendealten, sehr komplexen Wechselwirkungen zwischen lebenden Organismen beruhen. Hier gelten uralte evolutionäre Grundregeln, wie Nahrung beschaffen sein muss, um unseren Körper möglichst ungefährlich mit Energie zu versorgen. Denn letztendlich ist die ausreichende Versorgung mit Energie lebensnotwendig.

Diese Regeln sind auch dann wirksam, wenn man versucht, sie zu ignorieren. Die Molekularküche möchte auf rein physikalisch-chemischer Grundlage, durch Techniken, die mehr an ein Labor als an eine Küche erinnern, Nahrungsmittel in ihrer grundsätzlichen Struktur so verändern, dass daraus etwas völlig Neues, nie Dagewesenes entsteht. Zum Beispiel Kaviar aus Melonen oder warmes »Eis«, das paradoxerweise erst dann schmilzt, wenn es im Mund abkühlt. Das kann überraschen und auch sehr spannend sein. Auch die Lebensmittelindustrie produziert schon lange für den Massenmarkt hochtechnisierte Fertiggerichte, die mit der herkömmlichen Struktur von traditionellen Lebensmitteln kaum mehr etwas zu tun haben, außer dass sie deren Namen tragen. Ob aber Molekularküche aus teuren Grundzutaten oder billige Fertigprodukten aus Sojapampe – von völlig neuartigen Nahrungsmitteln, die ohne jede traditionelle Grundlage hergestellt werden, sollte man eines ganz sicher nicht erwarten: dass sie ihren biologischen Sinn genauso gut erfüllen wie klassische Rezepturen, die perfekt gemäß den Möglichkeiten unseres Verdauungsapparates über zig Generationen hinweg entwickelt wurden.

Im Bauch gibt es keinen Glühdraht

Nur ein kleines Beispiel dafür, wieso die Rechnung ohne die Biologie, in Form unseres Verdauungsapparates, nicht aufgeht: Jeder spricht von Kalorien, aber wie wird eine Kalorie gemessen? Dazu wird das zu messende Nahrungsmittel in eine Stahlkammer gesteckt und dort mithilfe eines Glühdrahtes verbrannt. Die dabei frei werdende Energie erwärmt ein Wasserbad und daraus wird der Wärmegrad, die Kalorie, gemessen. Die Werte, die auf diese Weise für beliebe Nahrungsmittel gemessen werden, können Sie einer Tabelle ab Seite 296 entnehmen.

Doch obwohl diese Kalorienwerte objektiv gemessen wurden, sind sie bei Ernährungsvorgaben nicht als absolut zu nehmen. Denn wer kennt einen Chirurgen, der in einem menschlichen Darm jemals einen Glühdraht gefunden hat? Wir haben keine Stahlkammer im Körper und gewinnen auf völlig andere Art Energie aus Nahrungsmitteln.

Entscheidend ist nämlich nicht, was man in einem Nahrungsmittel messen kann, sondern was davon in unseren Körperzellen ankommt und was nicht. Und genau dazwischen steht unser Verdauungsapparat. Wenn wir also über Ernährung sprechen, sollten wir zunächst wissen, was er leisten kann und was nicht. Und die Beantwortung dieser Frage führt uns sehr weit zurück in die menschliche Vorgeschichte.

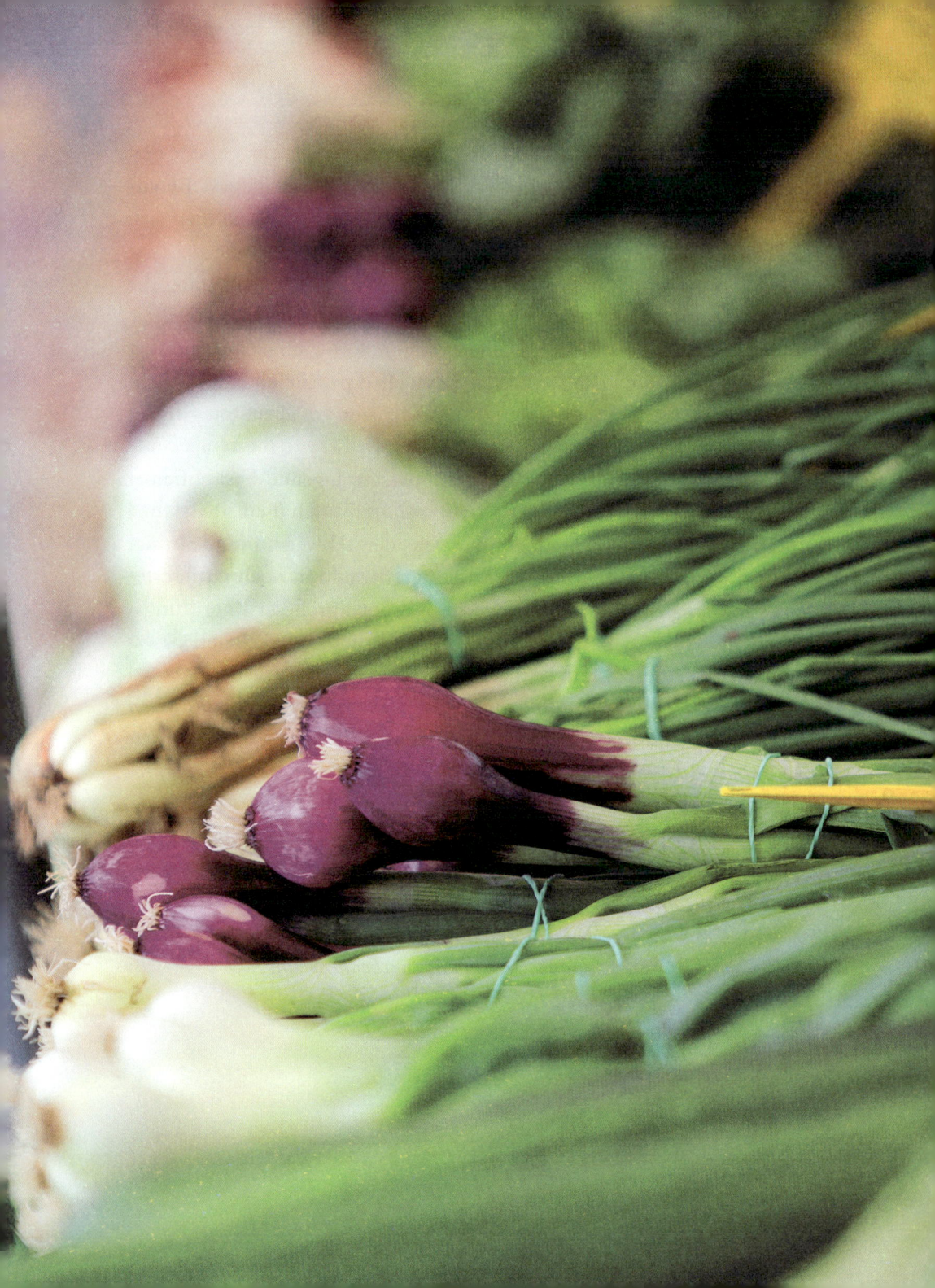

Vom Ausprobieren zu Traditionen

Ein großer Vorteil unseres Projektes ist, dass wir mit Michael einen Evolutionsbiologen an Bord haben. Ihn können wir direkt fragen, wie man sich die Entstehung der klassischen Küche vorstellen sollte. Und Michael lässt sich dazu nicht zweimal bitten. Er erklärt uns, dass ganz am Anfang die Menschen nicht wussten, worauf sie bei der Nahrungswahl achten sollten. Sie mussten deshalb alles Mögliche ausprobieren. Keine ungefährliche Angelegenheit, denn Tiere genau wie Pflanzen wollen prinzipiell nicht gefressen werden. Tiere wehren sich durch Flucht, Pflanzen vor allem mit giftigen Abwehrstoffen.

An diese Situation mussten sich alle anpassen. Jagende Fleischfresser durch Schnelligkeit und Reißzähne. Pflanzenfresser durch die Entwicklung eines leistungsfähigen Verdauungsapparates, der Abwehrstoffe teilweise unschädlich machen kann. Pflanzen reagierten darauf mit noch raffinierteren Abwehrstrategien, und Pflanzenfresser mit noch größerer Entgiftungsleistung. Wir werden in diesem Buch noch ausführlich darauf eingehen, was sich die Natur bei diesem Hin und Her alles einfallen ließ.

»Die Krone der Pflanzenfresser gebührt heute den Wiederkäuern. 60 Meter Darm und vier Mägen sorgen dafür, dass die Kuh nicht nur den Verzehr von purem Gras überlebt, sondern daraus auch alles, was sie zum Leben braucht, produzieren kann.

Im Pansenmagen züchtet die Kuh sogar Bakterien, Pilze und Einzeller, die Gras als Eiweiß- und Kohlenhydratquelle nutzen und die außerdem helfen, die pflanzlichen Gifte und unverdauliche Zellulose abzubauen. Die Kuh nutzt wiederum die Mikroben als Eiweiß- und Kohlenhydratquelle. Deshalb benötigt eine Kuh auch kein Fleisch in der Nahrung. Und dazu schenkt sie uns noch viele Liter Milch.«

Ein großes Gehirn ist energiehungrig

Eine Kuh kann mithilfe ihres riesigen Verdauungsapparates erstens die Abwehrstoffe von Gräsern und Kräutern unschädlich machen und zweitens allein daraus alles herstellen, was ihr Organismus benötigt. Doch weil diese Verdauung aufwendig und Gras nicht besonders energiereich ist, macht die Kuh den ganzen Tag nichts anderes, als zu fressen und zu verdauen.

Der *Homo sapiens* und die Frühmenschen gingen einen anderen Weg. Am Beginn der Menschheitsentwicklung vor ca. zwei Millionen Jahren begann sich der Verdauungsapparat zu verkleinern, während sich das Gehirn vergrößerte. Kein anderes Lebewesen hat ein Gehirn mit über 100 Milliarden Neuronen, die ein extrem leistungsfähiges neuronales Netzwerk aufbauen. Aber dieser Supercomputer ist ausgesprochen energiehungrig.

Vor allem der Dickdarm schrumpfte, und das hatte Folgen. Während in Mund und Magen die Speisen mechanisch und chemisch in ihre kleinsten Bestandteile zerlegt werden, erfolgt im Dünndarm der größte Teil der Verdauung. Die aus der Nahrung freigesetzten Bestandteile wie Aminosäuren, Fette und Zucker werden möglichst schnell durch die Darmwand aufgenommen; alles schwer Verdauliche rutscht zügig in den Dickdarm. Dort werden mithilfe unzähliger Bakterien, unserer Darmflora, die verbleibenden, schwer zugänglichen Nahrungsstoffe erschlossen und die dazugehörigen Abwehrstoffe eliminiert. Und genau diese Fähigkeit hat der moderne Mensch zum Teil verloren, weil sein Dickdarm im Vergleich zu den Menschenaffen deutlich an Länge verloren hat.

Auf die Frage nach dem Warum hat die Anthropologie, die wissenschaftliche Menschenkunde, eine Antwort parat. Das Gehirn ist das Körperorgan mit dem höchsten Energiebedarf. Infolge seiner zunehmenden Leistungsfähigkeit konnte es sich der Mensch nicht mehr leisten, so viel Energie in die Entgiftung und Verdauung von Nahrungsmitteln zu stecken. Deshalb musste der Energieverbrauch durch Verkleinerung des dafür zuständigen Darmbereichs zurückgefahren werden.

Ernährung war anstrengend und gefährlich

Durch die eingeschränkte Verdauungsleistung entstand für den *Homo sapiens* jedoch ein großes Problem. Viele Pflanzen, wie beispielsweise Blätter, Disteln oder Nesseln, von denen Gorillas bis zu 30 Kilo am Tag problemlos fressen können, führten bei ihm zu Bauchschmerzen, Vergiftungserscheinungen und sogar Todesfällen. Er musste Wege finden, die fehlende Verdauungsleistung zu kompensieren. Und weil er dazu fantasiereich und reflektiert vorgehen musste, kam ihm sein leistungsfähigeres Gehirn zugute.

Anfangs jedoch war es ziemlich anstrengend, an energiereiche Nahrung heranzukommen, denn die meisten Pflanzen sind entweder zu giftig oder als Nahrungspflanzen ungeeignet. Fleischliche Nahrung musste aufwendig gejagt werden. Da sich unser energiehungriges Gehirn nicht mit Blattsalat abspeisen lässt, mussten essbare, energiehaltige Nahrungsmittel gefunden werden. Doch diese Suche war schwierig und gefährlich. Michael erklärt, wie die frühen Menschen dabei vorgingen: *»Man hatte kein Labor und kein naturwissenschaftliches Wissen, aber man hat sehen können, welche Auswirkungen potenzielle Nahrungsmittel (Pflanzen, Pilze, Insekten, Meeresfrüchte und andere Tiere) auf die Esser hatten. Dabei ging man nach dem Trial-and-error-Prinzip vor. War ein Nahrungsmittel bekömmlich, hat man es beibehalten und verfeinert. Führte es zu unangenehmen Folgen, hat man es verworfen. Von den über 300 000 Pflanzenarten auf unserem Planeten haben nur wenige Hundert Arten ihren Weg auf unseren Essteller gefunden. Man kann es gar nicht oft genug sagen: In dieser frühen Erprobungsphase sind durchaus Menschen zu Schaden gekommen oder gar gestorben.«*

Ich denke, also koch ich

Irgendwann fanden Menschen heraus, dass die Behandlung von Nahrungsmitteln ihre Verträglichkeit steigern kann – mahlen, trocknen, gären, schälen, einweichen. Die Beherrschung des Feuers führte zur Entdeckung des Kochens, einem Meilenstein in der Menschheitsgeschichte, denn durch

Erhitzen werden etliche Pflanzengifte unschädlich und Nährstoffe in Pflanzen und tierischen Geweben der Verdauung zugänglich gemacht.

Aber es dauerte, bis sich ein sicheres Wissen herausgebildet hatte, welche Nahrungsmittel man wie zubereiten musste, damit sie gefahrlos verzehrt werden konnten. Alles ging durch diesen Filter des Ausprobierens. Am Ende fanden die Menschen jedoch heraus, welche von den vielen Tausenden Pflanzen für unsere Ernährung taugen, wie wir sie verarbeiten müssen und darüber hinaus, wie wir von weiteren positiven Wirkungen profitieren können, zum Beispiel in Form von Heilkräutern.

Dieses Wissen wurde traditionell an die nächste Generation weitergegeben. Und zwar intuitiv und rein pragmatisch, der biochemischen Tragweite konnte man sich nicht bewusst sein. Man machte es so, weil die Großmutter es auch schon so gemacht hat.

Einige gaben sich damit nicht zufrieden und versuchten, bewährte Rezepturen weiter zu verfeinern. Gott sei Dank. Denn wenn es nicht so kulinarisch neugierige Menschen wie Léa Linster gäbe, würden wir immer noch Getreidegrütze essen. Am Ende entstand unsere traditionelle Küche als Quintessenz dieser jahrtausendealten Suche nach gut verträglicher und sättigender Ernährung. Wir profitieren heute von diesen Entdeckungen unzähliger Essenspioniere.

Züchtung ermöglicht die moderne Zivilisation

Einen ganz besonderen Schub hin zu einer modernen Zivilisation erfuhren die Menschen durch den Übergang der Jäger- und Sammlergesellschaften zu den sesshaften Bauern vor ca. 10 000 Jahren. Voraussetzung für den Erfolg dieses Übergangs waren die Domestizierung von Nutztieren und die Züchtung von Kulturpflanzen, mit weniger Abwehrstoffen und höherem Ertrag, die bis heute anhält. Nahrung war nun einfacher verfügbar. Weil nicht mehr alle mit der ständigen Suche nach Essbarem beschäftigt waren, entwickelte sich eine Arbeitsteilung. Daher konnten sich andere Berufe

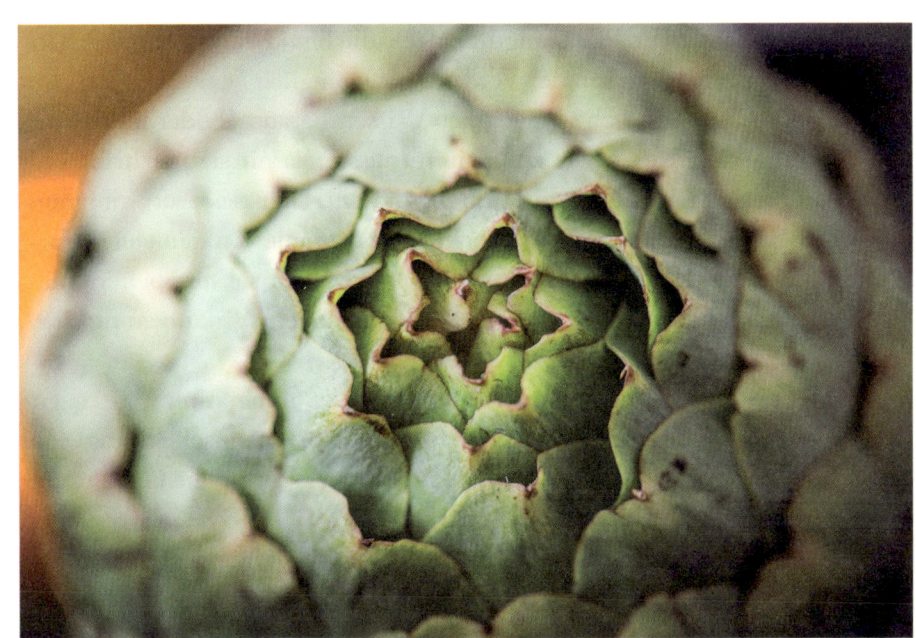

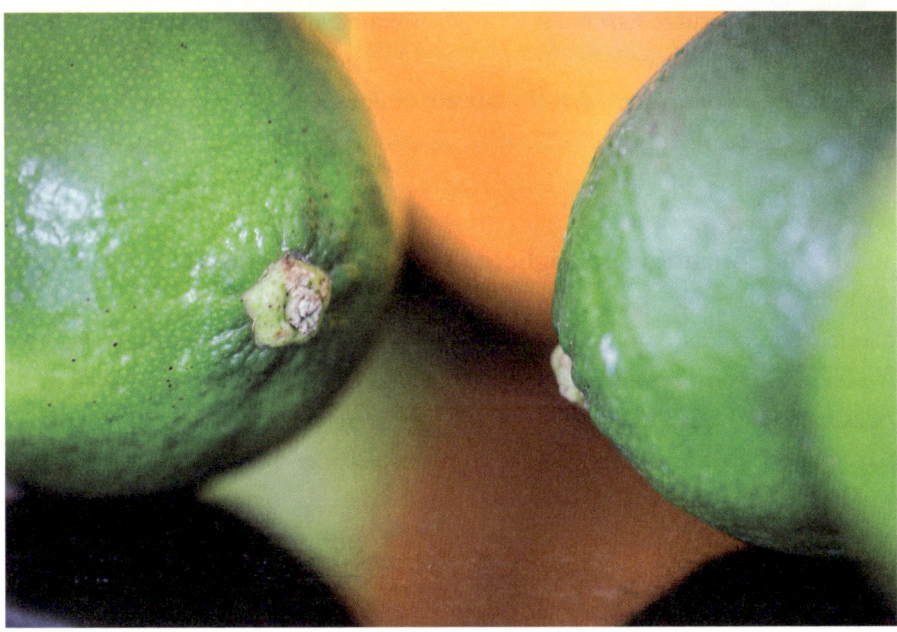

herausbilden, Handwerker, Kaufleute oder Künstler. Städte wurden gebaut, die moderne Zivilisation entstand.

Aber in jeder Region ein wenig anders. Abhängig von den Möglichkeiten der Natur und den Unterschieden menschlicher Verdauungskapazitäten entwickelten sich regional kulturelle Besonderheiten. Denn menschliche Gene sowie Lebensumstände, Pflanzen, Tiere, Klima, Krankheitskeime und vieles mehr unterscheiden sich in Asien, Afrika, Amerika oder Europa. Die traditionelle Landesküche baut auf diesen Eigenheiten auf und ist deshalb nicht so ohne Weiteres austauschbar.

Abseits der eigenen Küche können wir uns nicht auf Intuition und Erfahrung berufen. Wir haben keine Großmutter, die Sushi gemacht hat. Also müssen wir uns an fremde Esskultur vorsichtig und reflektiert herantrauen. Man muss es ja nicht gleich so handhaben wie der sprichwörtliche Bauer, der, was er nicht kennt, auch nicht isst. Aber Vorsicht ist angesagt.

Ein Enzym veränderte Europa

Eine einzige Genmutation kann ausreichen, um über die Veränderung der Verdauungskapazität ganze Gesellschaften kulturell zu verändern. Ein gutes Beispiel dafür ist die Nutzung von Milch. Eine entsprechende Mutation trat bei Menschen im östlichen Europa genau zu Beginn der Sesshaftwerdung auf. Bis dahin war Milch nur für Babys und Kleinkinder gut verdaubar, da sie bis zu ihrem vierten Lebensjahr das Enzym Laktase produzierten. Laktase ermöglicht die Spaltung des Milchzuckers, der Laktose, und damit die problemlose Verdauung von Muttermilch. Danach versiegte die Laktatproduktion. Nach Milchverzehr landete Laktose bei Jugendlichen und Erwachsenen unverdaut im Dickdarm und verursachte dort Bauchweh.

Die Mutation des dafür verantwortlichen Gens im Erbgut unserer Vorfahren führte jedoch dazu, dass die Laktaseproduktion auch nach vier Lebensjahren weiterlief und somit Milch lebenslang als Nahrungsmittel genutzt werden konnte.

Mit Beginn der Herdenhaltung von Schafen, Ziegen und Kühen stand Erwachsenen fortan eine neue und sehr effektive Nahrungsquelle zur Verfügung. Träger dieser Mutation hatten so einen riesengroßen Vorteil gegenüber denen, denen Milch weiterhin als Nahrungsquelle verwehrt blieb. Deshalb breitete sich diese Mutation rasend schnell aus, sodass nach nur 400 Generationen, für die Evolution ein Wimpernschlag, in Mittel- und Nordeuropa 90 Prozent aller Einwohner Nachkommen dieser frühen Genträger wurden. Milchprodukte wurden fester Bestandteil unserer Küche.

Zu welchen zivilisatorischen Umwälzungen diese Neuerung führte, zeigt eine Entdeckung der Archäologen. Vor ca. 7000 Jahren veränderte sich die Siedlungsstruktur in Europa in kürzester Zeit. Dörfer mit neuartigen Langhäusern und Palisadenzäunen verbreiteten sich auf dem gesamten Kontinent und verdrängten die noch jagenden Ureinwohner. Lange glaubte man, diese Eroberung sei von einem kriegerischen Volk ausgegangen. Heute weiß man durch umfängliche Genanalysen, dass die neuen Herdenhalter und ihre Nachkommen Träger der neuen Mutation waren. Ihre Familien überlebten durch die Nutzung von Milch, die man sich einfach aus dem Stall holen konnte, wesentlich erfolgreicher, und ihre Lebensweise gewann dadurch schnell die Oberhand. Diese Mutation trat in Afrika oder Asien nicht auf. Milch kommt dort in traditionellen Rezepturen kaum vor – aus gutem Grund. Dort führt sie vor allem zu Verdauungsbeschwerden.

Laktoseintoleranz heute

Etwa zehn von 100 Erwachsenen haben jedoch bei uns weiterhin Probleme mit Milch, da sie keine Träger dieser Mutation sind. Die Diagnose lautet dann Laktoseintoleranz. Eindeutig feststellbar durch eine Genanalyse, die jeder Arzt veranlassen kann. Meist reicht jedoch eine Frage: Haben Sie im Alter von ca. zehn Jahren Milch gemocht und ein ganzes Glas problemlos trinken können? Laktoseintolerante antworten immer, dass sie Milch aus dem Weg gingen oder sogar Ekel davor empfanden. In diesem Fall sollte man den Verzehr von Laktose vermeiden.

Kein leichtes Vorhaben, da Laktose in vielen Fertigprodukten enthalten ist. Die Einnahme von Laktasetropfen oder Tabletten kann die Beschwerden mildern. Tipp: Käse oder Joghurt aus der Türkei oder Süditalien kaufen. Der Anteil der Laktoseintoleranten in der Bevölkerung ist in diesen Ländern viel höher. Deswegen haben sich dort traditionelle Herstellungsweisen durchgesetzt, bei denen Milchsäurebakterien einen großen Teil der Laktose abbauen.

Traditionen als Versicherung für gute Ernährung

Das was wir heute essen, ist das Ergebnis einer sehr langen Testphase. Generationen über Generationen haben herausgefunden, was man essen oder nicht essen kann und wie bestimmte Zubereitungstechniken die Auswahl an Essbarem vergrößern. Kultur und Tradition in der Ernährung bedeutet letztlich, man weiß, was man tut. Sie schützen uns vor den vielen schlechten Erfahrungen der Vorfahren bei der Suche nach Essbarem. Wir müssen die schlechten Erfahrungen heute nicht wiederholen.

Kurz: Die traditionellen Rezepturen einer Region sind die Quintessenz aus Verfügbarkeit der Zutaten und der dazu passenden Zubereitungsarten, um möglichst viele Menschen auf ungefährliche Weise satt und zufrieden zu machen. Doch heute werden diese Traditionen leichtfertig über Bord geworfen, sowohl bei der industriellen, hochtechnisierten Lebensmittelherstellung als auch durch eine zu romantische Sichtweise, die notwendige Verarbeitungsschritte wieder auf ein »natürliches« Wiederkäuerniveau zurückfahren möchte. Wer sich aber keine Gedanken macht, warum unsere Vorfahren es so und nicht anders gemacht haben, der serviert Sachen, die oft nicht zu unseren Verdauungsmöglichkeiten passen.

Die Probe aufs Exempel

Es verwundert deshalb nicht, dass Arztpraxen heutzutage mit diversen Verdauungsbeschwerden überlaufen werden. Infolgedessen werden fantasievoll klingende Diagnosen inflationär vergeben, die jedoch selten wissenschaftliche Relevanz besitzen: Malabsorptionssyndrome, Nahrungsmittelintoleranzen von A-Z, Candidabefall, diffuse Glutenunverträglichkeiten, Fruktoseintoleranz, Leaky-Gut-Syndrom und viele mehr. Es gehört heute fast zum guten Ton, an mindestens einer dieser »Krankheiten« zu leiden. Seltsam nur, dass Ärzte in den 1960er Jahren außer der medizinisch klar nachvollziehbaren und vererbbaren Laktoseintoleranz und der damals sehr seltenen, ebenfalls vererbbaren schweren Glutenunverträglichkeit namens Zöliakie, diese Probleme nicht kannten. Doch wie würde es Menschen mit solchen neuartigen Beschwerden gehen, wenn sie wieder eine Ernährung vorfänden, die sich strikt an die traditionell entstandene Esskultur halten würde? Vermutlich genauso, wie es Léa kürzlich erlebte.

Ein amerikanisches Ehepaar war zu Gast im Restaurant, und vor der Bestellung überreichte die Frau eine Liste mit den Worten: »*Hier steht, was mein Arzt mir erlaubt hat zu essen. Bitte berücksichtigen Sie das.*«

Diese Liste war gespickt mit allen möglichen Nahrungsmittelunverträglichkeiten und Scheindiagnosen, so wie ich es sehr oft in meiner Praxis erlebe, wenn neue Patienten um Rat fragen. Als Léa die Liste sah, kam sie aus der Küche und fragte ihren Gast, wer ihr eigentlich verboten habe zu leben. Sie schlug vor, so zu kochen wie immer. Eine Königinpastete, anschließend eine Crèmesuppe, zum Hauptgang ein einfaches Gericht, bei dem die Kunst darin besteht, es immer gleich gut zu machen: Tomaten, Champignons, eine schöne Poularde, dazu glasierte Möhren.

Das Essen wurde serviert und schmeckte den amerikanischen Gästen vorzüglich. Der Frau ging es nach dem Essen so gut wie seit Jahren nicht mehr. Beim Abschied klang es, als hätten die beiden eine bewusstseinserweiternde Erfahrung gemacht. »*Willkommen zurück im richtigen Leben*«, sagte der Mann. »*Sie wissen gar nicht, Mrs Linster, was das für uns bedeutet.*«

Tomatoes

Ascorbic acid

Mushrooms *rarely*

Peanuts — *never*

Sesame seeds

Soybeans — *never*

Salmon (wild)

Tuna (wild) *never*

Wir brauchen eine Renaissance
der guten Küche

Ein gutes Beispiel dafür, warum traditionelle Erfahrungen wieder einen höheren Stellenwert bei der Essenszubereitung bekommen müssen. Viele »moderne« Beschwerden rund ums Essen würden sich in Luft auflösen. Die Grundlage einer guten Küche sollten das Wissen und Beherrschen der klassischen Rezepturen sein. Denn Traditionen berücksichtigen die evolutionären Zusammenhänge und bewahren uns vor Ernährungsrisiken.

Doch die offiziellen Ernährungsempfehlungen, für die in Deutschland die Deutsche Gesellschaft (DGE) für Ernährung zuständig ist, sind anderer Meinung. Ihre zehn Regeln für eine vollwertige Ernährung fordern vor allem die Einschränkung von Fleisch, Eiern, Salz, Fett, Zucker, weißem Mehl und langen Kochzeiten. Es wird regelrecht gewarnt vor traditionellen Zutaten und ihrer fachgerechten Verarbeitung. Dagegen kein Wort zu Qualität und der Bedeutung biologischer Grundregeln.

Nun hat Léa eine Idee: *»Wisst ihr was? Dann machen wir doch einfach unsere eigenen Regeln. Die zehn Regeln für eine gute Küche, erstellt von einem Wissenschaftler, einem Arzt und einer Köchin. Und das, während wir zusammen einkaufen, kochen und genießen. Besser geht es ja nicht. Morgen früh holt ihr mich ab, und wir beginnen mit einem Einkauf auf dem Markt.«*

Michael und ich sind begeistert. Und nachdem wir die evolutionären Grundlagen der menschlichen Ernährung besprochen haben, ergibt sich auch wie von selbst unsere erste Regel der guten Küche. Sie lautet: *Traditionelle Kochverfahren wertschätzen und auf ihnen aufbauen.*

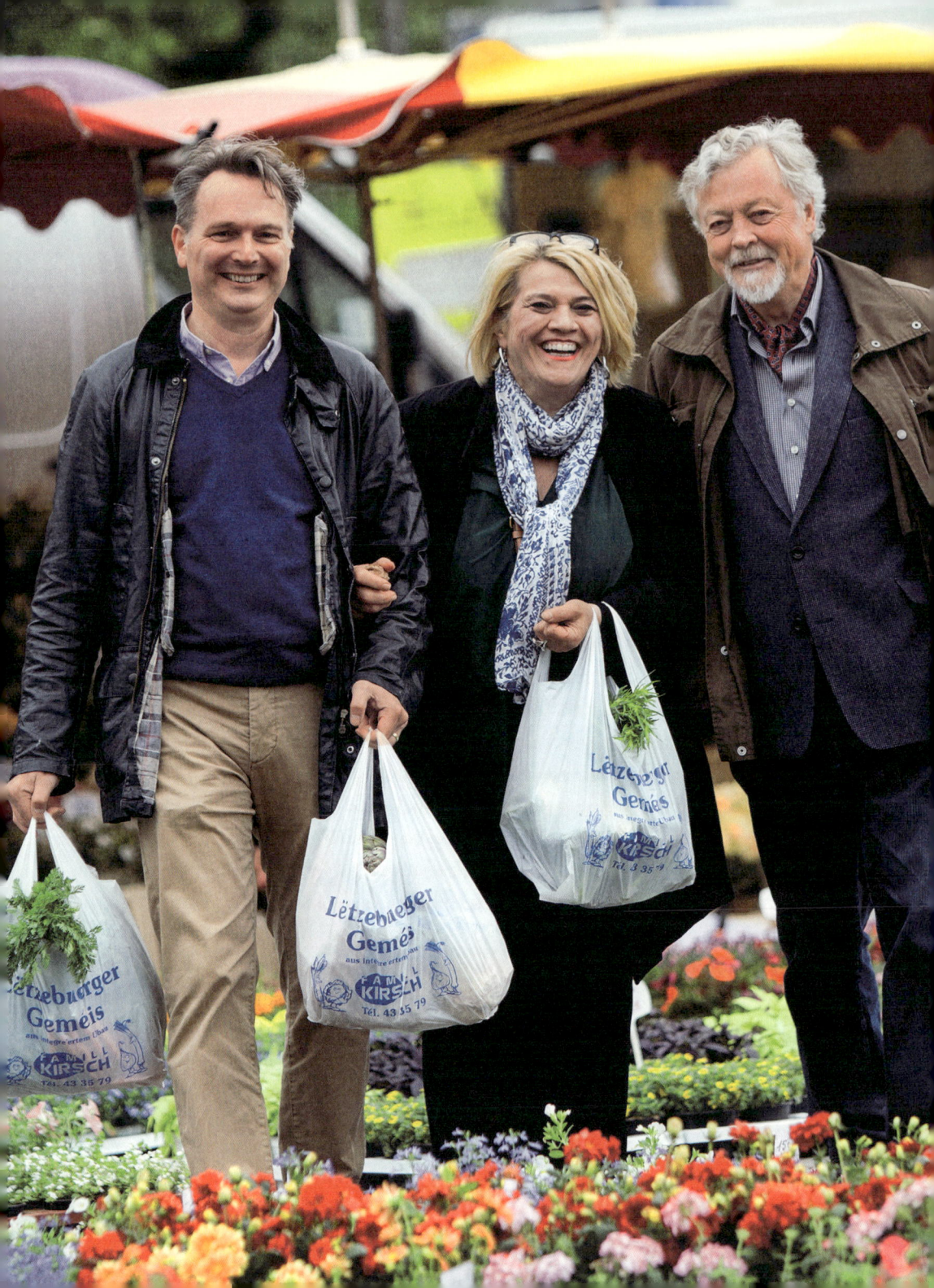

Einkauf

Die zweite Regel der guten Küche:
Nimm einfache Grundzutaten in möglichst hoher Qualität.
Wenn zusätzlich fertige Lebensmittel verwendet werden,
dann von einem Erzeuger, der damit lange Erfahrung
und Erfolg hat.

....

Betriebsgeheimnisse

Am nächsten Morgen machen wir uns gemeinsam auf den Weg zum Wochenmarkt auf der Place Guillaume II. in Luxemburg Stadt. Auf der Fahrt entwickelt sich eine Diskussion über die Möglichkeiten, die Qualität von Nahrungsmitteln zu beurteilen. Mir fällt dazu eine Geschichte ein, die mir ein Lebensmittelchemiker erzählt hat. Er sollte für einen bekannten Hersteller von Tiefkühl-Fertiggerichten alle Inhaltsstoffe seines Sortiments herausbekommen. Der Hersteller hatte nämlich den Überblick verloren. Nachdem der Lebensmittelchemiker die Liste der Zulieferer gesichtet hatte, lehnte er den Auftrag ab. Viele Gerichte bestanden nämlich aus zugelieferten Fertigzutaten wie Panaden oder Saucen anderer Hersteller, und was da tatsächlich drin ist, bleibt deren Betriebsgeheimnis. In kaum einer Branche wird so viel getrickst wie bei der Nahrungsmittelherstellung. Deshalb war es unmöglich, durch chemische Analysen im Nachhinein herauszubekommen, welche Stoffe tatsächlich im »Chinesischen Wok-Gericht süß-sauer« oder in »Tagliatelle al Forno« steckten.

Das entsprechende Unternehmen war damals noch im Familienbesitz, und dem geschäftsführenden Patriarchen gab dies zu denken. Er krempelte seine gesamte Produktion um und kaufte nur noch einfache Grundzutaten ein. Daraus ließ er nun seine gesamte Produktpalette komplett in der eigenen Großküche herstellen und ist heute noch erfolgreich damit.

Lebensmittelchemiker wissen, dass die industrielle Produktion von Lebensmitteln heute Hightech ist und viele moderne Tricksereien sich im fertigen Produkt nur schwer nachweisen lassen. Das bedeutet häufig, dass Produkte zwar aussehen wie uns vertraute traditionelle Gerichte, aber eine andere Zusammensetzung haben. Eine Erbsensuppe aus der Tüte oder ein Analogkäse aus Rapsöl sind eben andere, neuartige Gerichte, welche die evolutionäre Testphase der Generation nicht durchlaufen haben. Verwenden wir viele solcher gefakten Produkte, macht uns das nicht unbedingt krank, aber ganz bestimmt nicht auf bekömmliche Weise satt und zufrieden. Doch in vielen Fällen lässt sich der Griff nach verarbeiteten Lebensmitteln gar nicht verhindern. Es ist nicht realistisch, in der eigenen Küche Lebensmittel wie Käse, Olivenöl oder Schinken selbst herzustellen, wir müssen sie kaufen. Das gilt auch für die Spitzengastronomie, und für sie ist es essenziell, kompetente und ehrliche Hersteller zu finden.

Geschmackstraining

Doch Qualität bei Lebensmitteln zu erkennen ist nicht immer einfach, denn in Kilogramm oder Zentimeter lässt sie sich nicht einteilen. Die Zusammenhänge sind komplexer. Spitzenköche müssen sich darin gut auskennen, hängt doch ihr Erfolg ganz wesentlich von den Zulieferern hochwertiger Produkte ab, die dem Qualitätsanspruch einer Sternegastronomie auf jedem Gebiet genügen. Der Aufbau eines solchen Netzes dauert oft Jahre. Wir möchten von Léa wissen, wie sie dabei vorgeht und worauf es ihr beim Einkauf besonders ankommt. Léa sieht die Grundvoraussetzung darin, dass man überhaupt weiß, was gute Qualität ist, um vergleichen zu können.

Darin hatte sie schon als Kind Erfahrung sammeln können, denn ihr Vater war ein Feinschmecker. Er musste beruflich oft verreisen und lernte dabei die besten französischen Restaurants kennen. *»Ich hatte das Glück,* dass Papa mich oft mitnahm. Schon mit vier Jahren wusste ich, was ein gutes Restaurant ist, und konnte meinen Gaumen trainieren.« Ein so früh geübtes Geschmackstalent erkennt später höchste Qualität und bemerkt sofort feine Unterschiede. So entwickelte Léa ein absolut perfektes Geschmackshirn. »Wenn ich etwas schmecke, weiß ich sofort, wonach es ruft, was ich dem noch Gutes tun könnte. Viele Kombinationen sind klar, die habe ich schon geschmeckt, aber manchmal fallen mir Sachen ein, das ist reine Fantasie. Zum Beispiel habe ich entdeckt, dass hochkonzentrierter Espresso in einer Sauce aus Fleisch-Jus und Orangensaft ganz exzellent zum Lamm schmeckt. Es ist mein großes Glück, dass das aus dem Bauch heraus funktioniert, ganz intuitiv, ohne nachdenken zu müssen.«

Spezialitäten bieten Orientierung

Oft gingen Vater und Tochter in Restaurants, die für eine ganz bestimmte Spezialität bekannt waren. Deren Zubereitung beherrscht der jeweilige Koch aus dem Effeff. Solche Restaurants überleben gut, weil sie mindestens ein Gericht mit dauerhaft hervorragender Qualität anbieten – die Gäste wissen immer, was sie bekommen. Das ist auch das Geheimnis der Hamburger-Ketten, sie haben eine Spezialität, die sie gut können. Nicht auf Feinschmeckerbasis und nicht auf hoher Qualitätsstufe, aber so, dass es problemlos sattmacht und die Leute immer wiederkommen. Das findet Léa tatsächlich ehrlicher als Restaurants, bei denen draußen etwas auf der Karte versprochen wird und drinnen etwas völlig anderes auf dem Teller landet. Das kann haarsträubend sein.

Michael, der gern in Frankreich essen geht, machte ausgerechnet dort die Erfahrung, dass man nicht nur fantastisch gut, sondern auch fantastisch schlecht essen kann. Ohne den Ruf und die Spezialität des Hauses zu kennen, geht man leider oft Risiken ein. Deswegen wählen viele Reisende in Amerika, um ihren Hunger zu stillen, als erste Anlaufstelle die bekannten Fastfoodketten. Dort wissen sie sicher, dass sie etwas Brauchbares erwarten, und das muss man in der Gastronomie erst mal hinkriegen.

In jeder Stadt sollte es Restaurants geben, die sich auf eine Sache spezialisiert haben und diese besonders gut können. Wunderbare Linsengerichte in dem einen und in einem anderen die besten Wiener Schnitzel. Die besten Kartoffeleintöpfe in dem einen und im anderen herrliche Spaghetti Carbonara und so weiter. Dann könnte man sich schon vorher darauf freuen und müsste nicht bangen, ob das, was man bestellt, auch wirklich gut ist. Wenn ein Produkt auch nach Jahren immer wieder verlangt wird, dann funktioniert es eben. Und ohne ein Mindestmaß an Qualität würde es der Kunde letztlich ablehnen. Dabei reden wir noch gar nicht über Spitzenqualität.

Qualität muss man oft suchen

Spitzenqualität jedoch benötigt Léa für ihr Restaurant, und sie ist bereit, dafür weite Wege zu gehen. Ist ein Erzeuger für ein besonderes Produkt bekannt und hat sie sich geschmacklich von der hohen Qualität überzeugt, dann kauft sie dort jahrelang. Nehmen wir nur die Hühner: »*Die Madame, die mir die Hühner züchtet, füttert sie nur mit feinen Mais- und Weizenkörnern, und ich gebe ihr die Reste von unserem hausgebackenen Brot. So werden sie richtig verwöhnt und sind glücklich – und dieses Glück teilt sich unserem Gaumen mit, sie schmecken einfach superbe.*« Egal ob Huhn oder Lamm, ob Apfel oder Erdbeere, ob Lachs oder Jakobsmuschel: Léa hat für alles ihre speziellen Produzenten und Lieferanten, denen sie vertrauen kann.

Das Schöne an Europa ist die Vielfalt der Regionen, die alle ihre eigenen Köstlichkeiten entwickelt haben. Kein Zufall, traditionelle Lebensmittel stehen für die jeweiligen Möglichkeiten und Nahrungsressourcen einer Region. Sie wurden von Generation zu Generation getestet und verfeinert. Der Maßstab war immer Bekömmlichkeit, Nährwert und Geschmack. Da Frankreich beispielsweise immer gute Voraussetzungen für Schäfer und Hirten bot, wurde es zum Schlaraffenland für Käseliebhaber. Ganz unterschiedliche Weidegebiete und -tiere sorgten für die Entwicklung verschiedenster Käsesorten. Die Vielfalt, die Biologen sagen dazu Biodiversität, und das

Wissen um die verschiedenen Herstellungsmethoden sind einfach grandios. Der frühere französische Präsident De Gaulle fragte scherzhaft, wie man denn ein Land regieren solle, in dem es 600 Käsesorten gebe.

Léa findet bei ihrem Lieferanten alles, was sie für eine perfekte Käseauswahl braucht: frischen Ziegenkäse aus der Provence, Saint Marcellin aus Lyon, Fourme d'Ambert aus der Auvergne, Ossau Iraty aus den Pyrenäen und Epoisses aus dem Burgund. Und sie ist überzeugt, ihren Gästen den besten Comté der Welt aus dem Jura servieren zu können. Es lohnt sich, nach regionalen Spezialitäten, egal ob Käse, Wurst, Öle oder auch Schokolade, Ausschau zu halten. Und gerade bei Käse gibt es auch in Deutschland viele kleine Molkereien, die immer noch nach traditionellen Rezepturen ganz hervorragende Qualität anbieten. Viele von ihnen haben eine stabile Kundschaft und brauchen deshalb keine Werbung. Man muss sie suchen.

Gute Grundzutaten statt Show

Kocht man selbst, hat man eine bessere Kontrolle über das, was eigentlich im Essen steckt. Denn man benötigt nur Grundzutaten. Selbst kochen ist häufig einfacher, als man denkt. Léa findet es beispielsweise völlig unnötig, eine Fertigmayonnaise zu kaufen: *»Es ist wirklich ganz einfach, eine Mayonnaise selbst herzustellen. Wenn wir nachher zurück in meiner Küche sind, dann beweise ich euch das. Michael, ich wette mit dir, du wirst in fünf Minuten eine köstliche Mayonnaise zubereiten.«*

Einmal sollte Léa für eine große Airline eine Auswahl zwischen verschiedenen Fertigsnacks treffen. Sie entschied sich für die einfachen, die in Geschmack und Qualität überzeugten. Die Vorschläge wurden übernommen – mit Erfolg. Die Airline wollte auch Rezepte für kleine Gerichte. Auch hier wählte sie wenige einfache Zutaten aus, damit die Qualität beim Einfrieren und Erhitzen im Flugzeug garantiert werden konnte. Weil die Gerichte so gut ankamen, wollte die Airline auch Rezepte für raffiniertere Gerichte mit mehr Zutaten. Léa lehnte es ab, das unter ihrem Namen zu machen, weil sie genau weiß, dass es unter den logistischen Bedingungen eines Flugzeug-caterings unmöglich ist, bei komplizierten Gerichten die Qualität zu garantieren.

Die gute Qualität der Grundzutaten ist die Basis guter Küche. Wenn diese nicht stimmt, dann hilft keine beeindruckende Menükarte, auch keine live cooking station auf der gestylten Hotelterrasse oder ein frontline cooking im schicken Betriebsrestaurant. Das ist alles Entertainment und wirkt dann peinlich. Léa sagt: »*Die beste Küche ist die einfache, aber mit allerbesten Zutaten.*«

Die zweite Regel einer guten Küche lautet deshalb: *Nimm einfache Grundzutaten in möglichst hoher Qualität. Wenn zusätzlich fertige Lebensmittel verwendet werden, dann von einem Erzeuger, der damit lange Erfahrung und Erfolg hat.*

Auf dem Markt in Luxemburg

Ein guter Wochenmarkt bietet Gelegenheit, eine reichhaltige Auswahl fertiger Spezialitäten und vielfältiger Grundzutaten zu finden. Wir sind auf der Place Guillaume II. angekommen und freuen uns über die vielen schönen Marktstände. Für Léa bedeutet dies auch Inspiration: »*Ich liebe es, auf einem Markt einzukaufen, auf dem man eine reiche Auswahl findet. Ich kann dann sehen, wie knackig frisch das Obst und Gemüse ist, die bunten Farben und der herrliche Duft regen mich an und machen mir eine große Vorfreude aufs Kochen. Und im Kopf habe ich dann schon ein Rezept parat.*«

Sie führt uns gezielt zu den Gemüseanbietern, die auch selbst produzieren. Leuchtend rot werden die Erdbeeren, Johannisbeeren und Kirschen präsentiert, ordentlich aufgereiht der frische Spargel und die grünen Bohnen, wir sehen jungen Kohlrabi und zarte Möhren im Bund, können zwischen den verschiedenen Kartoffelsorten wählen und an all den herrlichen Kräutern wie Rosmarin, Salbei oder Kerbel schnuppern.

Damit Gemüse Léas Anforderungen genügt, muss es frisch und perfekt gereift sein. Und da man in Gemüse nicht hineinbeißen kann, hilft vor allem der Tast- und Geruchssinn. Léa gefällt Gemüse, das knackig ist und sich gut brechen lässt. Weder schrumpelig noch hart, sondern voller Saft.

Uns fallen rote Kartoffeln auf. Nun regt sich der Wissenschaftler in Michael, und er erklärt, dass die Farbe von dem blauen Farbstoff Anthozyan kommt, der ein ausgesprochen gutes Antioxidans ist. Das Gleiche gilt für roten Reis oder blauen Weizen. Antioxidanzien sind Stoffe, über die wir uns später noch genauer unterhalten müssen. Vorab schon mal, Antioxidanzien können gute, aber auch problematische Wirkungen haben. Der Farbstoff der Roten Bete wiederum heißt Betalain, auch der besitzt eine antioxidative Wirkung.

Léa und Michael diskutieren über Oliven. Léa mag nicht, wenn sie schon entsteint und gefüllt sind: »*Dann schmecken die Oliven selbst nicht mehr. Das macht mich nicht an.*« Michael erklärt, dass die Kunst des Einlegens darin besteht, die Bitterstoffe, die in den Oliven von Natur aus stecken, zu entfernen, aber den Geschmack drinzulassen. Am besten geht dies durch Einlegen und mehrmaliges Auswaschen der Oliven. Etwas anders ist die Situation beim Olivenöl.

Qualität und auch der Preis von Olivenöl ist vor allem eine Frage der Pressung. Wenn man besonders viel rausholen will, dann wählt man eine warme Pressung, mit der man eine um 20 Prozent höhere Ausbeute erzielt als bei kaltgepresstem Öl. Damit extrahiert man auch eine Menge anderer Substanzen, die zwar nicht gefährlich sind, aber bitter schmecken. Bei der Kaltpressung gelangen weniger Bitterstoffe ins Öl, aber die Ausbeute ist geringer und der Preis deshalb höher.

Natürlich kommt es auch auf die Qualität der Oliven an. Wo werden sie angebaut, wie viel Sonne haben sie abbekommen, war das Jahr gut, sind sie reif geerntet worden? Allerdings, nicht alles, was als kaltgepresst verkauft wird, ist es auch. Die Dunkelziffer an betrügerischen Etiketten dürfte hoch sein. Deshalb sollte man bei der Wahl seines bevorzugten Öls immer auch den eigenen Geschmack mitbestimmen lassen.

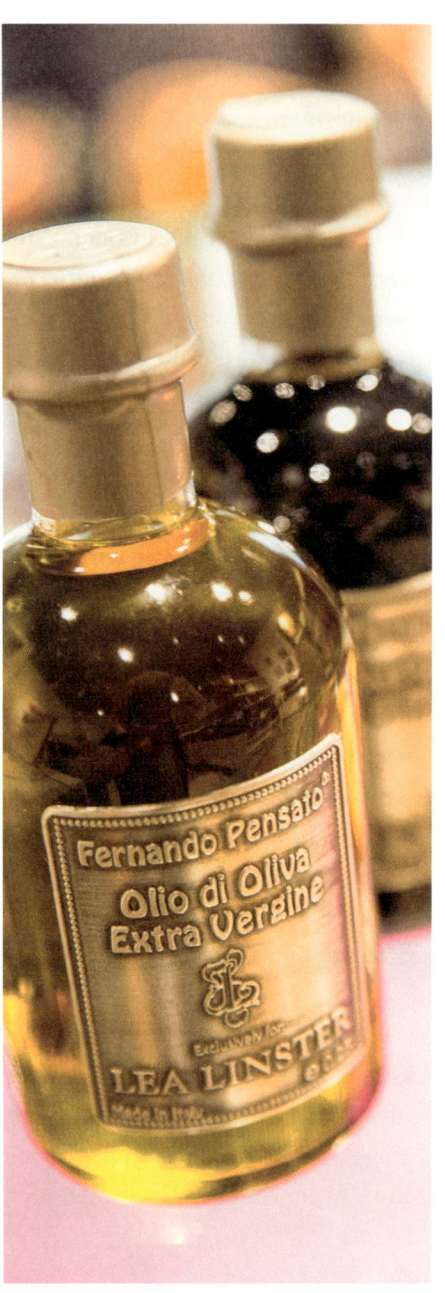

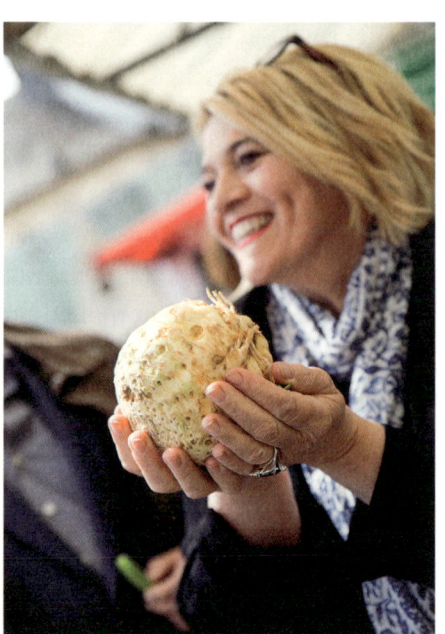

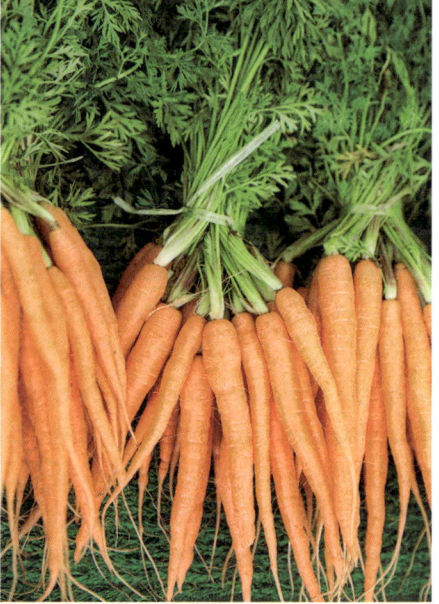

Alte Legenden

Wir bleiben an einem Korb voll Sellerie stehen. Früher sprach man der Sellerieknolle eine ganz besondere Wirkung zu. Sie galt als männliches Aphrodisiakum, und in manchen Gegenden nennt man sie auch Stehwurzel oder Geilwurz. Sogar ein altes Lied berichtet über die Freuden der Wunderknolle: *Fritzchen, freu dich, Fritzchen, freu dich, morgen gibt's Selleriesalat.* Sellerie enthält tatsächlich einen Stoff namens Phthalid, der durchblutungsfördernd wirkt. Aus heutiger Sicht ist jedoch unklar, ob die darin enthaltenen Mengen reichen, um eine nennenswerte Wirkung zu erzielen. Geschmacklich schlägt Sellerie eine Viagratablette allerdings um Längen.

Durch die Begutachtung des Angebots lässt sich Léa sogleich zu einer Menüfolge inspirieren. Nachdem wir über den Markt geschlendert sind und alles in Augenschein genommen haben, steht für sie fest, was wir kochen werden: »*Wir beginnen mit einem Selleriesüppchen. Dazu garen wir Sellerie lange in einer Hühnerbrühe, obendrauf kommt Milchschaum. Bon appétit, messieurs. Danach ein kleines erfrischendes Entrée mit Spargel oder Artischocken, etwas, was euch guttut. Danach ein klassisches Fisch- oder Fleischgericht und dann ein guter Käse von meinem Lieblingslieferanten. Eine Crème brûlée, dann ein kleines Eis und eine Madeleine, alles vom Allerfeinsten. Zur Suppe kriegt ihr meine selbstgebackenen Brötchen mit Butter. Dann seid ihr rundum zufrieden, und das alles ist nicht kompliziert. Was haltet ihr davon, sollen wir so etwas nachher zusammen zubereiten?*«

Wer will da schon widersprechen. Die Vorfreude steigt.

Cremige Selleriesuppe

»Perfekt dazu sind ein paar Tropfen
selbstgemachtes Petersilienöl.«

Für 4 Personen

ca. 600 g Knollensellerie

2–3 EL Olivenöl

500 ml Geflügelfond
  (Rezept Seite 178)

250 g Sahne

250 ml Milch

Meersalz

Pfeffer

etwas Zitronensaft

außerdem:

2 Stangen Sellerie

Meersalz

2 EL geschlagene
  Sahne

etwas Petersilienöl
  (oder Olivenöl)

Ich putze den Knollensellerie, spüle ihn ab und schneide ihn in kleine Würfel. Das Olivenöl gebe ich in einen Topf und schwitze den Sellerie bei milder Hitze darin an, nur drei bis vier Minuten. Ich gieße den Fond dazu und lasse ihn 15 bis 20 Minuten köcheln, bis die Selleriewürfel weich sind.

Die Sahne und die Milch angießen und die Suppe einmal aufkochen lassen. Dann püriere ich alles mit dem Stabmixer und passiere die Suppe durch ein Haarsieb. Die feine Crèmesuppe schmecke ich mit Meersalz, Pfeffer aus der Mühle und ein paar Tropfen Zitronensaft ab.

Für die Einlage putze ich den Staudensellerie und schneide ihn in sehr feine Würfelchen. Die blanchiere ich in sprudelnd kochendem Salzwasser bissfest (etwa ein bis zwei Minuten), schrecke sie in Eiswasser ab, lasse sie gut abtropfen und tupfe sie dann mit Küchenpapier trocken.

Zum Anrichten gebe ich den vorbereiteten Staudensellerie in vier gut vorgewärmte Suppenteller oder -tassen. Die Selleriecrème wird nochmals erhitzt, abgeschmeckt und mit dem Stabmixer schaumig aufgeschlagen. So fülle ich die

Suppe auf die Teller, gebe für jeden etwas geschlagene Sahne obendrauf und träu-
fele ein paar Tropfen Petersilienöl darüber. Dafür gebe ich die Blätter von einem
Bund Petersilie und 80 bis 100 Milliliter Traubernkernöl in den Blitzhacker
und habe ein tolles Kräuteröl für alle Fälle, das ich vor dem Servieren mit etwas
Meersalz abschmecke. Genießen Sie's!

Tipp: Wenn's schneller gehen soll, können Sie einfach etwas Olivenöl nehmen,
aber bitte von sehr guter Qualität.

....

Hasengrün – oder was würde Großmutter sagen

Als Nächstes kaufen wir einen Bund Möhren. Mich interessiert, ob man sie
mit oder ohne Grün nach Hause nehmen sollte. Eine Frage an den Wissenschaftler, und Michael empfiehlt: dranlassen. So läuft die Photosynthese
weiter, mit der die grünen Pflanzenanteile mithilfe von Licht Energie erzeugen, sogar wenn sie schon längst in der Gemüsekiste liegen. Biologisch
betrachtet lebt so die Möhre weiter und bleibt länger frisch. Meist fällt das
Grün zu Hause dem Platzmangel zum Opfer. Will man die Möhren jedoch
außerhalb des Kühlschranks länger aufbewahren, empfiehlt sich, das Grün
am Gemüse ganz allgemein dranzulassen.

Kann man es aber auch mitessen? Vor einiger Zeit fragte ich in Heidelberg auf dem Markt nach Möhren mit Grün. Die Verkäuferin entgegnete
völlig im Ernst, ob's denn heute Smoothies gäbe. Ja – für unsere Zwergha-
sen. Was hält ein Experte für Pflanzentoxikologie davon?

»Das Möhrengrün als Smoothie, na ja, einmal kann man das machen, aber
damit kann man sich auch vergiften. Denn die Polyacetylene, die im Grün drin
sind, sind Lebergifte, das wäre nicht zu empfehlen. Also nicht umsonst isst man
das Grün nicht mit. Man sollte sich immer die Frage stellen, was die Großmutter
dazu sagen würde. *Was wurde Teil eines Rezeptes und was nicht? Das Möhren-*
grün gehörte nie dazu.«

Léa amüsiert sich und hat sofort eine Idee für ihren Lieblingssmoothie:

»Möhrengrün mit ein bisschen Kartoffelgrün gemixt und noch etwas Tollkir-sche ... den serviere ich dem Nächsten, der mich ärgert. Und dann ciao, das war's.«

Es gibt jedoch traditionelle Rezepte, die bei anderen Gemüsearten die Stängel durchaus nutzen, zum Beispiel als Stängelmus im Münsterland. Aber diese Stängel werden nicht roh gegessen, sondern vor dem Verzehr kleingeschnitten und lange gekocht.

Von Frugivoren, Vögeln und Säugetieren

Wir sind beim Obstsortiment angekommen. Obst hat beim Einkauf den großen Vorteil, dass man zum Testen vorher reinbeißen kann. Denn Obst ist der einzige Pflanzenteil, der gern gegessen werden möchte, allerdings mit Hintergedanken. Ich frage Léa, welches Obst sie roh verwendet und welches sie lieber verarbeitet.

»Papaya, Mango oder Banane nehme ich gern roh. Auch Zitrusfrüchte mag ich lieber unverarbeitet. Kirschen gehen von der Hand in den Mund, aber noch besser schmecken sie im Kuchen oder flambiert. Wir nennen das dann Cerises jubilées. Zuerst sautiere ich sie in Butter und Zucker, flambiere sie dann mit Kirschwasser und serviere sie auf Eis. Mirabellen und Apriko-sen habe ich gekocht viel lieber als roh.«

Diese Unterschiede ergeben Sinn, es handelt sich dabei um ein Natur-prinzip. Das, was für die nächste Generation wichtig ist, schützt die Pflanze. Das Obst soll gegessen werden, um den Samen durch Früchteesser, die Fru-givoren, weiterzuverbreiten. Deshalb wird der Samen schmackhaft verpackt durch das Fruchtfleisch. Der Samen selbst, also der Kern, ist aber bei fast allen Pflanzenarten hochgiftig und von einer harten Schale umgeben und dadurch vor dem Zerstören durch Kauen geschützt. Das ist eine Grundregel. So gelangt der Samen unzerstört mit einer Portion Dung aus dem Darm des Früchteessers an einen anderen Ort, wo er dann aufgehen kann.

Cerises jubilées – Flambierte Kirschen

»Schattenmorellen sind feine Sauerkirschen.
Sie geben hier das beste Aroma.«

Für 4 Personen

300 g Schattenmorellen	*1 EL Zucker*
20 g Butter	*6 cl Kirschwasser*

Zuerst wasche ich die schönen Schattenmorellen und entsteine sie, das geht am besten mit einem Kirschentkerner.

Ich gebe die Butter in eine Kasserolle und lasse sie schäumend-heiß werden. Darin sautiere ich die Kirschen, gare sie also kurz in der heißen Butter, ohne dass sie zu weich werden. Dann gebe ich den Zucker darüber und lasse alles leicht karamellisieren.

Nun wird flambiert – das ist hier wirklich super für den Geschmack. Ich gieße den Kirsch dafür in eine Schöpfkelle, zünde ihn an und gebe ihn über die Schattenmorellen. Voilà!

Ich serviere die Kirschen gern in Glasschälchen und mit ein bisschen Schlagsahne, die ich mit echter Vanille aromatisiert habe. Und mein Milcheis (Rezept Seite 64) passt selbstverständlich auch ganz fabelhaft dazu.

Tipp: Zum Flambieren übrigens den Alkohol nie aus der Flasche dazugießen – Brandgefahr! Und bitte auch auf jeden Fall die Dunstabzugshaube ausschalten.

Und jetzt kommen die Unterschiede. Die Pflanze entscheidet, ob sie den Samen in der Nähe oder weit entfernt verbreiten möchte. Dementsprechend hat sie das Fruchtfleisch eher der Verdauung von Säugern oder von Vögeln angepasst. Säugerobst wächst eher auf niedrigen Bäumen und Sträuchern oder fällt nach der Reife herunter, schmeckt meist süß und duftet stärker. Das

Säugetier Mensch verträgt dieses Obst auch roh sehr gut. Klassisches Säugerobst sind Äpfel, Birnen, Pflaumen, Blaubeeren, Cranberries, Erdbeeren, Himbeeren und viele tropische Früchte wie Bananen, Mangos, Papayas, Ananas. Vogelobst hängt dagegen hoch, ist gestielt, riecht nicht und hat oft eine rote oder rotblaue Signalfarbe, ideal für Vögel. Dazu zählen Kirschen, Schlehen, Sanddorn oder die für uns ungenießbaren Vogelbeeren sowie Holunderbeeren.

Ich habe noch keinen Patienten erlebt, der durch Bananen Bauchweh bekommen hat. Nach einer großen Schale Kirschen aber schon. Es gibt durchaus Leute, die vertragen roh auch große Mengen Kirschen, aber viele wählen besser den Kirschkuchen. Besonders Verdauungskranken empfehle ich, Säugerobst zu bevorzugen.

Ist der Samen noch unreif, möchte die Pflanze uns vom Verzehr abhalten. Dann schmeckt das Obst scharf oder bitter und ist unbekömmlich. Erst wenn es süß schmeckt, signalisiert uns die Pflanze: jetzt darfst du dich ohne Bedenken bedienen. In diesem Zusammenhang hat sich wahrscheinlich die Dominanz unserer Zuckerrezeptoren gebildet. Wir wurden sozusagen von den Pflanzen manipuliert. Aber wir haben ja beide was davon, win-win, wie man heute sagt. Süß bedeutet: nimm mich; bitter dagegen: pass auf.

Stehen Bioprodukte für Qualität?

Einkaufen strengt an, und wir gönnen uns, beladen mit vollen Einkaufstüten, eine Auszeit in Léas Bistro um die Ecke, bei Kaffee, heißer Schokolade und – selbstredend frischgebackenen – Madeleines.

Michael möchte von Léa wissen, ob sich ihre Gäste auch für Bioprodukte interessieren. Bioprodukte gelten bei vielen Menschen als die besseren Lebensmittel. Doch Léas Gäste haben noch nie danach gefragt. Sollten sie? Besitzen Produkte des ökologischen Landbaus per se eine bessere Qualität?

Auf den ersten Blick hören sich die Bedingungen für eine Bioproduk-

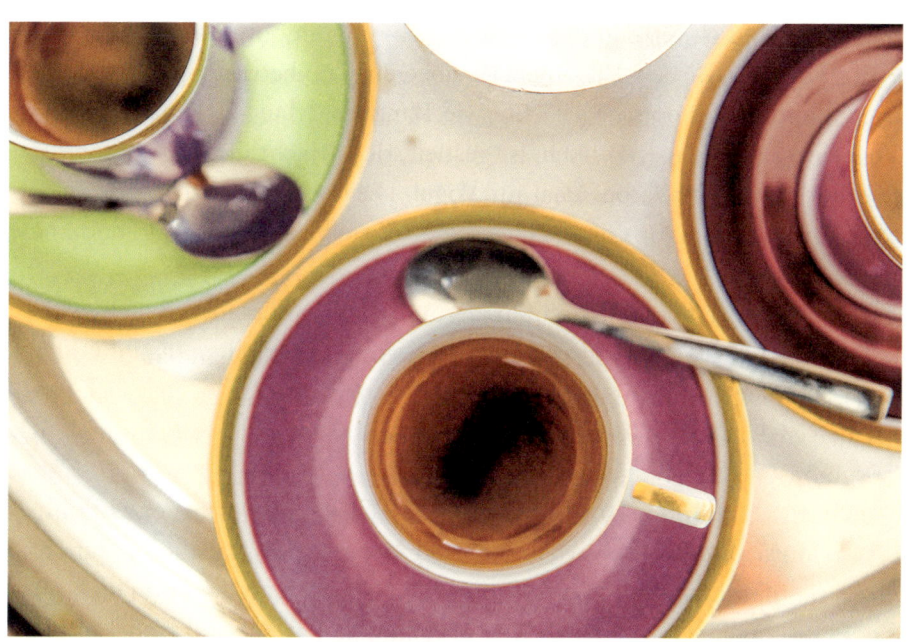

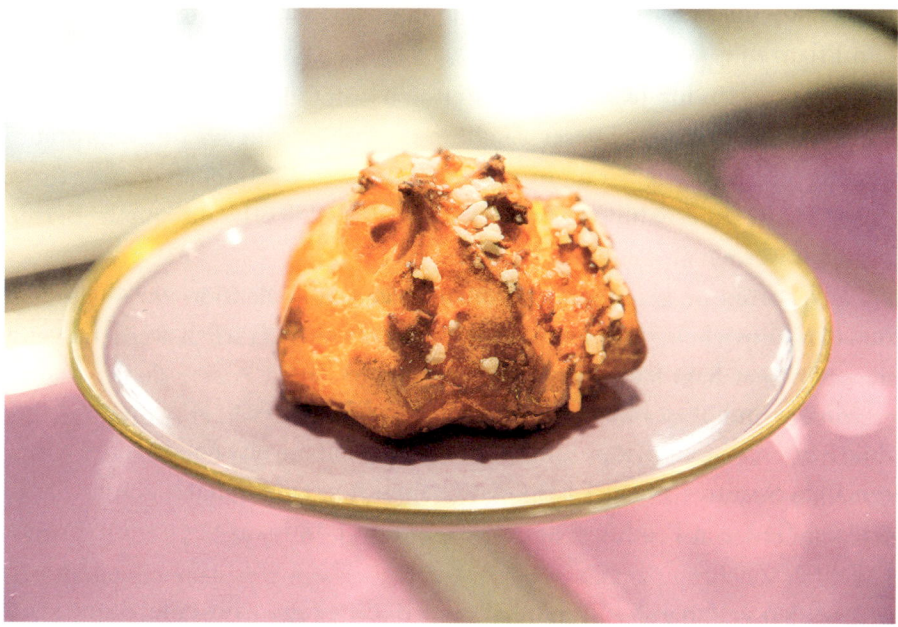

tion gut an. Biobauern dürfen kein gentechnisch verändertes Saatgut und keine gentechnisch veränderten Futtermittel einsetzen. Ebenfalls verboten sind chemisch-synthetische Düngemittel und Pflanzenschutzmittel. Doch genau dies birgt auch Probleme. Nicht ohne Grund braucht man in der Landwirtschaft Pflanzenschutzmittel. Dazu Michael: *»Die Vorstellung, dass Gott die Nahrungspflanzen zu unserer Freude gemacht hat und es daneben noch Arzneipflanzen und ganz draußen noch die bösen, giftigen Pflanzen gibt, ist eine Fehleinschätzung.«*

Denn jede Pflanze besitzt sowohl Nährstoffe als auch andere Stoffe, die spezielle positive und negative Wirkungen auf uns haben. Es gibt keine Pflanze ohne Gift, denn damit wehren sie sich gegen das Gefressenwerden. In diesen Mechanismus hat der *Homo sapiens* durch Züchtung eingegriffen. Er begann mit Wildpflanzen und hat nach und nach daraus unsere heutigen Kulturpflanzen entwickelt. Ziel dieser Züchtung war es, einerseits die Verteidigungsstoffe herauszubekommen und andererseits den Nährwert der Pflanze zu erhöhen. Dies ist dem Menschen über einen jahrtausendealten Prozess gut gelungen. Die Wildgurke ist beispielsweise ungenießbar und löst sofortigen Durchfall aus. Die Zuchtgurke kann sogar mit Schale problemlos verzehrt werden, wobei es sich empfiehlt, jeweils Anfang und Ende wegzuschneiden. Dieser Züchtungserfolg war die wichtigste Voraussetzung für Sesshaftigkeit und Landwirtschaft, die nun auch in der Lage war, ganze Städte zu ernähren. Erst dadurch konnten überhaupt andere Berufe ausgeübt werden als der eines Jägers und Sammlers.

Zuchtsorten neigen allerdings dazu, sich ohne Selektion zur Wildform zurückzuentwickeln. Das kann für Hobbyzüchter gefährlich werden, wenn sie zur neuen Saat stets die eigenen Pflanzensamen verwenden. Bekannt geworden sind Todesfälle von Hobbyzüchtern nach Verzehr ihrer eigenen Zucchinis. Genau um dies zu verhindern, sollte man die Samen bei professionellen Saatzuchtfirmen kaufen, die diese Umkehr durch ständig neues Herauszüchten der gefährlichen Stoffe verhindern.

Durch Züchtung haben wir uns aber auch ein Problem eingehandelt. Mit der Wegnahme der Verteidigungsstoffe wird der natürliche Schutz der

Pflanze geschwächt. Schädlingen fällt es nun viel leichter, über Kulturpflanzen herzufallen und ganz fix riesige Felder kahlzufressen – mit der unmittelbaren Konsequenz von Hungersnöten. Ein Riesenproblem für die Landwirtschaft, welches erst durch die Erfindung der chemischen Pestizide gelöst wurde. Auf einmal konnten Felder und Plantagen von der Saat bis zur Ernte geschützt werden, und in der Folge wurden Pestizide sogar per Flugzeug auf die Felder gespritzt. Heute versucht man auch, mithilfe von Gentechnik Pflanzen so zu verändern, dass sie von sich aus Resistenzen gegen Schädlinge entwickeln und der Einsatz von Pestiziden verringert werden kann. Man muss es so deutlich sagen, angesichts einer Milliardenbevölkerung würden sich ohne Gentechnik und Pestizide die Bilder von hungernden Menschen in den Fernsehnachrichten schnell potenzieren.

Schnecken kennen keine Stoppschilder

Warum gibt es dann Biolandbau? Er ist eine Antwort auf hemmungslose und gefährliche Anwendung der damals neuen chemischen Pestizide in den 1960er und 1970er Jahren. Ohne die Nebenwirkungen zu beachten, spritzte man sie auf Teufel komm raus auf die Felder und verbreitete sie über die gesamte Welt. So wurden diese Pestizide zu einer eigenen Gesundheitsgefahr, wie beispielweise das giftige DDT, das sich nicht nur in der Muttermilch, sondern sogar im Gewebe von Pinguinen nachweisen ließ.

Dagegen formierte sich völlig zu Recht Widerstand. Die Anfänge der Ökobewegung liegen in den 1970ern, und sie wurde in den 1980ern zu einer Massenbewegung. Deren Forderungen nach Umweltschutz und einer naturschonenden Nahrungsmittelproduktion hat sich durch die grüne Partei politisch etabliert und gilt heute als allgemeiner gesellschaftlicher Konsens.

Aber, so berechtigt der Protest gegen den unkritischen Masseneinsatz von Pestiziden auch ist, die Idee, man könne Kulturpflanzen ohne jede künstliche Behandlung anbauen, ist ein naives Märchen. Das sagt nicht irgendwer, sondern Michael, eine internationale Koryphäe für die wissenschaftliche Erforschung von Nahrungspflanzen. Dieses Märchen hat die Bioproduktion von Anfang an in eine Zwangslage gebracht.

Nach außen hin wird es so dargestellt, als ob bei Bio die Pflanzen glücklicher leben und die Natur sich quasi vor sich selbst schützt. Das stimmt aber nicht, denn auch der Biobauer muss seine Pflanzen behandeln, will er etwas ernten. Er muss sich genauso Gedanken machen, wie er seine Pflanzen vor Schädlingen schützen kann, vor Unkraut, Schnecken, Würmern und Insekten. Die machen ja nicht halt, nur weil am Zaun ein Schild steht mit dem Biosiegel.

Der Biobauer wendet zunächst seine eigenen erlaubten Mittel an, wie Schützlinge einsetzen, Pflanzenextrakte oder Kupfersulfate, schwer abbaubare Schwermetalle. Er behandelt also auch, nur nicht so effektiv und teilweise mit fragwürdigeren Folgen für die Umwelt. Denn die für ihn verbotenen modernen chemischen Pestizide haben sich trotz bleibender Bedenklichkeit in einigen Punkten deutlich verbessert im Vergleich zu ihren hochproblematischen Vorgängern aus den 1970er Jahren. Unkraut kann er natürlich manuell bekämpfen, was sehr arbeitsintensiv ist und sich dadurch im Preis der Produkte niederschlagen muss.

Monokulturen versus Artenvielfalt

Ein großer Vorteil der Bioproduktion ist, dass sie Biobauern nicht unter Druck setzt, kurzfristige Maximalerträge zu erzielen. Er hält mehr Abstand, baut mehr Variationen an, es gibt weniger Monokultur. Dies laugt die Böden nicht aus und fördert Artenvielfalt von Pflanzen wie Tieren. Ein kluger konventioneller Landwirt handelt ähnlich.

Doch ökologisches Denken kann auch das Gegenteil bewirken. In Deutschland gab es in den 1980ern ein Programm, das vorschrieb, bestimmte Flächen für fünf bis sechs Jahre nicht zu nutzen. Die Pflanzen- und Tierwelt erholte sich wunderbar. Dann kam die Bioenergiewelle mit den Biogasanlagen. Nun wurden alle Flächen, die damals für den Naturschutz freigehalten wurden, komplett für den Anbau von Biogaspflanzen geopfert, vor allem für Mais und Raps. Und wie überall, wo Monokulturen auf Riesenflächen wachsen sollen, werden dann sehr erfolgreich neue Pestizide wie das umstrittene Glyphosat eingesetzt. Die Artenvielfalt der Pflanzen und später die der Insekten, die auf diese Pflanzen als Nahrung angewiesen sind, wird massiv reduziert, ökologisch ein Desaster.

Die Lösung sind große Flächen, die mindestens fünf Jahre als Blumenwiese brachliegen und dann nachweislich zur Erholung der Natur beitragen. Bauern, die dafür geeignete Flächen bereitstellen, handeln so als aktive Umweltschützer und werden dafür bezahlt. In Baden-Württemberg und einigen anderen Bundesländern gibt es dazu bereits die ersten Ansätze. Es ist der richtige Weg.

Biobauern in der Zwickmühle

Ein Biobauer, der auch ein guter Betriebsleiter ist, weiß das alles. Doch genau das bringt ihn in die Bredouille. Michael erläutert ein Beispiel: »*Viele Weinbauern produzieren Biowein. Dazu müssen sie eine lange Verbotsliste berücksichtigen, kein Einsatz von Insektiziden, kein Glyphosat, dies nicht und jenes nicht. Man denkt, wow das ist jetzt wirklich ein Naturprodukt ohne den ganzen Chemiekram ... toll. Aber was macht der Biowinzer gegen Mehltau (falscher und Echter Mehltau), die Hauptbedrohung für Weinreben? Gut, er darf Kupfersulfat und Netzschwefel einsetzen, doch die helfen bei starkem Pilzbefall nicht so recht. Im Jahr 2016 verbreitete sich der Mehltaubefall überall in Deutschland. Bioweine konnten eigentlich nicht produziert werden. Und dennoch kamen einige auf den Markt. Bei diesen konnte man davon ausgehen, dass doch mit besser wirksamen Fungiziden gespritzt wurde – nachts um drei, damit es keiner sieht. Das ist zwar Betrug, aber eigentlich vernünftig. Die ganze Ernte wäre sonst zerstört worden.*«

Biofleisch –
hat es Vorteile?

Wie steht es um die Fleischproduktion? Besitzt Biofleisch die bessere Qualität? Man sollte es meinen, denn die biologische Tierhaltung schreibt genügend Außenflächen und Futter aus ökologisch selbst produzierten Futtermitteln, wie Grünfutter, Heu, Getreide oder Silage, vor. Auch dürfen herkömmliche Arzneimittel, Antibiotika oder Hormone nicht vorbeugend eingesetzt werden. Soweit die Vorschriften.

Ein ganz klarer Qualitätsvorteil besteht hinsichtlich des Tierfutters. Das weiß Léa nur zu gut. *»Ein gutes Huhn muss nach einem guten Huhn schmecken. Das Futter spielt eine ganz entscheidende Rolle. Ein gut gefüttertes Huhn ist ein Traum. Und wenn du mit einem Hochgenuss die Haut essen kannst, dann liegt das am guten Fett darunter. Aber wenn die Haut komisch bis eklig schmeckt, dann stimmt was nicht. In Amerika haben sie Truthähne, da kannst du die Haut nicht essen, so schlimm schmeckt die.«*

Michael erzählt dazu nicht gerade appetitliche Details. Die letzte Vogelgrippe, ausgelöst durch den Grippevirus H5N1, ist noch gar nicht lange her. Durch sie verendeten in den großen Zuchtanstalten die Hühner scharenweise. Behauptet wurde, die Hühner hätten sich durch Wildvögel angesteckt. Schuld war jedoch in Wirklichkeit das Tierfutter, und das kommt größtenteils aus Asien. Es wird dort hergestellt aus allem, was in einer Hühnerzucht selbst anfällt: Kot, tote Tiere, Abfälle – einfach alles. In der Lebensmittelproduktion wird nichts weggeworfen. Das Ausmaß können wir uns teilweise gar nicht vorstellen.

Wenn nun in Korea ein Vogelvirus ausbricht, gelangen die Viren schnell ins Futter. Auf diesem Weg gelangt der Erreger auch zu uns und verbreitet sich schlagartig in isolierten Großzuchtanlagen. Da der Preiskampf für ein Huhn gnadenlos ist, greifen die Züchter immer wieder auf diese Ekelmischungen zurück. Irgendwann merken das die Veterinäre und durchbrechen die Infektionswege. Dann verschwindet die Krankheit, bis wieder gespart wird und die nächste Vogelgrippe ausbricht. Solche Hühner schmecken nicht, und wenn man wüsste, was sie vorher fressen mussten, würde man sie umso mehr meiden.

Landwirtschaft ist Profisache

Weniger eindeutig ist die Frage der Haltung. In der Realität muss auch der Biobauer seine Tiere meist im Stall stehen lassen. Michael hielt vor zwei Jahren einen Vortrag vor Tierärzten, die Biobauernhöfe kontrollierten. Sie berichteten, dass die Tierhaltungsqualität auf Biohöfen sogar schlechter sei als auf konventionellen Höfen. Das Problem ist oft die Größe der Anlagen. Während moderne konventionelle Großtierställe heute hohe Standards erfüllen, sind Biohöfe dafür häufig zu klein. Sie werden nicht selten von engagierten Amateuren betrieben, die jedoch nicht das Wissen und auch nicht das Geld haben, gute Ställe zu bauen. Und auch eine gut gemeinte Bio-Außenhaltung kann schiefgehen. Ein Tierarzt erzählte von einem Biobauern, der hatte 50 Angusrinder, aber die Weiden waren zu nass. Die Tiere standen bis zum Bauch im Schlamm. Auch das ist Tierquälerei.

Léa wollte vom Züchter ihrer wunderbaren Lämmer wissen, ob dies Biofleisch sei. Nein, denn er lasse sich nicht gern etwas vorschreiben. Stattdessen tut er einfach das Richtige, sodass es seinen Lämmern gut geht. Beispielsweise lässt er die jungen Lämmer besonders lange bei ihrer Mutter, damit sie mit bester Muttermilch aufgezogen werden. Seine Meinung zur Biohaltung deckt sich mit der der Tierärzte, mit denen Michael sprach. Sie liege oft in den Händen von engagierten Quereinsteigern aus anderen Berufen, die aber nicht die notwendige Qualifikation für eine tiergerechte, qualitativ hochwertige Produktion mitbrächten.

Und wie ist in der Tierhaltung der Gebrauch von Medikamenten einzuschätzen? Setzt man Antibiotika massenweise ein, dann entwickeln sich in Großanlagen resistente Keime in großer Menge, die auch für die menschliche Gesundheit gefährlich werden können. Ein wirkliches, bisher ungelöstes Problem. Aber die Verweigerung von Medikamenten kann auch zu Tierleid führen.

Qualität kennt keine Dogmen

Die Auswüchse der Massenproduktion wie Tierfutterekeleien oder Antibiotikaorgien sind ein Skandal und müssen besser geahndet werde. Es ist das Verdienst der Ökobewegung, dies ins öffentliche Bewusstsein getragen zu haben. Dadurch hat sich aber in den Köpfen festgesetzt: Konventionell ist schlecht, bio ist gut. Doch im Vergleich haben viele ernstzunehmende Untersuchungen bezüglich Tier- und Pflanzenschutz keinen nennenswerten Vorteil der Bioproduktion finden können. Es gibt eben auch Vorteile des konventionellen Anbaus. Es wird Zeit, sich von Dogmen zu verabschieden und stattdessen eine integrierte Landwirtschaft anzustreben mit dem Besten aus diesen zwei Ansätzen: Nutzung von modernen Techniken in Kombination mit bestmöglichem Tier- und Umweltschutz. Denn ob wir es mit einem Qualitätsprodukt zu tun haben, entscheidet letztlich die Kompetenz des Landwirts und nicht seine Weltanschauung.

Folgerichtig achtet Léa ausschließlich auf Qualität. Wenn ihr jemand etwas direkt aus dem Garten frisch zubereitet und es schmeckt grandios, wenn es im Gaumen diese Satisfaktion auslöst, wie sie es nennt, und der Gaumen dann weitermeldet: Das, was da kommt, ist gar nicht so schlecht, dann macht sie das richtig froh. *»Mich betrügst du nicht mit einem Fehlgeschmack, gell. Deswegen schaue ich mir das Gemüse immer erst an. Wenn es frisch ist und gut riecht, nehme ich es, egal was da draufsteht, kann bio sein, muss es aber nicht.«*

Voilà, mehr braucht man dazu eigentlich gar nicht zu sagen.

Supermarkt

»Léa, kaufst du auch in einem Supermarkt ein?«

»Sicher, ganz bestimmte Lebensmittel, zum Beispiel meinen geliebten Melfor-Essig.«

Auch im Supermarkt werden selbstverständlich Grundzutaten in guter

Qualität von Mehl bis Zucker angeboten, die sich für die gute Küche eignen. Im Riesenangebot an Fertigprodukten ist es aber nicht so einfach, die zu finden, bei denen dem Verzehr ein zufriedener Bauch und ein Lächeln auf den Lippen folgen. Viele meiner Patienten entwickeln bei Fertignahrung eher Blähbäuche und generell Verdauungsbeschwerden.

Eine Orientierungshilfe stellen Klassiker dar, die seit Jahrzehnten funktionieren, wie beispielsweise Dijon-Senf oder auch die berühmte Nussnougatcrème. Das liegt nicht am Marketing, sondern an der Rezeptur. Wenn es so lange stabil gekauft wird, stimmt etwas Grundsätzliches.

Man muss der Lebensmittelindustrie zugutehalten, dass sie die Hauptbedrohung für unsere Gesundheit, Seuchen aufgrund fehlender Hygiene, gut im Griff hat. Und wenn in der jüngeren Vergangenheit tödliche Gefahren aufgetreten sind, dann leider durch Produkte aus der Bioproduktion, wie zuletzt 2011 bei dem EHEC-Ausbruch.

Supermarktangebote haben letztlich eine andere gesellschaftliche Aufgabe als die Verfügbarmachung von hochwertiger Qualität. Man darf eines nämlich nicht vergessen. In dem Moment, in dem gehungert wird, spielt Genuss keine Rolle mehr, es zählt nur noch satt zu werden, ganz egal wie. Dem vorzubeugen ist in Zeiten von Megastädten die eigentliche Aufgabe eines Supermarkts und der dahinterstehenden Massenproduktion. Gut, dass wir sie haben. Doch wer einen anderen Anspruch an das kulinarische Erleben hat, stößt im Supermarkt leicht an Grenzen.

Genuss lässt sich nicht standardisieren

Die an sich begrüßenswerten Sicherheitsstandards der industriellen Lebensmittelproduktion gehen oft auf Kosten von Geschmack und Vielfalt. Gut zu sehen am Thema Milch. Michael ist in einer Molkerei groß geworden. Sein Vater war Molkereimeister in der Eifel und zuständig für die Milchproduktion von 30 Dörfern. Er weiß noch sehr gut, wie wunderbar Milch schmeckt, die lokal produziert wurde. Lokal bedeutete damals, je nach

Standort unterschiedliches Futter im Gegensatz zum heutigen Standard auf Melasse- (Rückstände der Zuckerrübe) und Sojabasis. Das Gleiche gilt für Butter und andere Molkereiprodukte.

Zusätzlich wird die Milch heute über Hunderte von Kilometern zu riesigen Zentralmolkereien gefahren, wo die gesamte Milch zusammengemixt und in ihre chemischen Bestandteile zerlegt wird. Daraus lässt sich am Computer zwar eine scheinbare Vielfalt verschiedenster Produkte auf Knopfdruck herstellen, auf höchstem Hygieneniveau. Aber in Wirklichkeit schmecken sie nur in Abhängigkeit künstlich zugefügter Geschmacksstoffe unterschiedlich. Wenn dann noch die schwerverdaulichen Molkebestandteile, die früher als Ausschuss galten, dazugemixt werden (auf der Verpackung steht dann Milcherzeugnis), dann braucht man sich über Bauchgrimmen nicht zu wundern. Im Ergebnis bekommen wir fast nur noch Milch, die zwar bedenkenlos getrunken werden kann, aber auch flach und wenig aromatisch schmeckt.

Léa findet, H-Milch schmeckt wie der Tetrapack, in dem die Milch verpackt ist – und damit wird sie für sie unbrauchbar. Weil ihr Lieblingseis aber aus reiner Milch besteht – zwei Liter Milch auf 50 Gramm Zucker, die sie auf einen halben Liter reduziert und abkühlen lässt, ist sie immer auf der Suche nach unbehandelter Milch.

»Das wird ein so gutes Eis, das kannst du dir gar nicht vorstellen. Aber dazu benötige ich eine Milch, die mich mit ihrem subtilen Geschmack, mit ihrer fantastischen Fadheit entzückt. Sie muss milchig sein im besten Sinne. Auf das Eis gebe ich dann noch ein bisschen Rum, da gehst du in die Knie, so gut schmeckt es. Ganz klar, homogenisierte Milch schafft das nicht.«

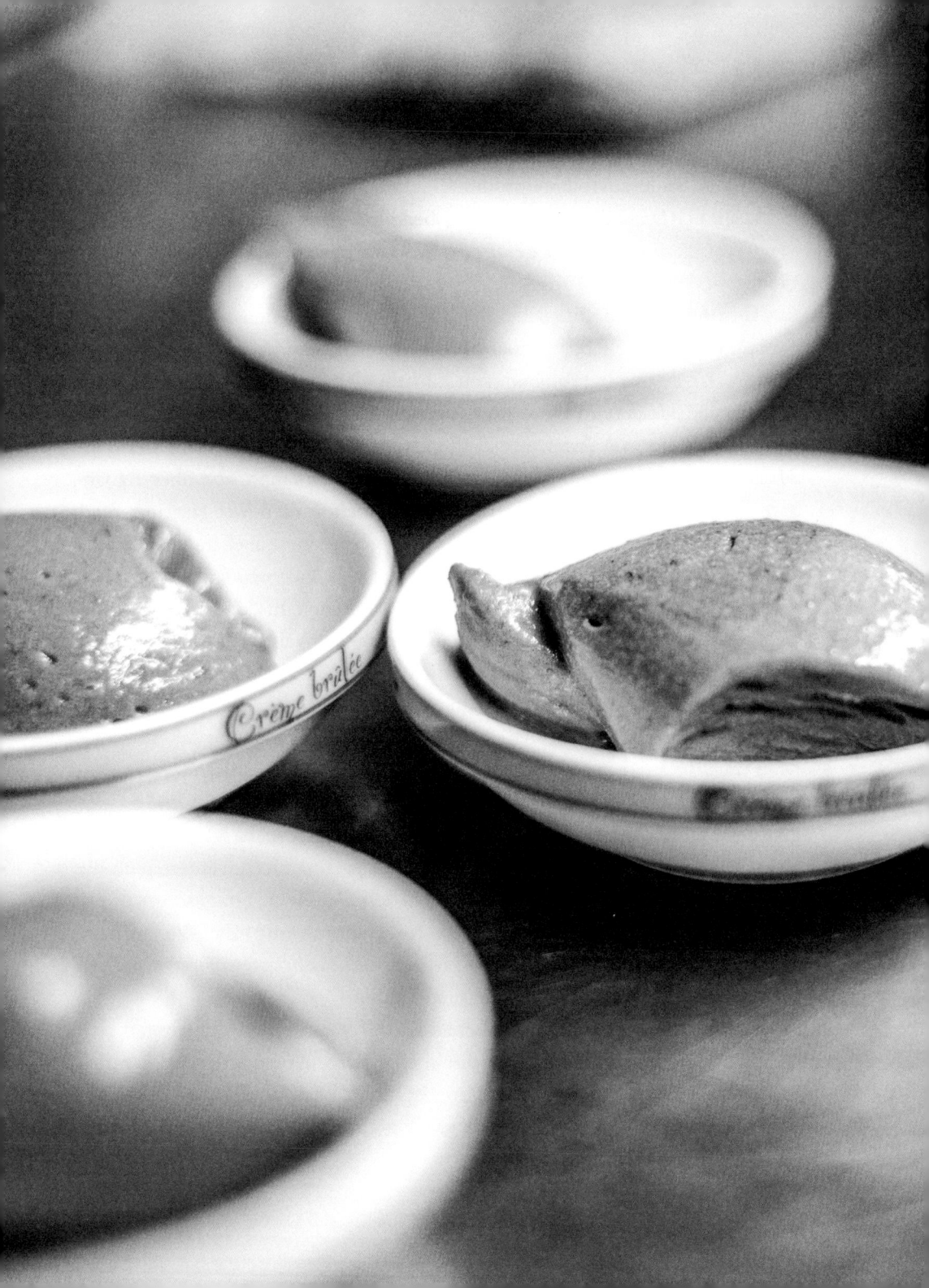

Sahniges Milcheis

*»Dieses Eis braucht Liebe, Geduld, Aufmerksamkeit –
und eine Eismaschine ...«*

Für 4 Personen

2 l Vollmilch   *50 g Zucker*

Ich koche die Milch mit dem Zucker in einem großen, weiten Topf auf. Am besten geht es in einem beschichteten Topf, damit nichts anbrennen kann. Denn die Milch lasse ich bis auf einen halben Liter einkochen. Dazu braucht man Geduld – es dauert ungefähr 45 Minuten. Die so reduzierte Milch gieße ich durch ein Haarsieb und stelle sie kalt.

Die kalte Milchmasse gebe ich dann in die Eismaschine und lasse sie etwa 30 Minuten gefrieren. Fertig ist das wunderbar sahnige Eis, das ich für den perfekten Genuss in gekühlten Schälchen serviere.

Tipp: Attention! Dieses Eis gelingt nicht mit fettarmer Milch.

Man muss letztlich wissen, was man möchte. Will man auf der ganz sicheren Seite stehen, kauft man H-Milch. Diese wird bei über 135 Grad homogenisiert. H-Milch enthält keine Keime mehr und ist sechs Monate haltbar. Wird Milch 30 Sekunden lang mit 70 Grad pasteurisiert, werden auch die meisten Erreger abgetötet. Diese Milch bewahrt noch einiges von ihrem ursprünglichen Aroma, ist jedoch im Kühlschrank nur eine Woche haltbar. Einen Kompromiss stellt ESL-Milch dar, hochpasteurisiert zwischen 70 und 134 Grad und drei Wochen haltbar.

Feinschmecker setzen auf unbehandelte Vorzugsmilch oder holen sich ganz klassisch ihre Milch ab Hof direkt beim Erzeuger, der für den Vertrieb jedoch eine besondere Genehmigung braucht. Dies bringt geschmacklich Vorteile, und Milch ab Hof bildet sogar noch Rahm an ihrer Oberfläche.

Doch eine solche Milch sollte unbedingt gekühlt, zügig verbraucht und vor dem Genuss erhitzt werden. Genau dies passiert bei Léas Eisrezept, und so kann man es mit allem Aroma und Geschmack sowie ohne Bedenken genießen.

Was darf Qualität kosten?

Ist nun Qualität stets eine Frage des Preises? Nicht unbedingt. Léa findet im Supermarkt zum Beispiel ihren Lieblingsessig, den Melfor. Es ist ein milder Weißweinessig aus dem Elsass, der mit Honig und Kräutern aromatisiert ist. Viele sichere, ordentliche bis gute Nahrungsmittel gibt es im Supermarkt zu einem günstigen Preis. Eine Familie mit niedrigem Einkommen ist in der Großstadt auch darauf angewiesen. Natürlich hat aber ein Preis, zu dem Qualität produziert werden kann, eine Untergrenze. Sehr wünschenswert wäre ein Supermarkt, der eine solide Qualitätsstufe in seinem Sortiment nicht unterschreitet oder sie erkennbar abgrenzt. Ansätze dazu gibt es.

Entscheidend ist die Transparenz des Herstellungsprozesses. Wenn man den nachvollziehbar erklärt, sind Verbraucher auch bereit, mehr zu zahlen. Immer gefolgt von der Prüfung: Schmeckt es nicht, wird Beschiss vermutet und wieder zum Billigen gegriffen. Schmeckt es dauerhaft und stellen sich ein gutes Bauchgefühl sowie Zufriedenheit ein, wurde etwas richtig gemacht. Diese Prüfung kann keine noch so ausgefeilte Vorschrift ersetzen. Da helfen auch keine Siegel oder Etiketten.

Durch die Anonymität eines Supermarkts ist das Qualitätsrisiko sicher höher als bei einem Direkterzeuger. Oder wie Léa es sagt: »Keiner steht im Supermarkt für seine Produkte mit seinem Namen und seiner Seele ein, wie die Gemüsehändlerin auf dem Markt oder der Metzger im Dorf. Dabei ist es wirklich wichtig, auf Qualität zu achten, denn am Ende ist das Billige immer das Teuerste.«

Gutes Fleisch ist eine lohnende Investition

Bei Fleisch machen die Futterkosten den Unterschied. Ein Schwein aus der Massentierhaltung schmeckt anders ein Pata Negra, welches in Spanien unter Ölbaumhainen aufwächst und sich von Eicheln, Knollen und Pilzen ernährt. Ein Pata Negra kann nicht zwei Euro pro Kilo kosten. Aber 20 Euro pro Kilo bedeutet nicht automatisch Qualität, denn auch in diesem Bereich wird getrickst. Ist der Betriebsleiter fähig, kann er auch in der Massenproduktion Qualität erzielen, aber erst ab einem bestimmten Preis. Die untere Qualitätsschwelle sollte in der Fleischproduktion klarer definiert und durchgesetzt werden. Und zwar über den Zwang, akzeptables Futtermittel zu verwenden. Nach oben hin kann es dann gern offen sein.

Ein gutes Huhn darf ruhig zehn Euro kosten, aber es müssen sicher nicht 35 Euro sein. Oder wie Léa meint: »*Du bekommst ja alles vom H&M- bis zum Chanel-Huhn; einfache Suppenhühner, Maishähnchen, Biohühnchen, bis zum edlen Bresse-Huhn. Ich muss nicht immer ein Chanel-Huhn haben. In meinem Sternerestaurant serviere ich allerdings als ganzes Huhn eine Bresse-Poularde von Miéral, dem vielleicht besten Hühnerzüchter. Und dafür zahle ich auch mehr. Und wenn du alles zu verarbeiten weißt, bleiben am Ende nur die Knochen übrig.*«

Man gibt schnell Konsumenten an den Missständen der Tierhaltung eine Mitschuld, weil sie beim Discounter nur zum billigsten Fleisch greifen. Da ist auch was dran. Aber wenn man den Kunden motivieren will, mehr Geld auszugeben, so muss er wissen, was er dafür bekommt. Bio ist aufgrund der Widersprüche nicht der optimale Qualitätsgarant. Am besten ist es, beim Einkauf von Fleisch eine nachprüfbare Information zu erhalten, woher die Tiere stammen und woraus ihr Futter bestand. Bei manchen Metzgern wird diese Information offen gegeben. Diese Qualität schmeckt man allermeist. Ein solches Fleisch verdient es, dass man dafür einen höheren Preis zahlt.

Unsere Einkäufe sind getätigt, und gestärkt von der Pause brechen wir auf. Doch eines fehlt uns noch zum geplanten Menü: gute Brötchen, und die backt Léa selbst. Das Mehl dafür lässt sie sich von ihrem Lieblingsmüller liefern. Und ihm statten wir nun einen Besuch in seiner Mühle ab.

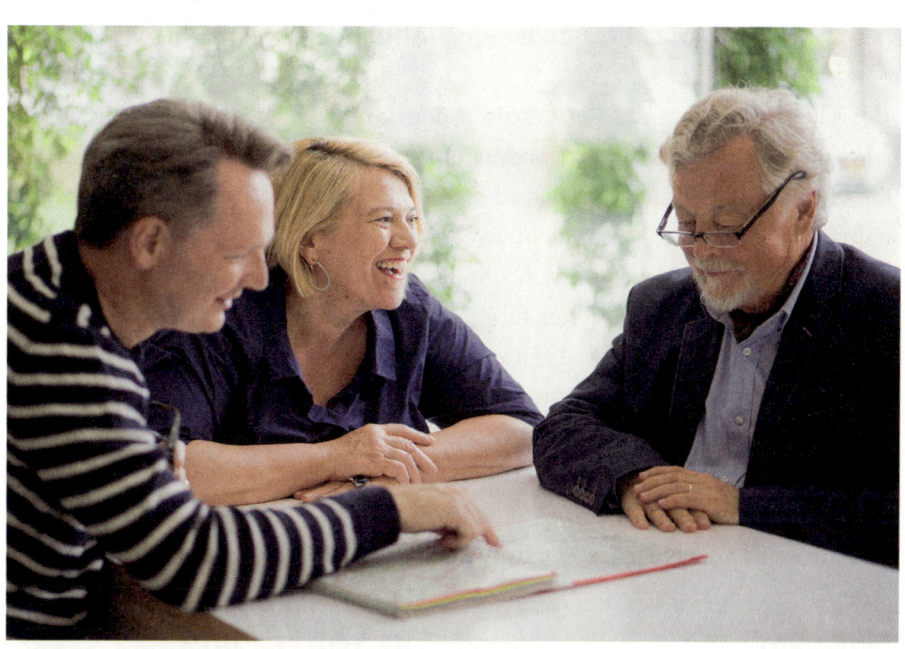

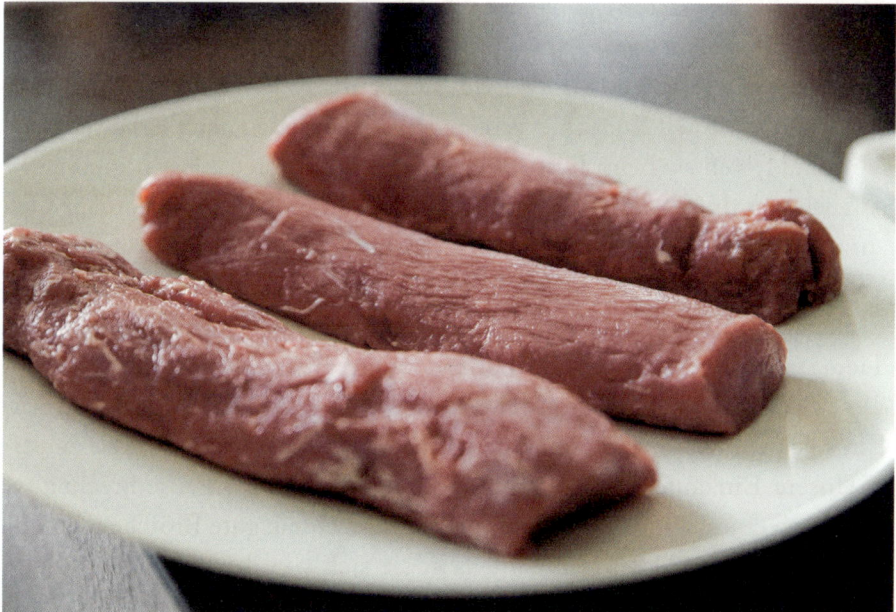

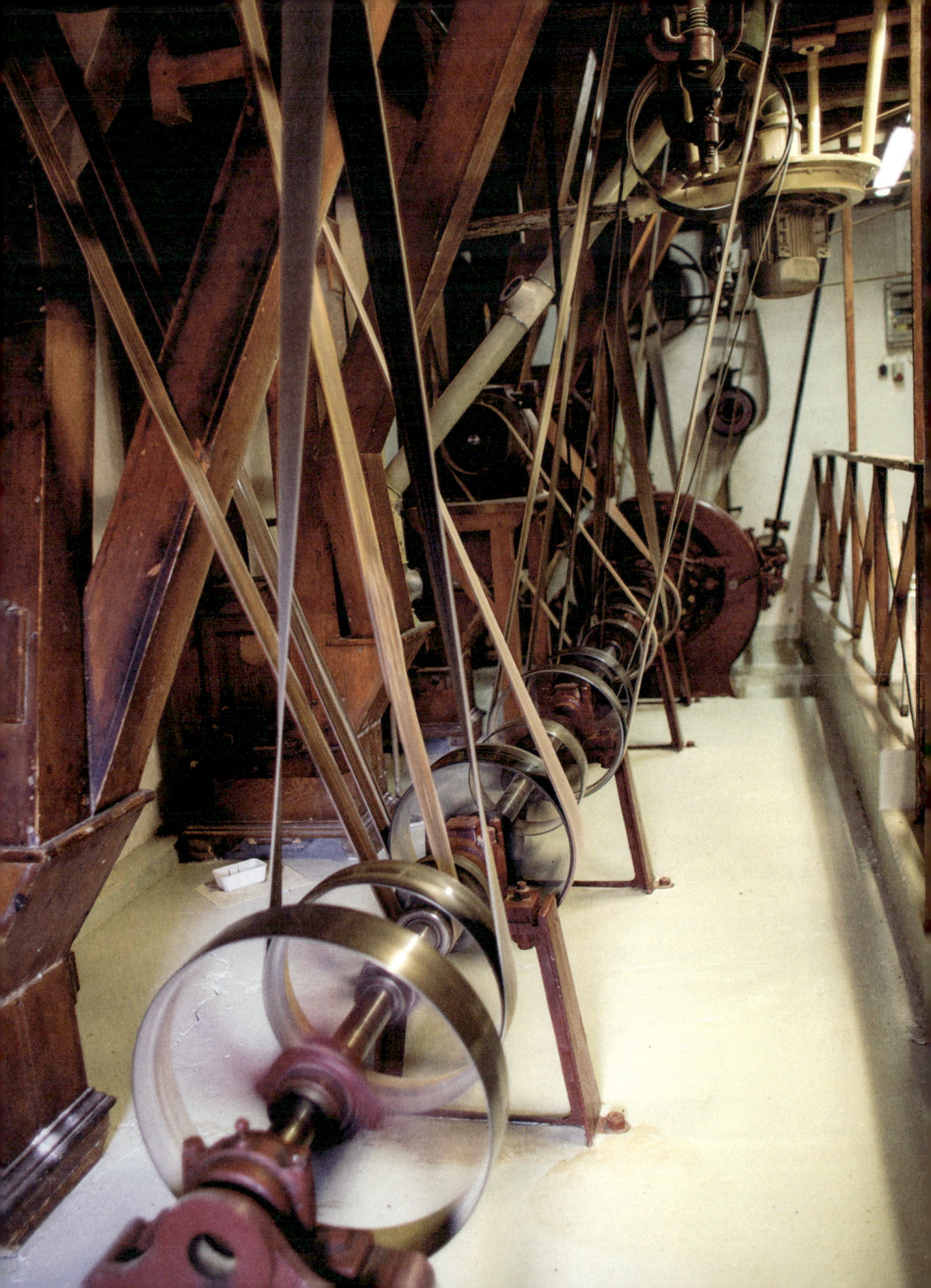

Brot

Die dritte Regel der guten Küche:
Gutes Brot braucht guten Teig,
und der benötigt viel Zeit.

Auf dem Weg zur Moulin J. P. Dieschbourg diskutieren wir darüber, was eigentlich ein gutes Brot ausmacht. Für Léa ganz besonders der Duft. *»Wenn ich mir Gebackenes unter die Nase halte, muss es schön duften. Ich kenne das, mein Großvater war ja ein ausgezeichneter Bäcker und hat ein wunderbares Brot gemacht. Was ich mag, ist das weiße Baguette-Brot, das wir hier in Luxemburg machen. Wenn wir das mit Käse essen, hat es einen wunderbaren Eigengeschmack. Und knusprig sollte es natürlich sein, als Zeichen für Ofenfrische. Ja, das macht uns froh.«*

Michael und ich möchten gern wissen, wie Léa ihre Brötchen für ihr Restaurant herstellt.

»Wir machen einen Ansatz von Mehl, ein bisschen Hefe, Wasser. Das lassen wir gären. Von diesem Ansatz behalten wir dann ein klein wenig zurück, so haben wir immer Altteig. Daher kommt der Charakter des Brots. Denn wir backen unsere Brötchen im Restaurant ja jeden Tag, damit unsere Gäste sie ganz frisch genießen können.«

....

Léas Brötchen

»Ich habe lange probiert, bis ich diese perfekten,
kleinen Brötchen hinbekommen habe. Voilà!«

Für ca. 40 Brötchen
Vorteig:
250 g Mehl
10 g frische Hefe

Teig:
750 g Mehl
8 g frische Hefe
2 TL Salz
außerdem:
Mehl zum Bestäuben

Vorteig: Aus dem Mehl, 300 Milliliter kaltem Wasser und der Hefe mache ich zuerst den Ansatz. Der muss über Nacht bei Zimmertemperatur schön gären.

Teig: Am nächsten Morgen gebe ich dann 300 Milliliter lauwarmes Wasser, das Mehl und die Hefe dazu. Ich verarbeite diesen Teig acht Minuten lang mit den Knethaken der Küchenmaschine. Dann erst kommt das Salz hinein, und alles wird weitere vier Minuten geknetet. Diesmal knete ich aber mit der Hand – da freut sich der Teig! – und forme zum Schluss eine große Kugel daraus. Die Teigkugel bedecke ich mit einem feuchten Tuch und lasse sie etwa zwei Stunden lang gehen.Ich forme den Teig nun zu dicken Würsten und schneide sie in etwa 35 Gramm schwere Scheiben. Diese forme ich mit den Händen zu kleinen Brötchen – an den Enden sehr zugespitzt, das ist mein Markenzeichen. Sie können den Teig aber auch zu Brezeln, runden Brötchen oder Baguettes formen. Wichtig ist nur, dass die Brötchen auf Backbleche kommen und noch einmal bei Zimmertemperatur und vor Luftzug geschützt etwa eine Stunde lang aufgehen.

Den Backofen heize ich auf 250 Grad (Umluft 230 Grad, Gas Stufe 6–7) vor. Bevor ich die Backbleche mit den Brötchen hineinschiebe, schneide ich die Brötchen noch mit einem Messer längs ein und bestäube sie mit ein wenig Mehl. Beim Backen benötigen sie etwas Dampf, darum eine flache feuerfeste Form mit heißem Wasser auf den Backofenboden dazustellen.

Etwa 15 bis 18 Minuten müssen die Brötchen backen, sie sollen prall werden und appetitlich braun. Herausholen und zum Ausdünsten unbedingt auf Gitterroste legen, so werden sie perfekt und herrlich knusprig, genauso wie ich sie liebe.

....

Die wichtigsten Nahrungsbestandteile

Die Herstellung von Brot gehört zu den ältesten Verarbeitungstechniken für Lebensmittel. Um zu verdeutlichen, wie in verblüffender Weise der Sinn solcher Traditionen anhand modernen biochemischen Wissens erklärbar wird, werden wir in diesem Buch immer wieder auf bestimmte Nährstoffgruppen eingehen. Deswegen eine ganz kurze Erklärung der wichtigsten Begriffe: Nahrungsmittel liefern uns vor allem die Energieträger Fette (Lipide), Kohlenhydrate (Stärke, Zucker) und Eiweiße (Proteine, Peptide). Langkettige Kohlenhydrate werden im Prozess der Verdauung zu Zucker abgebaut, Fette zu Fettsäuren. Kohlenhydrate können im Körper auch in Fette umgewandelt werden und umgekehrt. Eiweiße werden zu Aminosäuren abgebaut. Damit ist der Körper nicht nur in der Lage, seinen Energiebedarf zu decken, sondern auch Bausteine für den Aufbau von eigenen Fetten, Glykogen oder Proteinen sowie unzähligen Stoffwechselprodukten herzustellen. Dazu benötigen wir zusätzlich kleine Mengen Vitamine und Mineralsalze, die wir ebenfalls über die Nahrung aufnehmen müssen. Plus Sekundärstoffe, über deren Bedeutung wir in diesem Buch noch ausführlich sprechen werden.

Indirekte Teigführung – der Vorteig

Léa beschreibt uns eine Vorgehensweise beim Herstellen von Brot, die man indirekte Teigführung nennt. Der Teig wird nicht mit allen Zutaten auf einmal, sondern in mehreren Schritten hergestellt. Im Falle ihrer Brötchen setzt sie einen Vorteig mit Althefe an. Dadurch sind die Hefepilze bereits mit dem Mehl aufgewachsen und müssen nicht erst zum Leben erweckt werden. Fügt man sie später dem eigentlichen Teig zu, fangen sie sofort an zu gären und bauen die Stärke in leichtverdaulichen Zucker und Kohlendioxid (CO_2) ab. Das Gas (CO_2) macht den Teig luftiger. Er lässt sich besser schneiden und bekommt beim Backen sein ganz eigenes Aroma und Farbe. Bei sehr feinem Weizenmehl, aus dem Kuchen, Brioche oder Feingebäck gefertigt wird, kann Reinhefe auch direkt mit dem gesamten Teig, als Hefeteig, angesetzt werden. Aber schon bei Brötchen verbessert ein Vorteig deutlich die Qualität. Der Nachteil: Eine solche Teigführung braucht Zeit, Können und Erfahrung. Denn ein Vorteig kann auch kippen, und das Brot riecht dann muffig.

Einen Teig über Nacht mit dem alten Teig des Vortags reagieren zu lassen hat ganz besonders in Frankreich Tradition. Plus eine gute Anfeuchtung in einem Dampfofen und eine lange Backzeit. Das Ergebnis überzeugt seit 100 Jahren: luftiger Teig, gute Brechfähigkeit und ein wunderbarer Duft und Geschmack. Und wegen der schlanken Form eine große Oberfläche mit herrlicher Kruste.

Aber es ist schwer, ein solch leckeres Baguette in Deutschland zu finden. Warum? Weil es Erfahrung und Zeit benötigt. Viel einfacher und schneller ist der Griff zu Backtriebmitteln oder gar Fertigmischungen, die seit etlichen Jahren in den meisten Bäckereien verwendet werden. Sie sollen die Vorteile der indirekten Teigführung garantieren ohne die Mühen eines Vorteigs. Mithilfe chemischer Substanzen wie Karbonate, die genauso wie Hefe Kohlendioxid (CO_2) freisetzen, um den Teig luftig zu machen. Aber Karbonat sorgt nur für heiße Luft, sonst nichts. Hefe dagegen verändert die stoffliche Zusammensetzung. Sie lebt und führt nicht nur optisch, sondern auch geschmacklich zu dem leckeren Weißbrot, so wie wir es lieben.

Léa und Michael kennen die Hefewirkung auch aus dem Weinbau. Auch hier bestimmt die Auswahl der richtigen Reinzuchthefe ganz maßgeblich das spätere Aroma. Der Crémant bleibt beispielsweise 18 Monate auf der

Hefe. Sicher, es gibt auch Fertigmischungen, die Hefe enthalten, aber es ist nun einmal nicht möglich, nach zwei Stunden ein vergleichbar gutes Backprodukt zu erhalten wie eines, das aufwendig über Nacht mit einem selbst geführten Vorteig hergestellt wurde – und das dann auch die persönliche Note des Bäckers trägt.

Fertigmischungen wurden auch in Frankreich immer häufiger eingesetzt. Doch die Grande Nation pflegt ihre Nationalsymbole. Und so verfügte 1993 der damalige Premierminister Édouard Balladur strenge Auflagen für den Titel »Boulangérie artisanale«. Bäckereien mit dieser Auszeichnung müssen die indirekte Teigführung komplett selbst durchführen; es dürfen keine chemischen Gärmittel zum Einsatz kommen. Als Zusatzstoffe, um die Backfähigkeit zu verbessern, sind nur geringe Mengen Bohnenmehl, Sojamehl und Weizenmalzmehl zugelassen, und regionale Traditionen müssen gepflegt werden. Vielleicht wäre dies auch für Deutschland eine gute Idee.

Sauerteig

Soll ein Vorteig auch die Haltbarkeit der Brote verbessern, braucht es zusätzlich zur Hefe- eine Milchsäuregärung. Steht der Vorteig länger, wird er zusätzlich von Milchsäurebakterien besiedelt, und der Teig bekommt nun eine leicht säuerliche Geschmacksnote. Ist die Bildung zusätzlicher Milchsäure das explizite Ziel eines Vorteiges, spricht man von einem Sauerteig. Den Sauerteig kann man aufbewahren und zum Animpfen des nächsten Brotes einsetzen. Durch Gärungszeit, Mischungsverhältnis zwischen Hefe- und Milchsäuregärung und Temperaturführung werden die Eigenschaften des späteren Brotes, wie Geschmack, Bekömmlichkeit und Frische, beeinflusst. Für Roggenbrote und besonders für Vollkornbrote ist die Sauerteigführung sogar unabdingbar, denn ohne sie wären sie flach und ungenießbar. Manche Bäcker führen regelrechte Experimente durch, um mit dem richtigen Sauerteig die Qualität ihrer Brote zu verbessern. Léa mag Sauerteig, wenn er wie ein schöner, frischer Joghurt riecht. Riecht er schon muffig, hat der Sauerteig seinen Zenit überschritten und sollte nicht mehr zum Backen verwendet werden. Da eine gute Sauerteigführung eine zeitaufwendige Kunst ist, lautet die dritte Regel der guten Küche: *Gutes Brot braucht guten Teig, und der benötigt viel Zeit.*

Glutenunverträglichkeit – nicht bei gutem Brot

Hefen bauen nicht nur Stärke, sondern auch Eiweiße ab. Diese Bedeutung der indirekten Teigführung führt direkt in meine Sprechstunde. Den Eiweißanteil des Getreidemehls bezeichnet man als Gluten, das für viele Verdauungsbeschwerden verantwortlich gemacht wird. Hohen Glutengehalt besitzen beispielsweise Dinkel, Weizen, Emmer und Hartweizen. Weniger Gluten enthalten Roggen, Hafer und Gerste. Getreidearten wie Hirse, Mais, Reis oder wie Getreidemehl genutzter Amarant, Quinoa (beides Fuchsschwanzgewächse) oder Buchweizen, eigentlich ein Knöterichgewächs, sind glutenfrei.

Gluten ist durchaus erwünscht, denn erst durch den Eiweißgehalt ist es möglich, mit Mehl und Wasser aus einem elastischen Teig einen Brotlaib zu formen. Deshalb wird Gluten manchmal auch Klebereiweiß genannt. Getreide ohne ausreichend Gluten wurde daher immer schon zu Fladenbroten verbacken oder als Brei sowie Tierfutter verwendet.

Gluten beschädigt jedoch bei manchen Menschen die Schleimhaut des Dünndarms und führt zu einer chronischen Entzündung. Die Folgen sind Bauchschmerzen und blutige Durchfälle. Die Neigung zu Glutenunverträglichkeit ist vererbbar, und die Diagnose lautet Zöliakie. Die Angaben zur Häufigkeit der Zöliakie schwanken je nach Tiefe der Diagnostik (Symptome, Antikörperbestimmung im Blut oder Dünndarmgewebeprobe) zwischen 0,1 bis ein Prozent der Bevölkerung. Die Therapie besteht in einer glutenfreien Diät. Aber auch Patienten mit ähnlichen Symptomen ohne klaren Nachweis einer chronisch entzündlichen Darmerkrankung berichten,

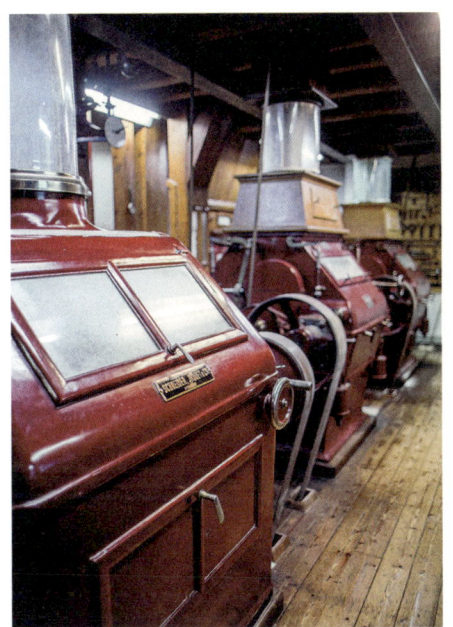

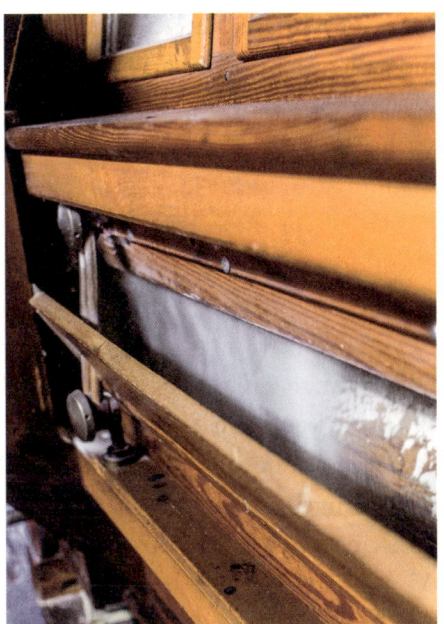

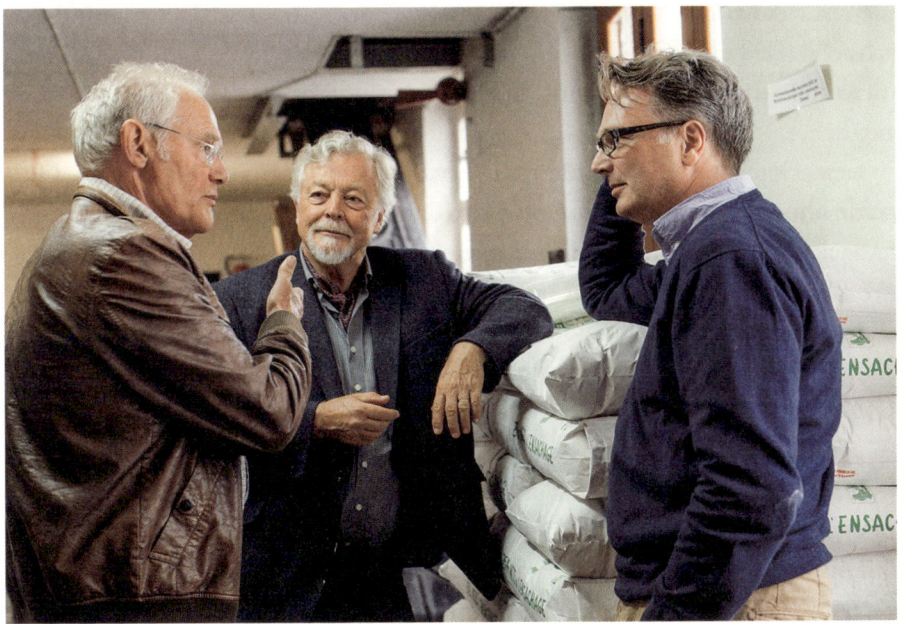

dass es ihnen mit einer glutenarmen Diät, beispielsweise mit Buchweizenmehl, besser geht. Und diese Patientenzahl nimmt zu.

Wenn Gluten diese schädliche Wirkung besitzt, wieso entwickelten unsere Vorfahren ein Grundnahrungsmittel – im 18. Jahrhundert war Brot die Hauptnahrungsquelle –, das für viele so unbekömmlich ist? Oder vielleicht traten damals diese Beschwerden viel weniger auf, weil die Brote nach den traditionellen Erfahrungen des Bäckerhandwerks gebacken wurden? Darauf weist eine wissenschaftliche Arbeit aus dem Jahr 2010 hin, die zeigt: Indirekte Teigführung ist in der Lage, unbekömmliches Gluten abzubauen. Und zwar so effektiv, dass sogar Zöliakiepatienten traditionell hergestellte Brote gut vertragen haben.

Michael nennt die Erfindung der Fermentation, den Abbau unbekömmlicher Eiweiße durch Mikroorganismen wie Pilze und Bakterien, eine der großen kulturellen Errungenschaften der Menschen. Viele Nahrungsmittel wurden dadurch erst genießbar, und das traditionelle Backhandwerk stellt die Krönung bei der Suche nach der besten Verarbeitungstechnik von Getreide dar. Wenn der Bäcker jedoch mithilfe von Backtriebmitteln schon nach zwei Stunden ein fertiges Brot herstellt, bekommt der Teig nicht die notwendige Zeit für diesen Abbauprozess, und das Gluten bleibt aktiv.

Léa erkannte diese Problematik schon lange. »*Ich sag immer, eure Glutenunverträglichkeit kommt davon, dass ihr den Teig nicht lange genug mit der Hefe reagieren lasst und das Brot nicht lange genug ausbackt. Hier sollte man sich endlich wieder auf die alten Backtraditionen besinnen, die haben sehr wohl ihre Berechtigung.*«

Hefeteig

»Entscheidend, damit der Teig gelingt:
Eier und Butter müssen Zimmertemperatur haben.«

Für 3 Kuchen (28-cm-Form):

1 Würfel Backhefe (42 g)	*200 g Butter*
ca. 700 g Mehl	*3 EL Zucker*
4 Eier	*1 große Prise Salz*

Die Hefe löse ich in 100 Milliliter lauwarmem Wasser auf, verrühre diesen Ansatz mit einer Handvoll Mehl zu einem flüssigen Teig und lasse ihn etwa eine halbe Stunde an einem warmen Ort aufgehen. Dann kommen die Eier und die weiche Butter dazu. Anschließend gebe ich den Zucker und das Salz hinein und so viel Mehl, dass alle Zutaten gut zu einem geschmeidigen Teig verknetet werden können. Wenn der Teig so elastisch ist, dass nichts mehr an meinen Händen klebt, ist er richtig. Nun lasse ich den Hefeteig aufgehen, bis er sich verdoppelt hat. Danach wird er noch einmal ganz kurz durchgeknetet.

Tipp: Der Teig lässt sich einfrieren, muss aber vor dem Verarbeiten rechtzeitig aus dem Eis genommen werden. Am besten gelingt es über Nacht bei Zimmertemperatur.

....

Zweckentfremdung

Aus Gluten hergestellte Verdickungsmittel, Geschmacksverstärker oder Backtriebmittel verstärken das Problem. All dies kann sehr kostengünstig produziert werden, weil Gluten heute massenweise als Reststoff in der Produktion von Speisestärke, Traubenzucker oder auch Industriestärke, beispielsweise bei der Farbenherstellung, anfällt.

Gluten, sprich Weizeneiweiß, wird gern auch als zusätzliche Eiweißquelle in »Fitnessbrötchen« oder »Eiweißbrot« und als Fleischersatz in veganen Lebensmitteln genutzt, ohne dass es vorher durch Hefezersetzung inaktiviert wurde. Wenn Sie beispielsweise einmal die Verpackung eines veganen Würstchens betrachten, steht dort unter Inhaltsstoffen meist: Seitan (Weizeneiweiß). Solche Produkte, wenn sie regelmäßig auf dem Speiseplan beispielsweise von Kindergärten stehen, sind fast schon ein Garant für eine frühe Darmbelastung und der Startpunkt einer Reizdarm-Patientenkarriere.

In der Mühle

Die Moulin J.P. Dieschbourg liegt in einem hübschen Tal in Lauterborn, einem Stadtteil von Echternach nahe der deutschen Grenze. Wir sind angemeldet und werden im modernen Verkaufsraum von der Familie Dieschbourg begrüßt, in deren Besitz sich die Mühle seit über 100 Jahren befindet. Sohn Yves hat die Leitung von Vater Jean-Paul übernommen, der jedoch weiter mit Rat und Tat zur Verfügung steht.

Nachdem wir lange über den besten Weg vom Mehl zum Brot diskutiert haben, bekommen wir nun eine Sonderführung zum Weg vom Korn zum Mehl. Wir erleben eine altehrwürdige, wunderschöne Industrieanlage, liebevoll gepflegt, in tadellosem Zustand, die uns mit sichtlichem Stolz auf die Familientradition in Funktion vorgeführt wird.

Es beginnt mit der Qualitätskontrolle der eingelieferten Getreidekörner im eigenen Analysenlabor. Ein besonderes Augenmerk richtet der Müller auf den Glutenanteil der Lieferung. Optimal sind 13 bis 13,5 Prozent Eiweißanteil. Durch Steuerung des Mahlprozesses kann der Glutenanteil später gezielt reguliert werden.

Anschließend werden die Körner von Fremdbestandteilen wie Steinen, Halmen und Spelzen gereinigt. Zum Einsatz kommen Siebe und Luftströme. Das Prinzip ist uralt. Schon immer wurde nach dem Dreschen durch Hochwerfen, Pusten und Windeinsatz sprichwörtlich die Spreu vom Weizen getrennt. Sehr wichtig ist die Aussortierung des dunklen und giftigen Mutterkorns, das früher zu epidemieartigen Erkrankungen führte. Anschließend wird das gereinigte Korn für eine bessere Mahlfähigkeit befeuchtet, und nun kann der eigentliche Mahlvorgang beginnen.

Ein Getreidekorn besteht aus Mehlkörper, Schale und Keimling. Ziel des Mahlvorgangs ist eine möglichst saubere Trennung dieser Bestandteile durch Zerkleinerung in Walzstühlen und anschließendes Aussieben. Nach dem ersten Mahlgang erhält man ein sehr feines weißes Mehl, welches nur aus dem Mehlkörper besteht, sowie Gries und Schalenreste.

Die noch viel Mehl enthaltenen gröberen Kornteile und Schalenreste durchlaufen anschließend mehrere solcher Mahlgänge. Mit zunehmender Wiederholung enthält das ausgesiebte Mehl auch mehr Schalenanteile und wird entsprechend immer dunkler. Nach dem letzten Mahlgang bleiben reine Schalenanteile übrig, die nun Kleie heißen.

Welche Mehlsorten gibt es?

Der Müller nutzt nun die getrennten Mahlerzeugnisse unterschiedlicher Feinheit, um verschiedene Mehltypen zu mischen. Anschließend werden die Mehle in Säcke verpackt und zwischengelagert, bis sie schließlich zu den Bäckereien gebracht werden.

In Deutschland werden Mehlsorten nach DIN-Norm eingeteilt. Entscheidend dabei ist der Mineralstoffgehalt. Da sich in der Schale die meisten Minerale befinden, erhält das reinste Mehl den niedrigsten, die dunkleren Mehle die höheren Typen. Hier die bekanntesten Typen mit ihren jeweiligen Einsatzgebieten:

Weizenmehl	405: wurde früher auch Auszugsmehl genannt, manchmal auch Spätzlemehl; verwendet für Feingebäck, Kuchenteig oder auch Brötchen 550: für fast alle Brotsorten, Brötchen, Hefeteige und Blätterteige 812, 1050 und 1600: für helle bis dunklere Mischbrote
Roggenmehl	850–1740: hellere bis dunklere Misch- oder Roggenbrote
Dinkelmehl	630: ähnlich verwendbar wie Weizen 550 812–1050: hellere bis dunklere Brote

Vollkornmehle finden sich nicht in dieser Aufzählung, da sie keine Typenzahl besitzen. Sie werden direkt aus dem ganzen Getreidekorn gemahlen (manchmal wird die Schale vorher entfernt). Zur Produktion benötigt es keine professionellen Mahl- und Siebvorgänge. Eine kleine handbetriebene Mühle zu Hause in der Küche reicht völlig aus.

Wer übrigens eine original italienische Pizza backen möchte, kann dafür spezielles Pizzamehl kaufen, ein besonders feines Mehl aus italienischem Weizen mit Namen Tipo 00. Es besitzt einen hohen Glutenanteil von 14 Prozent, der einen besonders dünnen und elastischen Teig ermöglicht. Gut zu bewundern an den Wurfkünsten erfahrener Pizzabäcker.

Das Klima entschied über die Brotsorten

Dieses vielfältige Angebot, besonders der feinen Weizenmehle, ist eine neue Errungenschaft in Deutschland. Warum, erklärt Michael. Mit der Domestikation von Getreidearten, also der Zucht aus wild vorkommenden Gräsern vor weniger als 10 000 Jahren, hatten die Menschen eine relativ einfach zugängliche Kohlenhydratquelle erschlossen, die ihren Energiebedarf effektiv decken konnte.

Ursprüngliche Getreidearten waren Emmer und Einkorn. Roggen, Dinkel und vor allem der Weizen als ertragreichste, aber auch anspruchsvollste Getreideart, wurden daraus weiterentwickelt. Weizen benötigt warmes, trockenes Klima und wächst hauptsächlich in südlichen Ländern. Roggen ist widerstandfähiger und gedeiht deshalb auch gut in den feuchtkalten Ebenen Norddeutschlands. Das beliebte und gut sättigende deutsche Bauernbrot weist deshalb immer einen hohen Roggenanteil auf, meistens innen grau mit kräftigem Geschmack und einer dicken Kruste.

Léa bevorzugt helles Weizenbrot aus zwei Gründen: »*Das weiße Brot lässt dem begleitenden Essen geschmacklich noch eine Chance. Deswegen serviere ich Käse nicht mit dunklem Brot. Aber, um ehrlich zu sein, ich denke nicht nur an den Geschmack, ich denke auch ökonomisch. Ich habe immer dieses weiße Brot, weil es weniger sättigt – die Leute essen trotzdem zu viel davon, weil es so gut ist. Aber hätte ich dunkles Brot auf dem Tisch, wären alle sehr schnell satt. Dann würden meine Gäste vielleicht sagen, wir essen keine Vorspeise. Das geht gegen mein Geschäft, da muss ich ein bisschen aufpassen.*«

Streitthema Vollkorn

Nun interessiert mich ein Thema, das meist sehr emotional und kontrovers diskutiert wird. Was ist besser, helles Mehl oder dunkles Vollkornmehl?

Als Menschen anfingen, aus Getreide Brot herzustellen, verwendeten sie sicher zuerst Vollkornmehl, da Körner dafür lediglich mit primitiven Steinmühlen in Handarbeit zerkleinert und gemahlen werden mussten. In indischen Dörfern wird auch heute noch Vollkornmehl auf diese einfache Weise hergestellt. Doch schon bald merkten die Menschen, dass Brote mit reduziertem Kleieanteil besser bekömmlich sind, und erfanden Techniken, um die Schalen auszusieben. Am Ende dieser langen Suche nach der besten Methode steht die raffinierte Mühlentechnik, die wir gerade bewundern durften. Die Kleie selbst, immerhin 20 Prozent des gesamten Kornertrags, wurde stets an die Tiere verfüttert.

Da die Herstellung von weißem Mehl mit Aufwand verbunden ist, war es in vorindustrieller Zeit selten und teuer. Backwaren aus hellem Mehl galten deshalb als Statussymbol, während sich ärmere Menschen mit dunklerem Mehl begnügen mussten. Dies verleitete manchen Müller dazu, helles Mehl vorzutäuschen, indem er dunkleren Mehlen weißen Kalk beimischte.

Diese Trickserei war jedoch schon im 16. Jahrhundert mit Risiken verbunden, wie man in der schweizerischen Brotgeschichte nachlesen kann. Wurde er erwischt, landete der Betrüger in einem Käfig, aus dem er sich nur durch den Sprung in eine Jauchegrube befreien konnte.

Vollkornbrote ideal
für die Soldatenverpflegung

Bei uns bestanden traditionelle Brote schon früh nicht mehr aus Vollkorn. Eine Ausnahme bildet der Pumpernickel, ein stark gesäuertes und mindestens 16 Stunden lang gebackenes Brot aus Roggenvollkorn mit sehr herzhaftem Geschmack. Léa mag Pumpernickel allenfalls mit Butter, da der kräftige Brotgeschmack alles andere überdeckt. Sein Vorteil: Er hält ewig, in Konservendosen zwei Jahre lang. Dies dürfte auch der Grund für diese Rezeptur gewesen sein.

Da komplette Körner länger haltbar sind als Mehl und man nur eine primitive Mühle zur Herstellung benötigte, war Vollkornbrot prädestiniert für die Verpflegung eines marschierenden Heeres. Eines dieser Vollkornbrote aus Roggen- und Weizenmehl heißt bis heute Kommissbrot. Regelrecht beliebt wurden Vollkornbrote erst im 19. Jahrhundert, als die Idee aufkam, dass sie gesünder seien als solche aus »wertlosem« Auszugsmehl. Weißes Mehl galt nun als verweichlicht und dekadent, Vollkornmehl als kraftvoll, gesund und natürlich.

Was viele nicht mehr wissen, ist, dass diese Charakterisierung gut ins Gedankengut des Nationalsozialismus passte. Gleich nach der Machtübernahme wurde 1933 eine Reichsvollkornkammer eingerichtet, und die Deutschen wurden angehalten, zur Stärkung und Ertüchtigung Vollkornprodukte zu essen. Nach dem Krieg wollte dann keiner mehr etwas von den harten Vollkornschrippen wissen, bis Vollkorn in den 1970er Jahren im Zuge der Ökobewegung wieder in Mode kam.

Kiloweise Verdauungshelfer

Ich möchte von Michael nun wissen, was er als Biologe von diesem Trend hält. »*Die Stärke als Energieträger sitzt im Mehlkörper. Schon die Steinzeitmenschen wussten, dass die Schalen schwerverdaulich sind. Sie enthalten zwar viele nützliche Sekundärstoffe, aber auch solche, die zu Darmstörungen führen können. Der entscheidende Punkt sind deren Fasern, die aus Oligosacchariden (kurzkettigen Kohlenhydraten), aus Zellulose, Hemizellulose, und Pektinen (langkettigen Kohlenhydraten) bestehen. Wie alle schwerverdaulichen Nahrungsbestandteile werden sie zügig in den Dickdarm befördert, der daraus noch etwas Verwertbares herstellen soll. Und nun kommt auch ein Teil unserer Verdauung ins Spiel, über den wir noch sehr wenig wissen.*«

Damit meint Michael unsere Darmflora. Sie besteht aus Abermilliarden Bakterien und Pilzzellen, ca. zehnmal so viele, wie wir Körperzellen besitzen. Sie leben in unserem Dickdarm und weisen zusammen ein Gewicht von etwa 1,5 Kilogramm auf. »*Von allen Verdauungsvorgängen wissen wir am wenigsten über die Bandbreite und die Aufgaben dieser Darmflora Bescheid. Sie baut sich von Geburt an auf und passt sich ständig an die Nahrung an. Die Bakterien würden es wahrscheinlich so sehen, dass sie den Menschen züchten, um von ihm gefüttert zu werden.*

Bei Tieren kennen wir die Funktionsweise etwas besser. Schafe können fast alle schwerverdaubaren Stoffe aus Pflanzen verdauen, aber nicht spontan. Enthält ihre Nahrung ein neues Gift (Sekundärstoff), benötigen sie zwei bis drei Wochen, bis giftabbauende Bakterien selektiert wurden; und plötzlich können sie die Nahrung verdauen. Und jetzt wird es etwas eklig, aber sehr interessant. Wenn man den Darminhalt einer so angepassten Schafsflora in den Darm eines anderen Schafs überträgt, kann dieses schon nach nur einem Tag dieses neue Gift fressen.

Es gibt in der Kleie beispielsweise einen Stoff, die Phytinsäure, der bei uns Menschen zu Blutarmut führen kann. Denn Phytinsäure bindet Eisenionen, die für die Bildung des roten Blutfarbstoffs essenziell sind. Für Schafe kein Problem, für uns dagegen schon. Ich würde also sagen: Vollkornbrot ist geschmacklich sicher interessant, bekömmlicher ist jedoch gut hergestelltes Weißbrot.«

Es gibt in der Medizin unter dem Stichwort »Darmsanierung« therapeutische Ansätze, um mit speziellen Darmbakterien über Tabletten und Pulver oder probiotische Joghurts die Darmgesundheit zu verbessern. Einen belastbaren Nutzennachweis gibt es bisher dafür nicht. Problematisch finde ich den sogenannten Reboundeffekt – eine eher langfristige Schwächung der Darmflora nach Absetzen solcher Produkte. Aber es wird sehr spannend, ob zukünftige Forschungen bessere Therapieansätze ermöglichen, denn ganz ohne Zweifel spielt die Darmflora in Bezug auf schwerverdauliche Nahrung eine ganz entscheidende Rolle.

Ballaststoffe

Problematisch ist, dass die Kleie in der Medizin unter der Bezeichnung Ballaststoff eine zu positive Bedeutung bekommt. Jede Frühstücksflockenpackung wirbt inzwischen damit. Es stimmt zwar, Menschen mit Darmträgheit helfen Vollkornprodukte manchmal, den Darm in Bewegung zu bringen. Aber ganz grundsätzlich besitzt eine ganz normale Ernährung immer auch einen ausreichenden Anteil an schwerverdaulichen Bestandteilen. Wenn diese ab und zu Blähungen verursachen, ist das ganz sicher kein gesundheitliches Problem. Regelmäßiger Verzehr von Vollkornprodukten führt bei vielen Menschen jedoch eher zu einer chronischen Darmreizung.

Konkret habe ich durchaus Patienten, die schon lange Vollkornprodukte, sogar Vollkornnudeln essen und sich dabei gesund und fit fühlen. Sie ha-

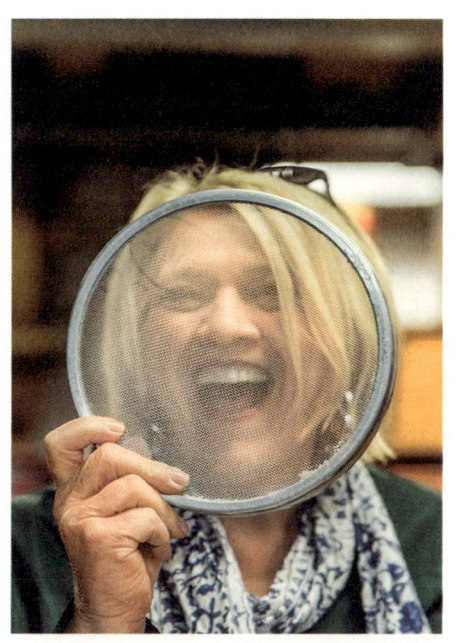

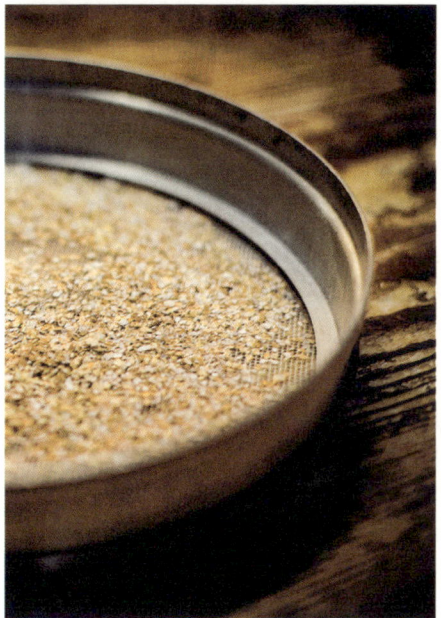

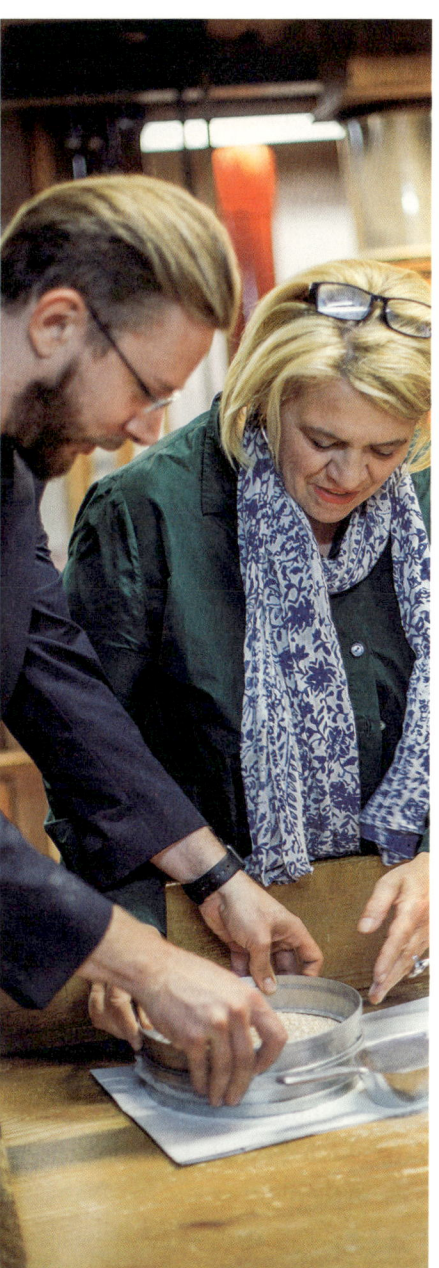

ben vielleicht die passende Darmflora, die damit klarkommt. Die meisten bekommen jedoch eher Probleme, und es geht ihnen besser, wenn sie zu Produkten aus hellerem Mehl zurückkehren. Verdauungskranken rate ich grundsätzlich zu weißem Mehl.

Reizdarm –
ein hausgemachtes Problem

Wenn wir Menschen im Laufe der Evolution einen Teil unseres Dickdarms einbüßten, dann gilt das auch für die Darmflora. Doch unser immer leistungsfähigeres Gehirn machte diesen Verlust durch eine bemerkenswerte kulturelle Leistung wieder wett. Durch Züchtung geeigneter Getreidesorten, die Erfindung von Mahltechniken und die Fermentation mithilfe der indirekten Teigführung ist es den Menschen gelungen, Getreide bekömmlich zuzubereiten. Diese Leistung lässt sich nicht folgenlos durch weltanschauliche Überlegungen oder neuartige chemische Backtriebmittel ersetzen.

Ein Großteil heutiger Verdauungsbeschwerden beruht auf diesem Irrtum. Wir alle drei finden die Situation paradox: Wir haben heute das Geld für das feinausgemahlene, teure Mehl, aber das Wissen für die korrekte Verarbeitung ist nicht mehr da. Deshalb plädieren wir für eine Rehabilitierung des weißen Mehls und einen eher zurückhaltenden Gebrauch von Vollkornmehl. Ganz sicher wäre eine Reduktion von Backmischungen sehr sinnvoll, verbunden mit einer viel höheren Wertschätzung klassischer, traditioneller Fermentationstechniken wie der indirekten Teigführung – Beschwerden aufgrund einer Glutenunverträglichkeit würden so wieder zu einem seltenen Phänomen werden.

Wenn Sie einen Bäcker gefunden haben, der sich an diese Grundsätze hält, dann stellt er für Sie Nahrungsmittel her, die nichts weniger sind als das Ergebnis einer kulturellen Hochleistung. Symbolisiert auch durch die altehrwürdige und liebevoll gepflegte Anlage der Moulin J.P. Dieschbourg in Lauterborn, die für technische Meisterschaft und beste Handwerkstradition steht.

»Lieber Michael, lieber Gunter«, sagt Léa, *»das gefällt mir richtig gut. Aber nach so viel Diskussion über gutes Brot bekomme ich jetzt richtig Hunger. Fahren wir doch nun zurück ins Restaurant, um etwas dagegen zu tun.«* Eine hervorragende Idee, der wir nur zu gern, bepackt mit bestem Mehl und den vielen Markteinkäufen, folgen.

....

Brioche

»Geduld! Der Teig muss über Nacht
im Kühlschrank ruhen und auch am nächsten Tag
noch rund drei Stunden gehen.«

Für 2 Brioches
Teig:
500 g Mehl
20 g frische Hefe
10 g Salz
60 g Zucker
6 mittelgroße Eier

250 g Butter
außerdem:
etwas weiche Butter
zum Einfetten
1 Ei
1 Eigelb

Ich gebe das Mehl durch ein feines Sieb in die große Schüssel der Küchenmaschine, zerbröckele die Hefe und füge sie dazu. Erst rühre ich das Salz, dann den Zucker darunter und zuletzt die Eier, die ich vorher mit 50 Milliliter Wasser verquirlt habe. Die Zutaten werden bei mittlerer Geschwindigkeit mit den Knethaken der Maschine zu einem festen, geschmeidigen Teig verarbeitet.

Nach etwa zehn bis zwölf Minuten löst sich der Teig vom Schüsselboden, und die Butter kann hinein. Die habe ich zwischen zwei Lagen Butterbrotpapier weichgeklopft, gebe sie in kleinen Stückchen dazu und arbeite sie schnell unter.

Der fertige Teig soll schön elastisch und glänzend sein. So decke ich ihn gut mit Frischhaltefolie ab und lasse ihn über Nacht im Kühlschrank gehen.

Am nächsten Tag nehme ich den Teig heraus, schlage ihn zusammen und halbiere die Menge. Ich forme ihn zu Rollen von 25 Zentimeter Länge und setze die Rollen in zwei Kasten-Backformen, die ich vorher gut mit weicher Butter eingefettet habe. Die Backformen decke ich mit einem Küchentuch ab und lasse den Teig vor Zugluft geschützt bei warmer Zimmertemperatur weitere zwei bis drei Stunden gehen, bis sich das Volumen verdoppelt hat.

Zum Backen heize ich den Ofen auf 200 Grad (Umluft 180 Grad, Gas Stufe 3–4) vor. Ich verquirle das Ei mit dem Eigelb und streiche die beiden Brioches mit dem Backpinsel damit ein. So werden sie 20 Minuten gebacken. Dann schalte ich den Ofen auf 180 Grad (Umluft 160 Grad, Gas Stufe 2–3) herunter und backe meine Brioches weitere 20 Minuten. Sie sind jetzt goldbraun und kommen zum Abkühlen aufs Kuchengitter.

Tipp: Brioche hält sich gut verpackt bis zu fünf Tage. Sie können es aber auch einfrieren, so bleibt es bis zu zwei Monate tipptopp.

....

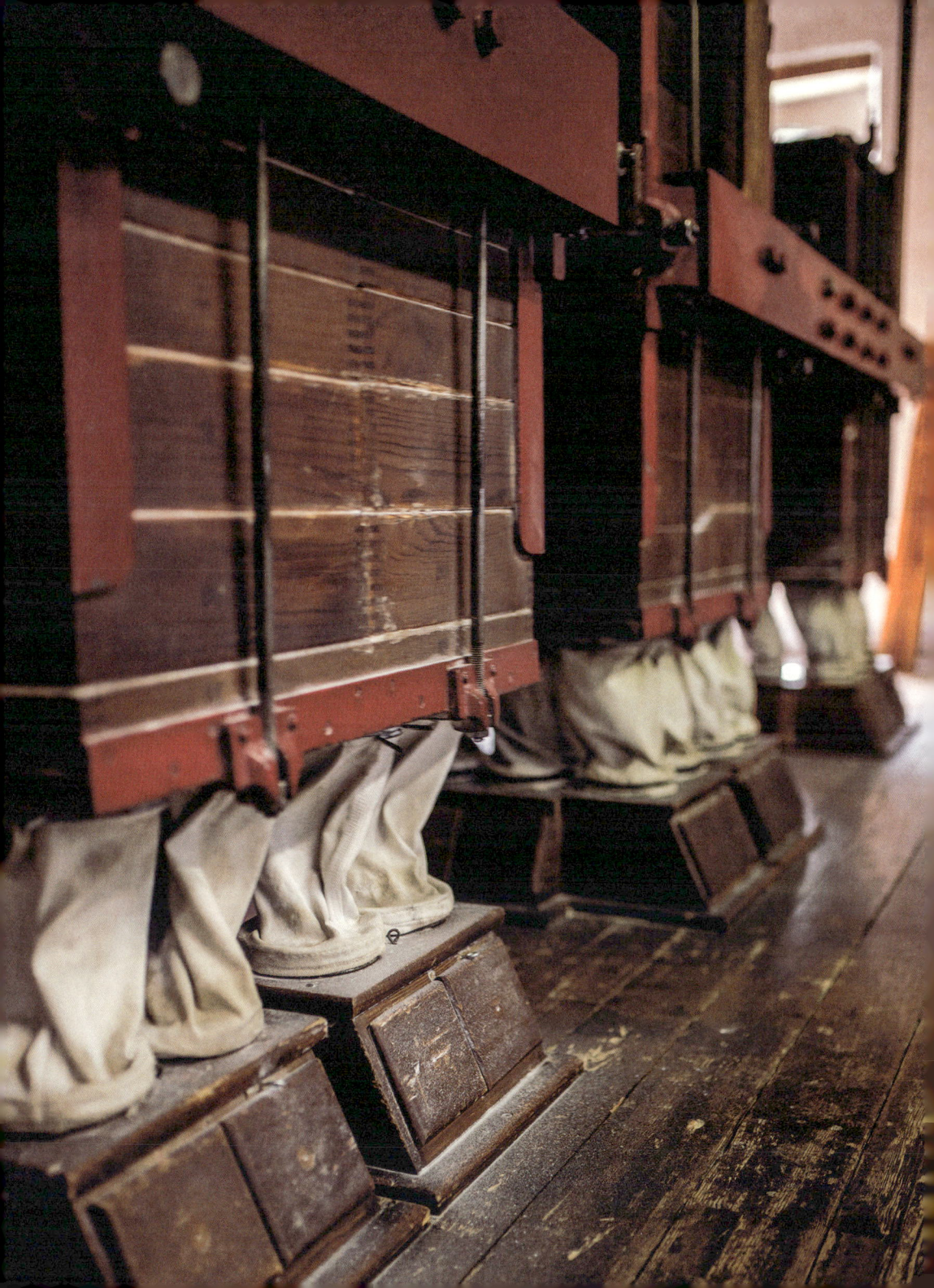

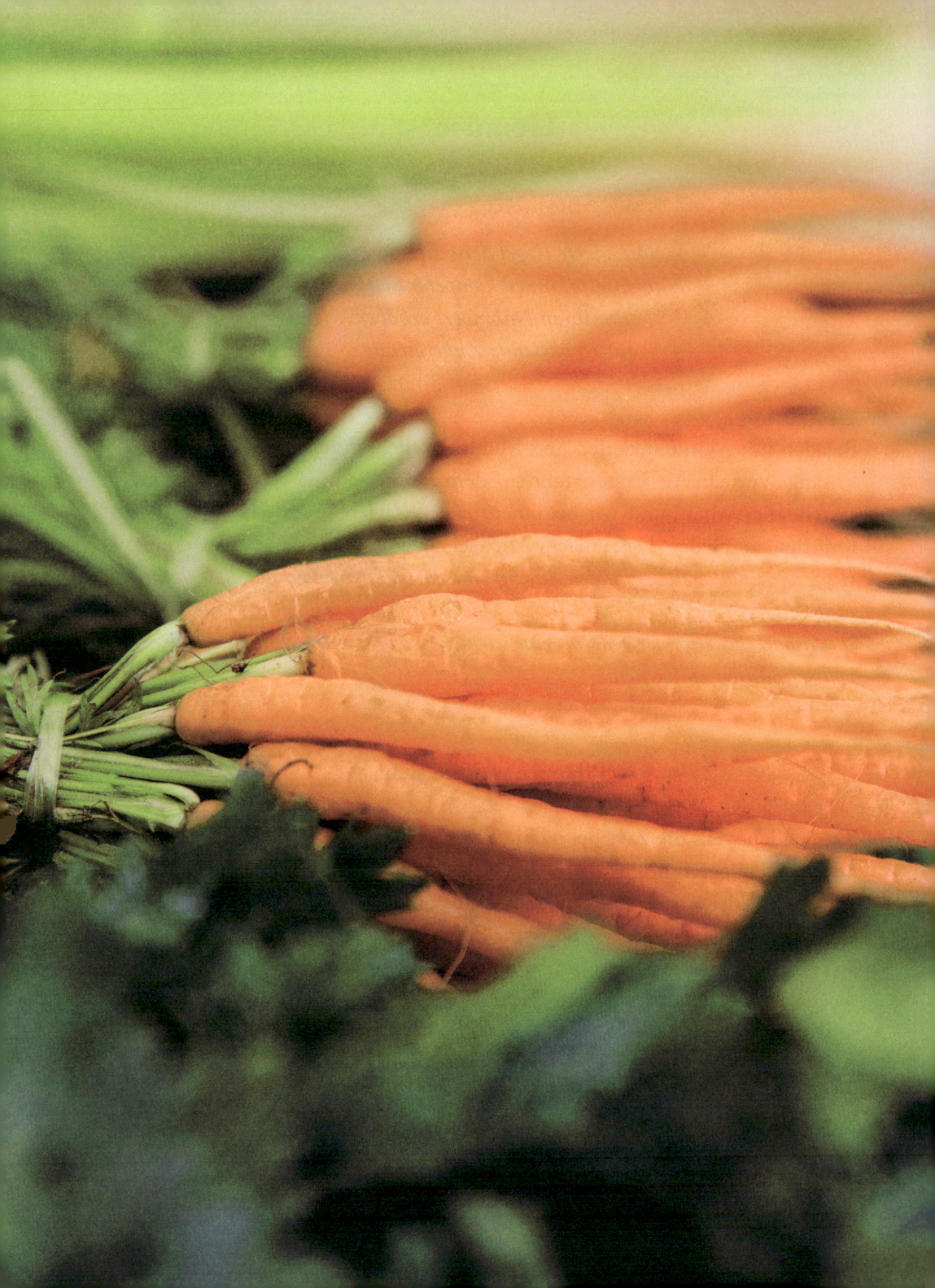

Gemüse

Die vierte Regel der guten Küche:
Nahrungspflanzen kompetent entgiften
und ihren Nährwert erhöhen
durch passende Zubereitung.

Beladen mit Markteinkäufen und Mehltüten kehren wir ins Restaurant in Frisange zurück. Als Erstes steht auf dem Plan: Gemüse vorbereiten. Lea verteilt die Arbeit, und wir beginnen damit, Zwiebeln zu schneiden und Karotten zu schälen. Dazu macht Michael eine ungewöhnliche Bemerkung.

»Léa, wir simulieren gerade den Angriff eines kleinen Nagetiers auf die Zwiebel, weißt du das?«

»Also ich habe immer gedacht, eine schöne Zwiebel genießt es, von mir liebevoll geschnitten zu werden.«

Pflanzen wehren sich!

Tatsächlich weiß die Zwiebel nicht, dass sie von einer Meisterköchin fachgerecht kleingeschnitten wird. Für sie fühlen sich die Zacken des Messers an wie die kleinen Zähne eines Feldhamsters, und darauf reagiert sie. Sie wandelt nun die geruchlose Substanz Alliin in das scharf schmeckende und stechend riechende Allicin um, um den Nager zu vertreiben. Unser Stoffwechsel kann damit umgehen, aber an unseren tränenden Augen merken wir, dass die freigesetzten Wirkstoffe nicht harmlos sind. Ausgesprochen effektiv wirken sie auch gegen Bakterien, und zwar eigentlich gegen solche, die eine verletzte Zwiebel im Boden faulen lassen würden. Diese Abwehrreaktion kann uns bei Infektionen nützlich sein. Vielleicht ein Grund dafür,

91

warum wir eine geschnittene Zwiebel für aromatisch und schmackhaft halten. Beim Meerrettich oder Kren, wie er in Österreich heißt, ist dieses Prinzip noch besser zu erkennen. Beim Reiben wird die volle Ladung Abwehrstoffe freigesetzt, weil die Zacken einer Reibe kleine Mäusezähne täuschend ähnlich nachahmen. Auch der Meerrettich glaubt, er wird angegriffen, und produziert das scharf schmeckende Senföl. Beim groben Schneiden reagiert er milder, denn das Senföl entsteht nur in den verletzten Gewebeteilen. Eine erfahrene Köchin wie Léa bemerkt dies an der Textur des Meerrettichs. Sie kann fühlen, in welcher Form er wofür am besten genommen werden sollte.

Eine Karotte muss dagegen nicht kleingeschnitten werden, um Aroma freizusetzen, aber ihre hauchdünne Hülle sollte man aus hygienischen Gründen besser abschälen. Léa hat ein ganz besonderes Verhältnis zu Möhren. Denn wie viele Kinder mochte sie kein Gemüse essen, aber ihre Mutter ließ – wie Mütter häufig – nicht locker. Und siehe da, das hat sich gründlich geändert. »*Noch heute achte ich darauf, dass bei meinen Rezepten eine Karotte immer wie eine Karotte schmeckt. Ich mag ich sie als perfekte Begleitung zum Fleisch, am besten natürlich in Butter, denn Karotten lieben Butter. Aber auch roh schmecken sie mir: Ich reibe sie auf einer einfachen Handreibe, so sind sie besser verträglich. Ich mache eine schöne Vinaigrette mit erstklassigem Öl dazu, gern auch mit einem Hauch Schärfe von Meerrettich, Ingwer oder Senf. Und obendrauf ein warmes pochiertes Ei mit ein bisschen feingehackter Petersilie – voilà, so macht es mich froh!*«

Karotten lieben tatsächlich Butter

Für unser gemeinsames Menü werden die Karotten als Beilage zubereitet, und deshalb dünsten wir sie im Topf. Wir lassen sie im Ganzen, Léa schneidet sie aber auch gern in Scheiben. Schon mit sparsamen Zutaten genügen Karotten als Beilage den Ansprüchen einer Meisterköchin.

Karamellisierte Karotten

»Karotten lieben Butter und passen wunderbar
zu meinem berühmten Lammfilet.«

Für 4 Personen

500–600 g junge Möhren	*1 Prise Zucker*
60–80 g Butter	*2 Knoblauchzehen*
feines Meersalz	*etwas Kerbel*

Ich putze die Möhren und schneide sie schräg in etwa einen Zentimeter dicke Scheiben. Die Butter bringe ich in einem gusseisernen Topf bei mittlerer Hitze zum Schäumen, gebe die Karotten dazu, Salz und Zucker darüber und die ungeschälten Knoblauchzehen mit hinein. So lasse ich alles zugedeckt bei milder Hitze nicht zu weich garen, das dauert etwa 15 Minuten. Nach der Hälfte der Zeit nehme ich den Deckel vom Topf, sodass die Karotten schön hellbraun karamellisieren.

Tipp: Zum Servieren gebe ich gern noch ein paar Kerbelblättchen darüber.

Den Sinn, der darin liegt, Möhren in Fett zu kochen, kann Michael gut erklären. Beim rohen Verzehr werden die lipophilen Karotinoide schlecht durch die Darmwand aufgenommen und eher ausgeschieden. Karotinoide entsprechen Provitamin A und lösen sich in Fett unter Hitze besser aus der Karotte heraus. Das Provitamin A aus der Karotte kann deshalb durch Erhitzen in Fett besser aufgenommen werden und steht demzufolge in größerer Menge unserem Stoffwechsel zur Verfügung. Man kann somit tatsächlich biochemisch begründen, warum Karotten Butter lieben. Erst wenn sie sich mit ihr unter Hitze vereinigen, geben sie ihre Schätze frei. Das Prinzip gilt auch für andere fettlösliche Vitamine. Diese lauten E, D, K und A. Für uns Medizinstudenten lautete die Eselsbrücke fürs Examen: EDEKA. Auch viele Aromastoffe sind fettlöslich und kommen in einer fetten Sauce besser zum Tragen. Ungekocht dagegen werden sie ungenutzt ausgeschieden.

Kochen in Fett steigert demnach die Bioverfügbarkeit einer Menge wertvoller pflanzlicher Stoffe. Das bedeutet im Klartext: Erst durch Kochen in Fett kann unser Körper fettlösliche Vitamine in hoher Zahl nutzen. Halten wir fest: Die meisten Pflanzen sollten erhitzt werden, um die Bioverfügbarkeit von Nährstoffen zu verbessern. Aber es gibt noch einen weiteren Grund.

Giftiger Charme

An verschiedenen Stellen haben wir bereits darüber gesprochen, dass Pflanzen auch Giftstoffe enthalten. In der Biologie heißen sie Antinutritiva oder Sekundärstoffe. Wir werden uns diesen hochinteressanten Substanzen nun etwas näher widmen. Denn ihre ursprüngliche Funktion liegt nicht in der Erhöhung des Nährstoffgehalts, sondern vielmehr darin, Pflanzenfresser abzuwehren, also auch uns Menschen, und hier kommen wir nun zum zweiten wichtigen Argument, warum wir viele Pflanzen schälen und erhitzen sollten: Es ist die gezielte Entgiftung.

Ganz grundsätzlich möchte eine Pflanze nicht gefressen werden. Aber sie kann sich ja nicht wehren durch Wegrennen oder Beißen. Deswegen hat sie andere Strategien entwickelt, um Feinde davon abzuhalten, sie zu essen. Auf diesem Weg wurden Pflanzen zu Weltmeistern in der Entwicklung chemischer Abwehrstoffe. Und davon gibt es unzählige. Als Michael erwähnt, dass 80 Prozent aller Gifte, die wir kennen, von Pflanzen produziert werden, um nicht gefressen zu werden, bemerkt Léa.

»Also eins muss ich sagen, wenn du eine Vogelpaprika nur anfasst oder dir gar etwas davon in die Augen gelangt, dann wärst du froh, wenn dich stattdessen ein Tier gebissen hätte.«

Exakt, die Gifte können heftig sein, denn dadurch erreicht die Pflanze ihr Ziel, und wir lassen sie zukünftig in Ruhe. Aber noch mal, 80 Prozent aller bekannten Gifte werden von Pflanzen produziert – da kommt man ins

Nachdenken. Normalerweise denkt man bei Giften im Gemüse an aufgespritzte Pestizide, aber die sind nicht gemeint. Denn es sind von der Pflanze selbst produzierte Abwehrstoffe. Also pure Natur. Die müssen auch nicht unbedingt sofort schlecht sein, aber auf die Dosis kommt es an. Und die hat viel mit Züchtung und fachgerechter Zubereitung zu tun.

Die Pflanzen haben also eine charmante und eine giftige Seite. Nur charmant ohne ein bisschen Gift wäre ja auch langweilig, meint Léa. Darin kenne sie sich als Frau schließlich gut aus. Und da dies so ist, muss man sich wirklich klarmachen: Die Entgiftung der Abwehrstoffe ist die zunächst wichtigste Aufgabe von Nahrungszubereitung. Kochen ist eigentlich angewandte Biochemie. Jedoch nicht im Labor entstanden, sondern durch trial and error von unzähligen Generationen unserer Vorfahren.

Kochen verbessert die Verträglichkeit
und den Nährwert

Aber um welche Abwehrstoffe handelt es sich, und wie werden wir sie los? Zunächst durch das Wegzüchten der Gifte. Bei der Möhre ist dies besonders gut gelungen. Die Urkarotte war eine weiße lange Wurzel und völlig ungenießbar. Daraus haben die Menschen die heutige Möhre gezüchtet, die man sogar roh essen kann, ohne dass man Probleme bekommt. Das kann man bei Weitem nicht von allen Pflanzen behaupten, bei denen man diese Stoffe zusätzlich durch fachgerechte Weiterverarbeitung eliminieren muss. Gekocht vertragen aber auch die Möhre viele Menschen besser. Es gibt für diese Zusammenhänge unendlich viele Beispiele, und deswegen hat Michael im Anhang für dieses Buch ab Seite 285 Tabellen geschrieben, in denen einige dieser Abwehrstoffe und deren Wirkung erklärt werden. Jeweils zugeordnet zu bekannten Gemüse-, Getreide- und Obstsorten sowie Nüssen. Plus die dazu passenden Verarbeitungsschritte, mit denen die für uns schädlichen Abwehrstoffe am besten inaktiviert werden können.

Diese Zusammenhänge fallen bei der üblichen Ernährungsdiskussion

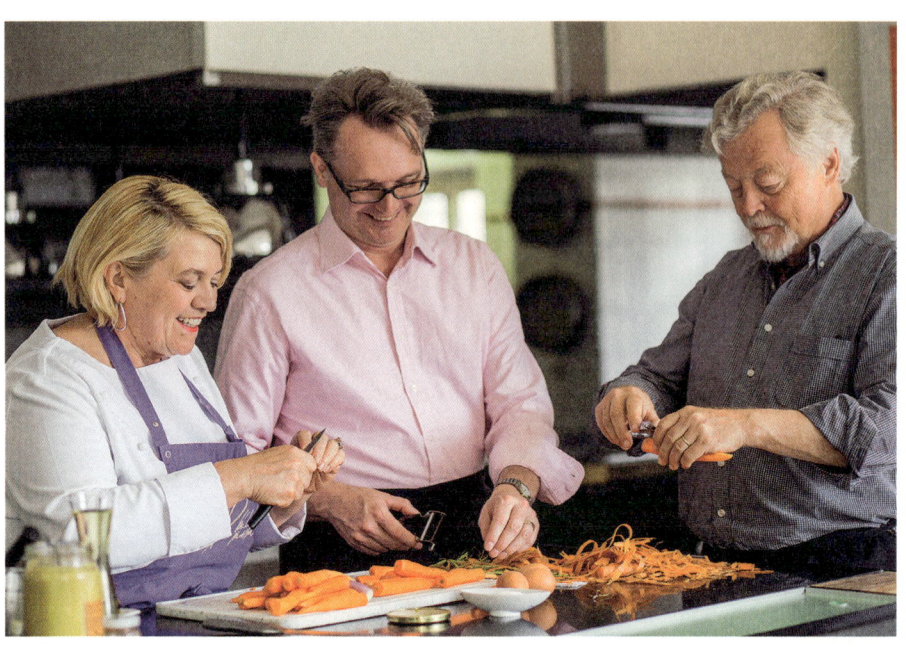

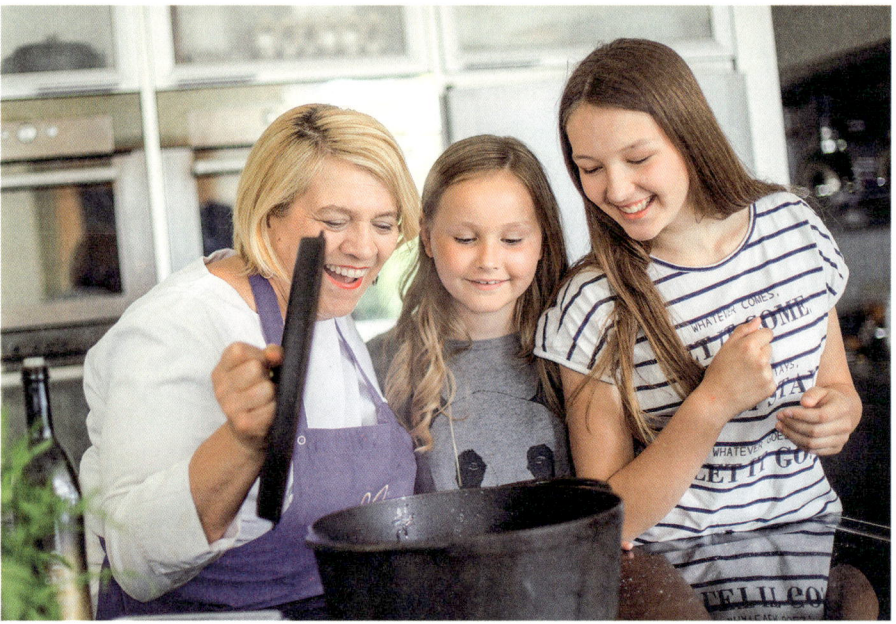

immer unter den Tisch. Eine der populärsten modernen Empfehlungen lautet ja, wir sollen fünfmal Obst und Gemüse am Tag essen. Es heißt zwar immer, der Nutzen sei wissenschaftlich belegt, zum Beispiel der Schutz vor Krebs. Schaut man sich diese Studien aber genauer an, erlaubt die dahinterstehende Statistik allerhöchstens gehobene Spekulation, vorsichtig ausgedrückt. Niemand aber spricht über die Abwehrstoffe und die dazu passende Zubereitungsart.

Michael wundert sich darüber schon lange. Sein Institut hat weltweit einen sehr guten Namen und befindet sich unmittelbar neben der Universitätsklinik. Von dort haben sich jedoch noch kein Mediziner und auch kein Ernährungsberater über die Abwehrstoffe in Nahrungspflanzen und ihre Krankheitsbedeutung bei ihm erkundigt. Er meint, ich sei einer der wenigen Ärzte, die das interessiert. Absolut verblüffend bei all dem Getöse um gesunde Ernährung. Auch Léa hört diese Zusammenhänge so zum ersten Mal, obwohl sie es schon mit vielen Ernährungsexperten zu tun hatte. Das Thema »Abwehrstoffe und deren Entgiftung durch Kochen« kommt in der ernährungsmedizinischen Ausbildung seltsamerweise kaum vor. Denn wäre es bekannter, könnte kein ernstzunehmender Experte mehr empfehlen, Gemüse roh zu essen. Und eben nicht nur die Karotte.

Denn die Natur hat sich viel einfallen lassen, wie sie uns von Pflanzen fernhalten kann. Deren Abwehrstoffe schädigen beispielsweise Gelenke, Nieren oder Leber. Sie behindern die Blutbildung, verderben uns die Laune, richten sich sogar gegen Embryos oder gleich ganz gegen eine Befruchtung. Oder sie führen zu Verdauungsbeschwerden und behindern auf diesem Weg sogar die Aufnahme von Nährstoffen. Wenn die Berechnung von Nährwerten in einem Nahrungsmittel diese gezielte Störung nicht berücksichtigt, entsteht ein völlig falsches Bild. Die tatsächliche Aufnahme in den menschlichen Stoffwechsel ist viel geringer, und entsprechende Nährwerttabellen sind nutzlos. Denn erst das Eliminieren der auf die Verdauung zielenden Abwehrstoffe sorgt für eine ungestörte Aufnahme der Stoffe, die uns Energie liefern. Dennoch wird in der Ernährungsberatung ständig mit Nährwerttabellen gearbeitet, die sich lediglich auf den Gehalt der Inhaltsstoffe von rohen Zutaten beziehen. Richtig wäre hingegen, zuerst zu bestimmen, was davon von unserem Körper tatsächlich aufgenommen werden kann, und zwar in Abhängigkeit von verschiedenen Zubereitungsarten.

Man kann es gar nicht oft und laut genug sagen: Die klassischen Kochrezepturen schaffen es in faszinierender Weise, diese für uns schädlichen Stoffe zu eliminieren, sodass wir ungetrübte Freude am Essen haben können. Deshalb lautet die vierte Regel der guten Küche: *Nahrungspflanzen kompetent entgiften und ihren Nährwert erhöhen durch passende Zubereitung.*

Koch statt Therapeut

Léa denkt dabei an ihren eingangs erwähnten amerikanischen Gast mit den vielen Lebensmittelunverträglichkeiten, dem es nach einer fachgerecht gekochten Mahlzeit so gut wie schon lange nicht mehr ging. Viele Patienten kommen in meine Sprechstunde mit ähnlichen Verdauungsbeschwerden. Einem Großteil empfehle ich, eine Weile nichts Rohes zu essen, sondern alles vor dem Verzehr ausreichend zu kochen. Viele äußern zunächst Bedenken und fragen nach, ob sie das Gemüse wirklich »totkochen« sollen. Ihnen erkläre ich, dass Erhitzen das Gemüse nicht wertlos macht, sondern im Gegenteil erstens eine Entgiftung und zweitens eine bessere Verfügbarkeit von Vitaminen bedeutet. Als Folge wird der Darm nicht mehr überfordert. Im Prinzip so, wie es unsere Großeltern schon praktiziert haben. Dies leuchtet ein, und sie starten den Selbstversuch. Bei den allermeisten gehen wie von Zauberhand die Beschwerden zurück, und ich bin mir sicher, dass dahinter mehr steckt als Einbildung oder Placeboeffekt.

Die korrekte Zubereitung ist für sehr viele Menschen mit Verdauungsbeschwerden die mit Abstand beste Therapie. Und der beste Therapeut ist der kompetente Koch. Darüber freut sich Léa: »*Wissenschaft bestätigt jetzt, was wir schon immer tun! Das hilft mir als Köchin sehr. Ich brauche nämlich Argumente dagegen, dass Kochen die Vitamine zerstöre und schlecht für die Gesundheit sei.*«

Bittersüße Köstlichkeiten

Vorhin auf dem Markt sprachen wir vom süßen Geschmack bei Früchten. Damit lockt die Obstpflanze uns ganz gezielt an, damit wir durch den Obstverzehr ihren Samen weiterverbreiten. Als Gegenleistung dürfen wir das Fruchtfleisch auch im rohen Zustand unbedenklich genießen. Léa mag aber auch den bitteren Geschmack, sie denkt dabei an die kleinen Aprikosen. Die sucht sie ganz bewusst. Speziell die Haut dieser Früchte schmeckt reif richtig köstlich, obwohl sie leicht bitter ist. Das ist für uns nicht gefährlich, denn der Geschmack stammt von Gerbstoffen in der Aprikosenhaut, deren Funktion weniger die Abwehr gegen Pflanzenfresser ist, sondern der Schutz der Frucht vor Mikroben.

Der Bittergeschmack ist in der Wirkung adstringierend, und dadurch zieht es uns etwas den Mund zusammen. Léa denkt dabei an köstlichen Kuchen mit nicht so süßen, sonnengereiften Aprikosen, die auf einem Hefeteig liegen, und dazu gibt es halbsteif geschlagene Sahne. »*Der Kuchen schmeckt so fantastisch, da ärgert es dich, wenn du keinen Hunger mehr hast.*«

Während also Bitterstoffe in der Aprikosenschale nicht giftig sind, sondern sogar entzündungshemmend wirken, ist es bei bitteren Stoffen in ihren Kernen ganz anders. Und das hat seinen evolutionären Grund. Nur Kerne, die die Passage durch den Verdauungstrakt des Früchteessers unbeschadet überstehen, sichern das Überleben der Art. Vorheriges Aufknacken des Kerns würde den darin verwahrten Samen anfällig für die Verdauungssäfte machen, und er könnte nicht mehr keimen. Deswegen kennt Steinobst kein Pardon. Wenn der Kern merkt, dass er gekaut wird, werden tödliche Gifte freigesetzt. Im Falle der Aprikose ist es Blausäure, ein schnell wirkendes Atmungsgift.

Wer bei Pfirsichen oder Aprikosen einen einzigen dieser steinharten Kerne verschluckt, hat kein Problem. Man gibt sogar manchmal einen Kern in eine Konserve, nicht zum Verzehr, sondern weil er Aroma an das Fruchtfleisch abgibt. Aber fünf Kerne sollten es nicht sein. Gleiches gilt in geringerem Ausmaß für Kirschen oder Zwetschgen. Aus diesem Grund

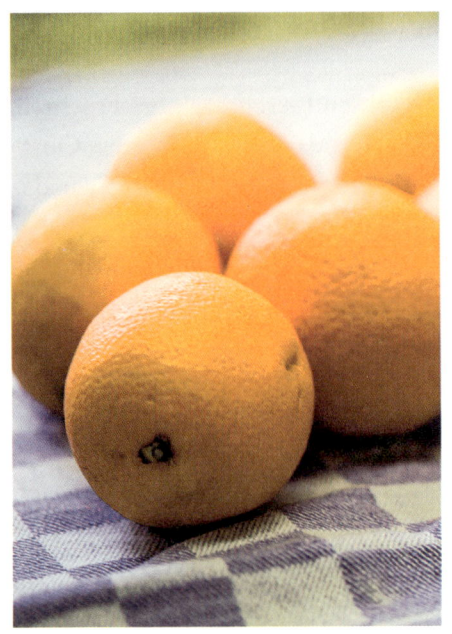

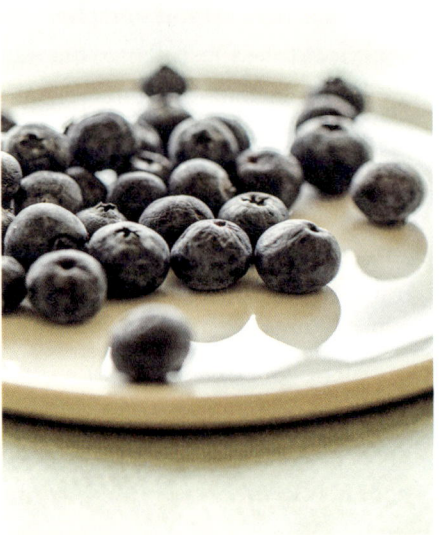

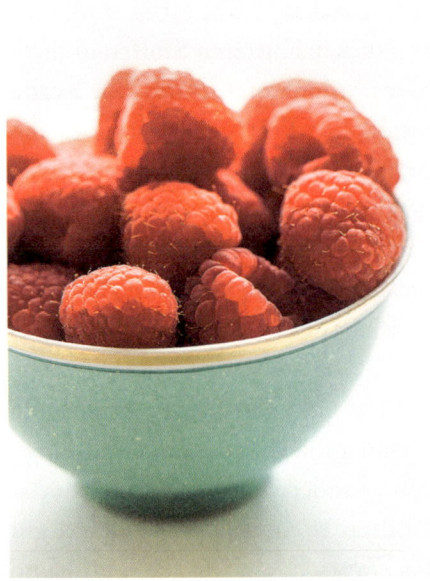

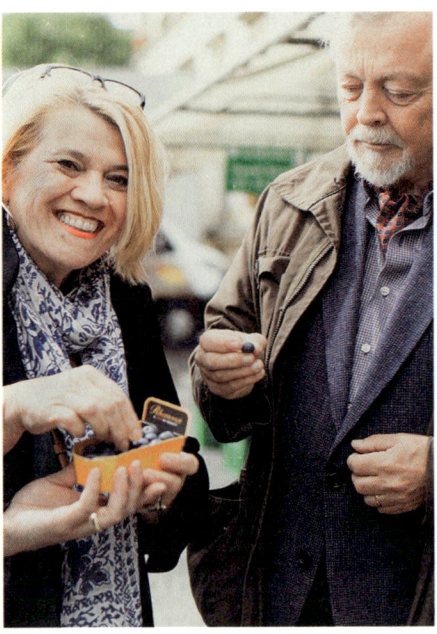

schmecken Kerne auch sehr unangenehm, sodass man erst gar nicht in Versuchung kommt, darauf herumzukauen und sie in gefährlichen Mengen zu schlucken.

Lauwarmer Aprikosenkuchen

»Ich nehme schöne, weiche Aprikosen,
dann ist der Kuchen ein Traum.«

Für 12 Stücke
500 g vom Hefeteig
(Rezept Seite 77)
1 kg reife Aprikosen
(ca. 20 Stück)

100 ml Zuckersirup
(aus 100 g Zucker)
3–4 EL Zucker zum
Bestreuen
250 g Sahne

Ich wasche die Aprikosen, halbiere sie und entferne die Kerne. Dann koche ich den Zuckersirup: Dafür löse ich 100 Gramm Zucker in 75 Milliliter Wasser auf, köchele die Aprikosenhälften ein paar Minuten darin und lasse sie abkühlen.

Den Hefeteig rolle ich für eine Springform von 28 Zentimeter Durchmesser sehr dünn aus. Die abgekühlten Aprikosen werden aus dem Sirup genommen und großzügig auf den Teig gelegt. Den Ofen erhitze ich auf 200 Grad (Umluft 180 Grad, Gas Stufe 3–4) und backe den Kuchen etwa 25 bis 30 Minuten. Wenn er schön braun ist, hole ich ihn heraus und bestreue den heißen Kuchen sofort mit dem Zucker, damit die Aprikosen eine feine Glasur bekommen.

Am besten schmeckt mir mein Aprikosenkuchen noch lauwarm – und natürlich mit halbfest geschlagener Sahne dazu.

Tipp: Der Kuchen gelingt genauso gut mit Pflaumen oder Zwetschgen.

Es ist nicht notwendig, nun in Panik zu verfallen und vor Obstständen Warnschilder aufzustellen, aber man sollte diese Zusammenhänge im Fach Biologie vermitteln. Sonst kommt noch jemand auf die verrückte Idee, Obstsamen-Smoothies als neuen Gesundheitsdrink zu hypen. Oder gibt es die schon? Hoffentlich nicht. Denn sogar Apfelkerne enthalten Blausäure.

Dazu erzählt Michael eine gruselige, aber wahre Geschichte: »*Es gibt den Fall eines Nervenkranken, der in der geschlossenen Abteilung saß und selbstmordgefährdet war. Man passte sorgfältig auf, alles von ihm fernzuhalten, womit er den angekündigten Selbstmord hätte durchführen können. Aber er durfte Äpfel essen. Er sammelte die Apfelkerne, und als er eine halbe Tasse zusammenhatte, nahm er sie alle in den Mund, zerkaute und schluckte sie. Dadurch wurde Blausäure freigesetzt, an der er bald verstarb.*«

Dennoch gibt es immer wieder Leute, die essen das Gehäuse samt Kernen mit, nach dem Motto: Es ist doch das Beste, da stecken die guten Sachen wie Vitamine drin.

Alles ist letztlich eine Frage der Menge. Bei kleinen Mengen gibt es kein Problem, bei großen kann es kritisch werden. Unser Körper ist in der Lage, viele Gifte abzubauen. Um aber gesund und bekömmlich zu speisen, ist das fachgerechte Verarbeiten und Kochen von Nahrungspflanzen wichtig.

Schale dran oder ab?

Inzwischen köcheln die Möhren, und wir gönnen uns eine kleine Pause. Wir diskutieren nun detaillierter über die verschiedenen Techniken, mit denen in einer guten Küche Nahrungspflanzen verarbeitet werden. Warum schälen wir eigentlich manche Pflanzen und andere nicht, und was bedeutet eigentlich Leaching?

Ob Schälen oder nicht, zunächst sollte alles gewaschen werden. Krankheitserreger, Parasiten oder chemische Rückstände können auch durchs Schälen auf die darunterliegende Schicht geschmiert werden, und die wollen wir ja nicht mitessen. Aber nach dieser Selbstverständlichkeit stellt sich die

Frage, ob die Schale auch belassen werden kann oder besser entfernt werden sollte. Ich frage Léa, wie sie es mit der Tomate hält.

»Am liebsten esse ich Tomaten ganz dünn geschnitten auf einem schönen, knusprigen Butterbrot. Beim Schneiden muss ich ja die Haut dranlassen, sonst fallen die Scheiben auseinander. Wenn ich gefüllte Tomaten im Ofen backe, lasse ich die Haut auch dran, dann kann man ja die Füllung aus der Haut essen oder sie beim Essen abziehen. Aber im Restaurant, wo es eleganter sein soll, enthäute ich natürlich alle Tomaten. Und würde ich dir eine kalte gefüllte Tomate machen, würde ich sie schälen und umdrehen, allein schon wegen des optischen Aspekts. So wird aus einer einfachen Tomate etwas Außergewöhnliches. Sie sieht dann aus wie ein zartgemusterter roter Ball.«

Die meisten Gemüsesorten sind ohne Haut bekömmlicher. Dazu gibt es eine biologische Erklärung. Nicht alle Früchte möchten als Obst von uns Früchteessern gegessen werden. Deshalb stecken nicht nur Kerne, sondern auch Früchte oder Wurzeln voller Abwehrstoffe, und die meisten davon befinden sich in der Haut. Denn am effektivsten wehrt man sich da, wo man den ersten Kontakt zum Feind erwartet. Da »denkt« die Pflanze nicht anders als die Menschen im Mittelalter, die zur Verteidigung Burgen und Stadtmauern errichteten.

Blähungen und Krämpfe sind die Folge von ungeschältem Verzehr vieler essbarer Pflanzen. Wer so reagiert, sollte die Haut von Früchten oder Wurzeln deshalb entfernen. Bei der Tomate ist diese Wirkung nicht so stark, aber bei der Paprika merken das viele. Ihre Haut enthält besonders viele Blähstoffe wie Oligosaccharide. Wieder ein Beispiel dafür, wie die naturwissenschaftliche Erkenntnislage und das praktische Wissen einer guten Küche zusammenpassen. Denn bei Léa werden Paprika grundsätzlich geschält.

»Dafür lässt man die Haut unter dem Backofengrill schwarz werden, gibt die Paprika in einen Gefrierbeutel, und nach kurzer Zeit lässt sich die Haut leicht abziehen. Und wenn's schnell gehen muss, geht's auch mit dem Kartoffelschäler.«

Kartoffeln sind keine Äpfel

Das Wissen über den richtigen Umgang mit Paprika ist vergleichsweise jung. Erst als die Spanier vor 500 Jahren Südamerika eroberten, erfuhren unsere Vorfahren von einer fremden Hochkultur, die Kakao, Vanille, Paprika, Mais, Kartoffeln, Tomaten und Tabak anpflanzte. Diese Pflanzen werden seitdem auch in Europa erfolgreich angebaut und wurden zum großen Renner. Allerdings wusste man anfangs nicht, wie man sie zubereiten sollte. Man musste es erst herausfinden, wie immer mit dem Trial-and-error-Prinzip. Das bezahlte so mancher mit Bauchschmerzen, und einige sogar mit ihrem Leben. Besonders lange dauerte es bei der Kartoffel, bis wir wussten, wie wir daraus eine nahrhafte und ungefährliche Mahlzeit zubereiten können. Die Kartoffel wehrt sich besonders heftig mit Abwehrstoffen, die chemisch als Alkaloide bezeichnet werden. Und die meisten befinden sich in der Schale. Die Alkaloide der Kartoffel schaden beispielsweise der Verdauung, den Nieren, dem Nervensystem. Man merkte schnell, dass die Entfernung der Schale die Verträglichkeit steigert.

So wurde es überall Tradition, Kartoffeln grundsätzlich zu schälen, auch in Léas Restaurant. Dennoch denken viele, mit Schale sei sie gesünder. Ich finde diese Einstellung besonders häufig bei Patienten, die andererseits an Verdauungsproblemen leiden. Léa glaubt, dass sich viele von den gefakten Fritten aus den USA, den »farmer wedges« oder »country potatoes«, täuschen lassen. Die klingen zwar nach Großmutter, sind aber eine schlechte Kopie des belgischen Originals, welches immer geschält frittiert wird. Michael hat eine weitere verblüffende Erklärung für dieses Missverständnis. In seinen Vorlesungen oder Vorträgen ist das Entsetzen immer groß, wenn er zum Thema Kartoffel kommt. Viele wenden dann ein: Bei der Kartoffel ist die Schale doch das Beste, und jetzt sagen Sie uns, dass die Schale wegmuss. Michael glaubt, das liegt daran, weil wir zu Kartoffeln auch Erdäpfel sagen. Wenn Ernährungsberater behaupten, beim Apfel sei die Schale das Beste, dann ist das zunächst nicht schlimm. Aber dann übertragen das viele auch auf den Erdapfel. Man sieht, auch Studenten der naturwissenschaftlichen Fächer sind offensichtlich nicht gegen eine gehörige Portion Naivität gefeit. Denn die Kartoffel ist kein Apfel und keine Frucht, sondern ein Nachtschattengewächs, eine Wurzelknolle.

Der Sinn einer weiteren Tradition, die aus der Mode gekommen ist, lässt sich biologisch gut erklären. Heute werden Kartoffeln oft im Hellen gelagert, beispielsweise im Supermarkt in Klarsichthüllen unter Neonlicht. Keine gute Idee, denn die Abwehrstoffe entstehen besonders dann, wenn die Kartoffel sich schutzlos wähnt, also ausgegraben wird und nun für Fressfeinde sichtbar ist. Das merkt sie am plötzlichen Lichteinfall. Deshalb wurden Kartoffeln von unseren Großeltern immer in dunklen Kellern aufbewahrt. Es gibt zwar Verpackungen, die das berücksichtigen, auf der einen Seite lichtdicht und die andere zum Anschauen. Nur müssen sie richtigherum im Regal liegen, und da Kunden und Angestellte die Zusammenhänge oft nicht kennen, achten sie nicht darauf.

Gemüse zur guten Genesung

Kranke sollen Gemüse und Früchte auf jeden Fall geschält serviert bekommen. Diese Regel findet man bei den alten Griechen, Chinesen, Indern, Ägyptern, einfach in allen alten Kulturen. Denn das Verdauungsfeuer, die Griechen sagen dazu Pepsis, ist beim Kranken geschwächt. Deshalb gilt es, die Verdauung zu schonen und nicht zu strapazieren. Kranke bekommen überall auf der Welt leicht Verdauliches. Bis vor Kurzem auch bei uns.

Leá erzählt uns, was sie sich selbst kocht, wenn es ihr nicht wohl ist. *»Ich mache mir dann eine besondere Gemüsebrühe aus Karotten, Stangen- oder Knollensellerie, Porree und Petersilienwurzeln. Ich versichere euch, ich habe noch nie eine leichtere und schönere Gemüsebrühe gegessen.«*

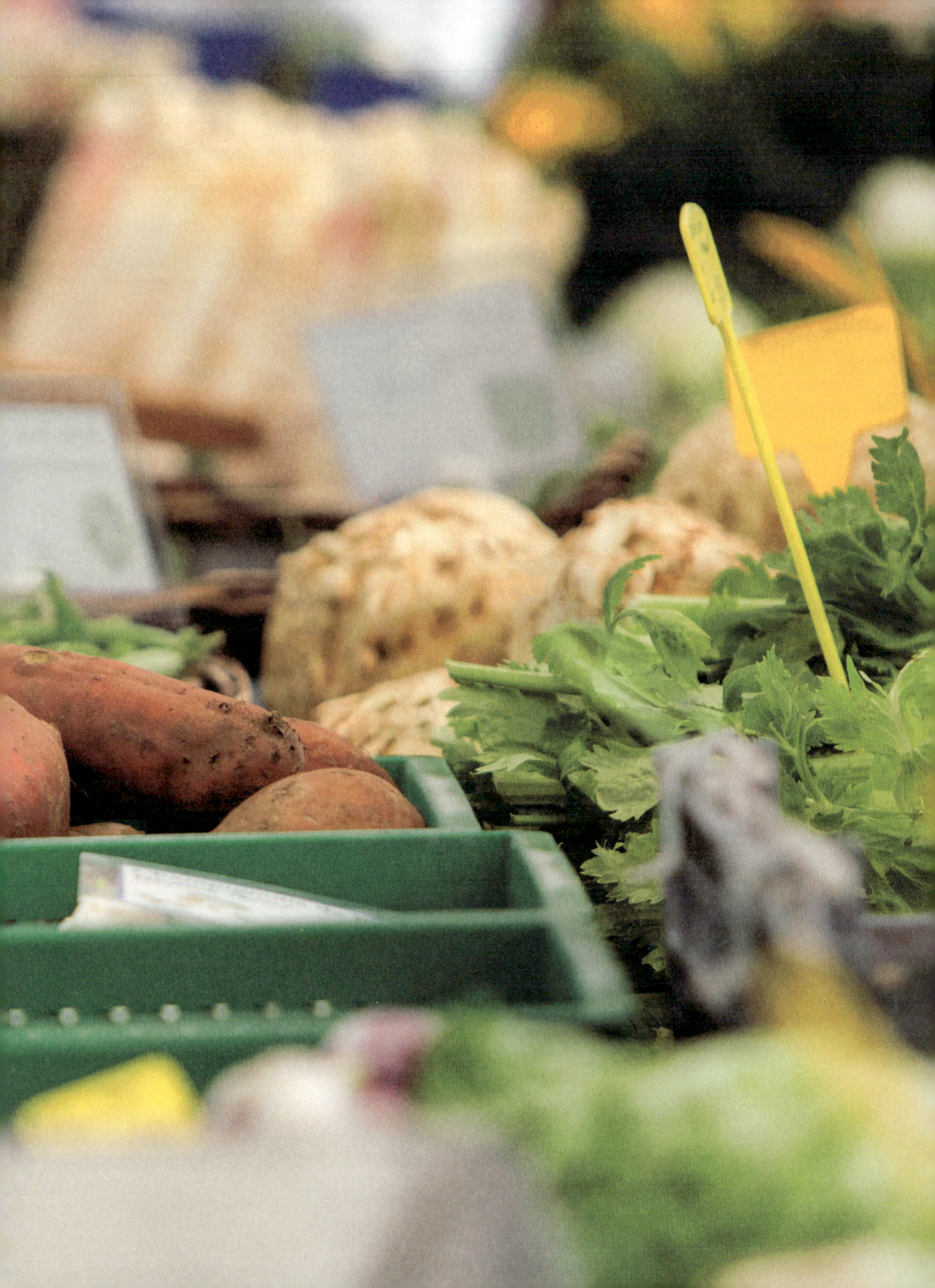

....

Leichte Gemüsebrühe

»Sie ist super bekömmlich:
Man ist gesättigt, hat aber ein federleichtes Gefühl.«

für ca. 1 l

1 großes Bund Suppen-
grün (Möhren, Knollen-
oder Stangensellerie,
Petersilienwurzel,
Porree)
etwas Thymian
Salz

Ich putze die Möhren, den Sellerie und die Petersilienwurzel und würfele alles fein. Vom Porree schneide ich das Wurzelende ab und halbiere die Stange längs. Ich spüle den Porree kalt ab und schneide ihn in kleine Stücke.

Nun blanchiere ich das Gemüse. Dafür gebe ich jedes Gemüse einzeln für ein bis zwei Minuten in sprudelndes Salzwasser. Ich schrecke das Gemüse anschließend in Eiswasser ab. Erst danach kommt alles zusammen mit ein paar Thymianzweigen in den Topf, wird mit Wasser bedeckt und gegart. Vor dem Servieren gebe ich noch etwas Salz dazu.

Danach fühle ich mich immer wohl, und es geht mir besser.

....

Diese Suppe sollte es in Krankenhäusern geben. Wenn ich mir den Speiseplan mancher Krankenhäuser anschaue, habe ich jedoch Zweifel, ob dieses Wissen noch vorhanden ist. Denn dort finden sich immer mehr Tütensuppen, gefolgt von Vollwertprodukten, bei denen die »gesunde« Schale drangelassen wurde. Unwohlsein ist programmiert.

Lascher, als die Medizin erlaubt

In klassischen Rezepturen folgt dem Säubern, dem Schälen und dem Schneiden das Erhitzen. Dadurch wird alles weicher und kann leichter gekaut und geschluckt werden. Für früh zahnlos gewordene Menschen vor der Durchsetzung moderner Zahnhygiene ganz sicher ein Segen. Aber auch hier geht es vor allem ums Entgiften. Roh gegessen schaden beispielsweise die Oxalatsalze im Rhabarber Herz und Nieren.

Léa macht daraus gern Sirup, der wunderschön rosa wird und auch gut zu Erdbeeren passt. Sie pochiert Rhabarber in selbst gekochtem Orangensirup und serviert ihn zur köstlichen Panna cotta, oder sie macht daraus ihre geniale Rhabarbertarte, die einfach immer gelingt. Für alle Zubereitungen nimmt Léa nur die knackig frischen Stangen vom Rhabarber, lasch gewordene werden aussortiert. Die Blätter müssen natürlich abgeschnitten werden, und dann wird die Haut von den Stängeln abgezogen – aber nicht bei allen Sorten. Der feine Himbeerrhabarber zum Beispiel kann einfach in Stücke geschnitten und dann gekocht, pochiert oder gebacken werden. Wird so vorgegangen, sind danach die Oxalatsalze inaktiv und schaden nicht mehr.

Manchmal genügt einfaches Schälen und Erhitzen jedoch nicht, um ein Nahrungsmittel bekömmlich zu machen. Eine effektivere Maßnahme ist Leaching. Dieser Fachbegriff bezeichnet das Auswaschen von giftigen Sekundärstoffen ins Kochwasser, welches danach weggeschüttet wird, wie zum Beispiel das der Kartoffel oder der Mondbohne, auch bekannt als weiße Riesenbohne. Ein schönes Beispiel ist auch der Maniok aus Südamerika, eine Wurzelknolle, die dort ähnlich genutzt wird wie die Kartoffel. Maniok enthält Blausäure. Wird seine Knolle nicht lange genug gekocht und ausgewaschen, ist sie tödlich. Die Kolonialherren kochten sie anfangs viel zu kurz, und nachdem einige gestorben waren, wussten auch sie, dass dies keine gute Idee ist.

Im Vergleich zum Arzneimittelgesetz, welches das Kenntlichmachen giftiger Stoffe vorschreibt, ist das Lebensmittelgesetz ziemlich lax. Würden Lebensmittel nach dem Arzneimittelgesetz gekennzeichnet, würden sich viele wundern über so manche Kennzeichnung »gesunder« Naturprodukte – der Maniok bekäme dann wohl ein Totenkopfzeichen. Das beliebte Tapioka, hergestellt aus Maniok, ist übrigens ungefährlich. Es besteht nur aus reiner Stärke und ist deshalb in vielen Ländern, auch für Tierfutter, ein wichtiger Kohlenhydratlieferant. Kauft man aber die ganze Maniokknolle, sollte man tunlichst wissen, wie man sie verarbeitet.

Kurz: Leaching ist ein verblüffend einfaches, aber wichtiges Konzept im Rahmen der menschlichen Evolution. Gifte werden beim Kochen ins Wasser überführt und dann weggeschüttet.

Bei manchen Gemüsen kann das Kochwasser dennoch als Grundlage einer Suppe oder Eintopfes genutzt werden. Dann sollte das Gemüse allerdings gründlich geschält und die Kochzeit besonders lang sein. Hier hat Léa für sich schon die interessante Beobachtung gemacht, je größer die Menge im Topf und je länger die Kochzeit, desto schmackhafter gelingt ihre Kartoffelsuppe.

Erst Entgiftung, dann der Nutzen

In vielen ernährungswissenschaftlichen und auch alternativmedizinischen Fortbildungen werden Sekundärstoffe als ganz besonders wertvoll für unsere Gesundheit bezeichnet. Sie könnten beispielsweise vor Krebs schützen. Deswegen müsse man sie beim Zubereiten möglichst erhalten. Das trifft auf einige dieser Stoffe zu, verkennt jedoch deren eigentliche Bedeutung.

Sekundärstoffe sind primär dazu da, dem Pflanzenfresser zu schaden. Vereinzelt können sie auch positive Effekte haben. Man kann sie sogar extrahieren und als Medikamente nutzen. Aber für eine gute Küche gilt das Prinzip, zuallererst die schädlichen Stoffe zu eliminieren. Erst wenn dies geleistet ist, stellt sich die Frage, wie die positiven Wirkungen von Sekundärstoffen in einem Rezept zur Geltung kommen sollten. Dies geschieht oft in Form von Kräutern, die Speisen gezielt beigefügt werden. Weil dies ein wichtiges und komplexes Thema ist, werden wir Kräutern und Gewürzen ein eigenes Kapitel widmen.

Sekundärstoffe enthalten auch häufig Aroma und machen viele Speisen schmackhafter. Es kann aus kulinarischen Gründen sinnvoll sein, in kleinen Mengen die Haut mancher Kartoffelsorten mitzuessen. Michael weist zum gefühlt zehnten Mal darauf hin, dass dies alles eine Frage der Dosis ist. Er holt nun nach, was die Ernährungsberatung in den letzten Jahrzehnten offensichtlich sträflich versäumt hat.

Bohnen mögen's heiß

Überall auf der Welt gibt es Eintöpfe. Man mag ja schließlich nicht jeden Tag ein mehrgängiges Festessen zubereiten, und viele Menschen können sich aufwendige Menüs auch gar nicht leisten. Ein einfacher Eintopf passt oft und kann wunderbar lecker schmecken. Häufig besteht die Basis aus Hülsenfrüchten wie Linsen, Erbsen oder Bohnen. Léas Lieblingseintopf ist ihre Bouneschlupp, natürlich eine Luxemburger Spezialität.

....

Bouneschlupp – Luxemburger Bohneneintopf

»Wer mag, nimmt geräucherten Speck und Kochwürste als Einlage.«

Für 6–8 Personen
*1 kg grüne Stangenbohnen
  (Fisole)
200 g Knollensellerie
3 Kartoffeln
2 Zwiebeln
1 Porreestange*

*1 TL Salz
50 g Butter
2 EL Mehl
Pfeffer
150 g Crème fraîche oder
  saure Sahne
evtl. glatte Petersilie*

110

Ich putze die Bohnen und schneide sie in etwa ein Zentimeter lange Stücke. Die Kartoffeln schälen, in Stücke schneiden und in kaltem Wasser erst einmal beiseitestellen. Den Sellerie putzen und fein würfeln, den Porree waschen und nur das Weiße und Hellgrüne in schmale Ringe schneiden.

Das Gemüse gebe ich zusammen mit zwei Liter Wasser und dem Salz in einen großen Topf und koche es etwa 15 Minuten. Dann füge ich die Kartoffelwürfel dazu und koche alles weitere zehn Minuten. Das Gemüse gieße ich durch ein Sieb ab und fange das Kochwasser auf.

Nun zerlasse ich die Butter im Topf, dünste das Mehl darin an und rühre nach und nach so viel vom Gemüsewasser hinein, bis eine sämige Sauce entstanden ist. Diese passiere ich durch ein Haarsieb zum Gemüse. Ich lasse alles noch einmal fünf bis zehn Minuten kochen, schmecke mit Pfeffer aus der Mühle und Salz ab und fülle die Suppe in vorgewärmte Teller. Obendrauf kommt für jeden ein Klacks Crème fraîche und eventuell etwas gehackte Petersilie.

Einlage: 400 Gramm durchwachsenen Speck ohne Salz in kaltem Wasser aufsetzen, aufkochen lassen und etwa eine Stunde leise köcheln. Anschließend schneide ich den Speck in etwa ein Zentimeter dünne Scheiben und serviere ihn getrennt zum Eintopf. Die Kochwürste gibt's ebenfalls extra dazu: Ich gebe sie in kochendes Wasser, nehme den Topf vom Herd und lasse sie etwa 20 Minuten darin ziehen. Vor dem Servieren schneide ich die Würste in dünne Scheiben.

Auch weitere für die Region typische Eintöpfe befinden sich in ihrem Repertoire, wie Linsen mit Speck oder auch Erbsensuppe mit Würstchen. Léa findet: »*Linsen allein sind im Geschmack langweilig, und die Textur ist ein bisschen sandig. Aber in einem deftigen Eintopf liebe ich sie.*« Den typischen Leguminosen- bzw. Hülsenfrüchtegeschmack beschreibt Michael als das, was viele als den typischen »Grüngeschmack« empfinden. Vielleicht köchelt deshalb in traditionellen Eintöpfen oft ein Stück Speck mit, um dem faden Geschmack ein wenig Aroma einzuhauchen.

Auf jeden Fall braucht der Hülsenfrüchteeintopf passende Gemüse, dann wird es gleich raffinierter. Für ihre Schlupp nimmt Léa grüne Stangenbohnen mit dicken Bohnenkernen, eine Sorte, die auch als Fisole bekannt ist, in Luxemburg werden sie Bobby genannt. Der biologische Artname lautet *Phaseolus*, und Michael erklärt, dass diese Bohnen ursprünglich aus Amerika stammen. Die dicken Bohnen, auch Saubohnen genannt, stammen dagegen aus Europa und heißen *Vicia faba*. Sie galten lange als Arme-Leute-Essen.

Hülsenfrüchte sind aufgrund ihres Nährwerts sehr beliebt. Sie stecken aber auch als Kulturpflanze noch voller Abwehrstoffe, die direkt auf die Verdauung schlagen, aber auch als Zellgift ziemlich gefährlich sein können. Erst langes Kochen macht sie genießbar, und zwar je länger, desto besser. Dann kann man sie auch als Salat zubereiten. Ihren feinen Linsensalat richtet Léa mit einer Vinaigrette aus Weißweinessig, Traubenkernöl und Dijon-Senf an und serviert dazu geräucherte Entenbrust.

Ein zweites Aufkochen macht den Eintopf sogar oft noch bekömmlicher. Steht er zwischendurch, dann sorgen zusätzliche mikrobielle Prozesse dafür, dass die unbekömmlichen Abwehrstoffe noch weiter abgebaut werden. Erbsensuppe wird beispielsweise dann immer besser. Beachtet man diese Zusammenhänge, dann ermöglicht ein Eintopf mit Hülsenfrüchten eine sehr nahrhafte *und* bekömmliche Art der Sättigung.

Aber dennoch: Schon fünf bis sechs rohe grüne Bohnen können tödlich sein, zumindest für Kinder, die so etwas aber nie roh naschen würden. Auch gekocht lehnen kleine Kinder Hülsenfrüchte instinktiv lange ab. Solche Kinder sind nicht mäklig oder verwöhnt, sondern verhalten sich sehr sinnvoll aufgrund ihrer noch nicht voll entwickelten Verdauungsleistung. Es dauert, bis ein Mensch einen Bohneneintopf mag.

Überleben an der Adria

Dennoch existieren traditionelle Rezepte mit rohen Bohnen, und Ursache dafür ist ausgerechnet das gefährlichste Bohnengift: das Phasin. Dieses Protein bindet an die roten Blutkörperchen und bringt sie dazu, miteinander zu verklumpen. Infolgedessen drohen Schlaganfälle oder Embolien. Außer-

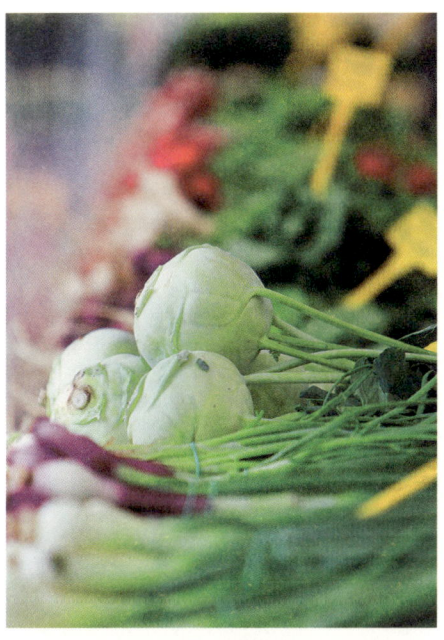
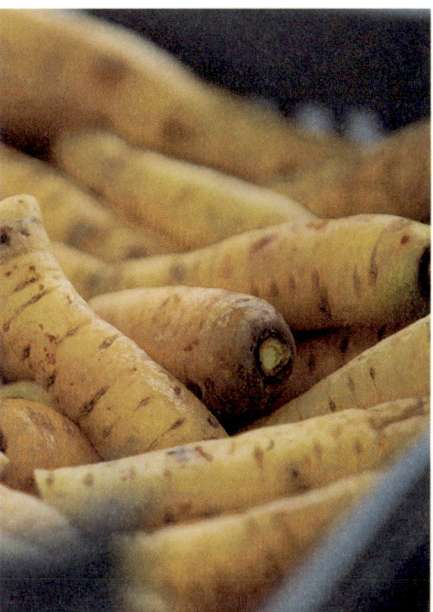
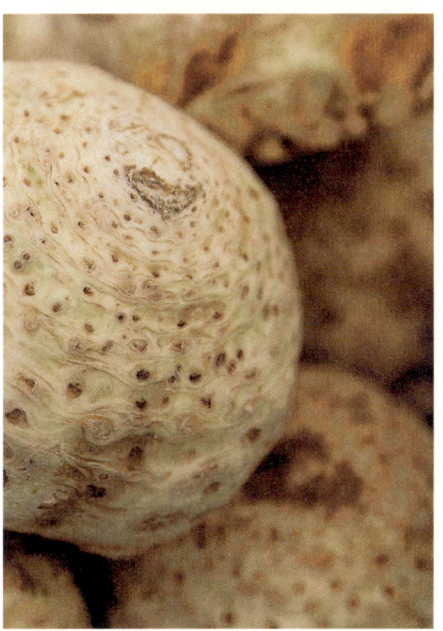
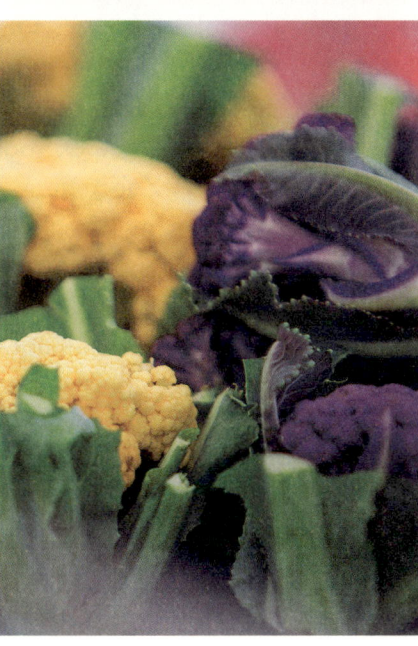

dem heften sich die Moleküle an die Darmzotten und können dort schwere Stoffwechselschäden anrichten. Doch genau dieses Gift richtet sich auch gegen Malariaerreger. Deshalb gibt es in früheren Malariagebieten in Italien, rund um die Adria, tatsächlich Gerichte mit rohen Bohnen. Durch den Verzehr wurden wahrscheinlich mehr Menschen vor Malaria gerettet als durch Phasin geschädigt.

Man sollte aber genau wissen, wieso sich eine solche Tradition entwickelte und ob sie noch zeitgemäß ist. Denn die oberitalienischen Malariasümpfe sind längst trockengelegt, und die Bohnen sollten heute auch an der Adria durchgekocht werden.

Bohnen für First Ladies

Eine bekömmliche Bohnenzubereitung zeigt sich auch in der Reduzierung des sprichwörtlichen »Jedes Böhnchen macht ein Tönchen«. Verantwortlich dafür sind Faserstoffe, oder auch Oligosaccharide, die biologisch sogar Blähstoffe genannt werden. Sie sitzen besonders in der Haut, die bei der Bohne eigentlich die Samenschale ist. Und nun kommen wir zu einem Trick, mit dem Sterneköche wie Léa dicke Bohnen wieder salonfähig gemacht haben. Das Geheimnis ihrer Zubereitung besteht darin, die dicke Außenhaut des Bohnenkerns nach dem Blanchieren zu entfernen. Dadurch werden die meisten Abwehrstoffe entfernt, und die Bohnen müssen auch nicht mehr so lange gekocht werden. Sie schmecken herrlich – ganz einfach mit Meersalz und Parmesan oder zu hauchdünnem Schinken oder Dörrfleisch.

»Gut, dass ich die Haut der Bohne runternehme, dann kann die First Lady unbedenklich bei mir essen«, bemerkt Léa dazu. *»Nächstes Mal, wenn ihr kommt, bereite ich euch diese Faba-Bohnen zu, da denkt ihr, das ist die beste Bohne der Welt! Dazu mache ich eine Reduktion von einer Hühnerbrühe. So wird aus den Saubohnen eine Delikatesse.«* Da kommen wir doch gern wieder!

Dicke Bohnen in Thymiansauce

»Ich befreie die Bohnenkerne immer aus der dicken Haut,
so bekomme ich ein richtig edles Gemüse.«

Für 4 Personen

1 kg dicke Bohnen	*½ Bund Thymian*
(Saubohnen)	*1 Stängel Bohnenkraut*
Salz	*ca. 30 g kalte Butter*
ca. 250 ml Hühner- oder	*Meersalz*
Gemüsefond (Rezepte	*weißer Pfeffer*
Seiten 178 und 182)	

Die Saubohnen löse ich zuerst aus ihrer dicken, wattigen Schale. Ich blanchiere die Bohnen, koche sie also etwa vier Minuten in sprudelndem Salzwasser und schrecke sie sofort in Eiswasser ab. So kann ich die kleinen Bohnenkerne mit einem winzigen Knall aus der dicken, hellgrünen Außenhaut befreien, die Böhnchen sind kräftig grün und ganz zart – so wie wir sie lieben.

Dann gieße ich den Fond in einen kleinen Topf, gebe die gewaschenen Thymianzweige und das Bohnenkraut mit hinein und lasse alles einkochen, auf etwa 80 Milliliter. Ich fische die Kräuter aus dem Topf und montiere die Sauce, rühre also schnell die eiskalte Butter in kleinen Stückchen unter.

Ich schmecke mit Meersalz und weißem Pfeffer aus der Mühle ab. Voilà, so wird aus den Saubohnen eine Delikatesse.

Tipp: Dazu schmecken kleine neue Kartoffeln. Ich wasche sie gut und gare sie in ihrer Schale auf Dampf. Pellen und fertig.

Eine besonders feine Hülsenfrucht ist die Erbse. Die kann man sogar ausnahmsweise roh naschen. Die jungen Hülsen besitzen zu diesem Zeitpunkt nur geringe Mengen an antinutritiven Substanzen. Außerdem wurden Erbsen bereits so domestiziert, dass ihr Gehalt an störenden Sekundärstoffen im Gegensatz zu Bohnen niedrig liegt. Léa macht ein tolles Püree daraus.

....

Erbsenpüree mit Haselnussöl

»Ein Püree macht dich immer glücklich.
Dieses ist ein wunderbares vegetarisches Rezept.«

Für 4 Personen
500 g frische Erbsen
(ca. 1,2 kg in der Schote)
feinstes Meersalz
Zucker
100 g Sahne

etwas Geflügel- oder
Gemüsefond (Rezepte
Seiten 178 und 182)
50 g kalte Butter
außerdem:
60 ml Haselnussöl

Ich löse die frischen Erbsen aus ihren Schoten und gebe sie zusammen mit einer guten Prise Zucker ins kochende Salzwasser. So gare ich sie etwa fünf Minuten. Die Erbsen abgießen und mit der Sahne im Mixer glatt pürieren. Falls die Masse zu dick ist, gebe ich einfach etwas Fond dazu, den ich immer im Vorrat habe.

Nun werden die kalten Butterstückchen dazugegeben und untergemixt. Zum Schluss rühre ich das Haselnussöl, das wieder einmal von sehr guter Qualität sein soll, hinein.

Das Püree schmecke ich mit Meersalz ab und streiche es durch ein Haarsieb – so erhalte ich die perfekte Konsistenz. Ich gebe es nun in einen kleinen Topf und erwärme es unter Rühren bei milder Hitze.

Tipp: Das Püree liebe ich solo. Es schmeckt aber auch zu einem gebratenen Fisch, zu Kalbfleisch oder einer schönen gebratenen Poularde (Rezept Seite 149).

....

Weisheit aus Peru

Eine Hülsenfrucht hat es jedoch wirklich in sich. Eine der effektivsten pflanzlichen Abwehrmaßnahmen ist die Produktion von Blausäure. Und genau davon macht die Limabohne aus Peru reichlich Gebrauch. Ein peruanischer Limabohnensalat hört sich gut an, sein Genuss kann aber tödlich enden. Warum nutzen Menschen dann die Limabohne überhaupt? Ganz einfach, weil man in den rauen Anden alles nutzen musste, was essbar war, man aber auch lernte, damit umzugehen. Dort werden die Bohnen nach ganz alten Traditionen der Indios lange gekocht, danach in Säcke gepackt und lange in ein Fließgewässer gelegt. Auf diesem Wege wird die Blausäure langsam ausgewaschen. Erst dann wird die Bohne zum Verzehr freigegeben. Die Limabohne ist heute auch bei uns im Handel, jedoch ohne Warnhinweise. Das Lebensmittelgesetz erlaubt es leider.

Ein weiteres heftiges Beispiel für die Unbedachtheit bei der Verwendung fremder Zutaten sind Salate mit Comfrey. Michael weiß: »Er enthält krebserregende Stoffe in großer Menge, und wäre er ein pflanzliches Arzneimittel, würde er niemals eine Zulassung bekommen. Bei uns heißt er Beinwell, und da wissen zumindest die Eingeweihten, der ist gefährlich. Aber als Comfrey vermarktet gilt er als gesund, und keiner erkennt, dass er karzinogene Alkaloide enthält. Da gab es in unserer lokalen Zeitung einen Bericht über einen Koch, der einen Kurs über das Frittieren von Wildkräutern gab. Der sagte, am besten gehen die Comfreyblätter. Daraufhin habe ich die Reporterin angeschrieben, ob sie denn wüsste, dass sie ein Rezept verbreitet hat, welches klar und eindeutig krebserregend sei. Sie war ganz erschüttert und meinte, das könne doch gar nicht sein. Ich habe sie biochemisch aufgeklärt, und daraufhin schrieb sie einen Widerruf. Es sei doch keine gute Idee, Comfreyblätter zu frittieren, die wären gesundheitlich nicht besonders positiv. Sie hat nicht erwähnt, dass sie krebserregend sind.«

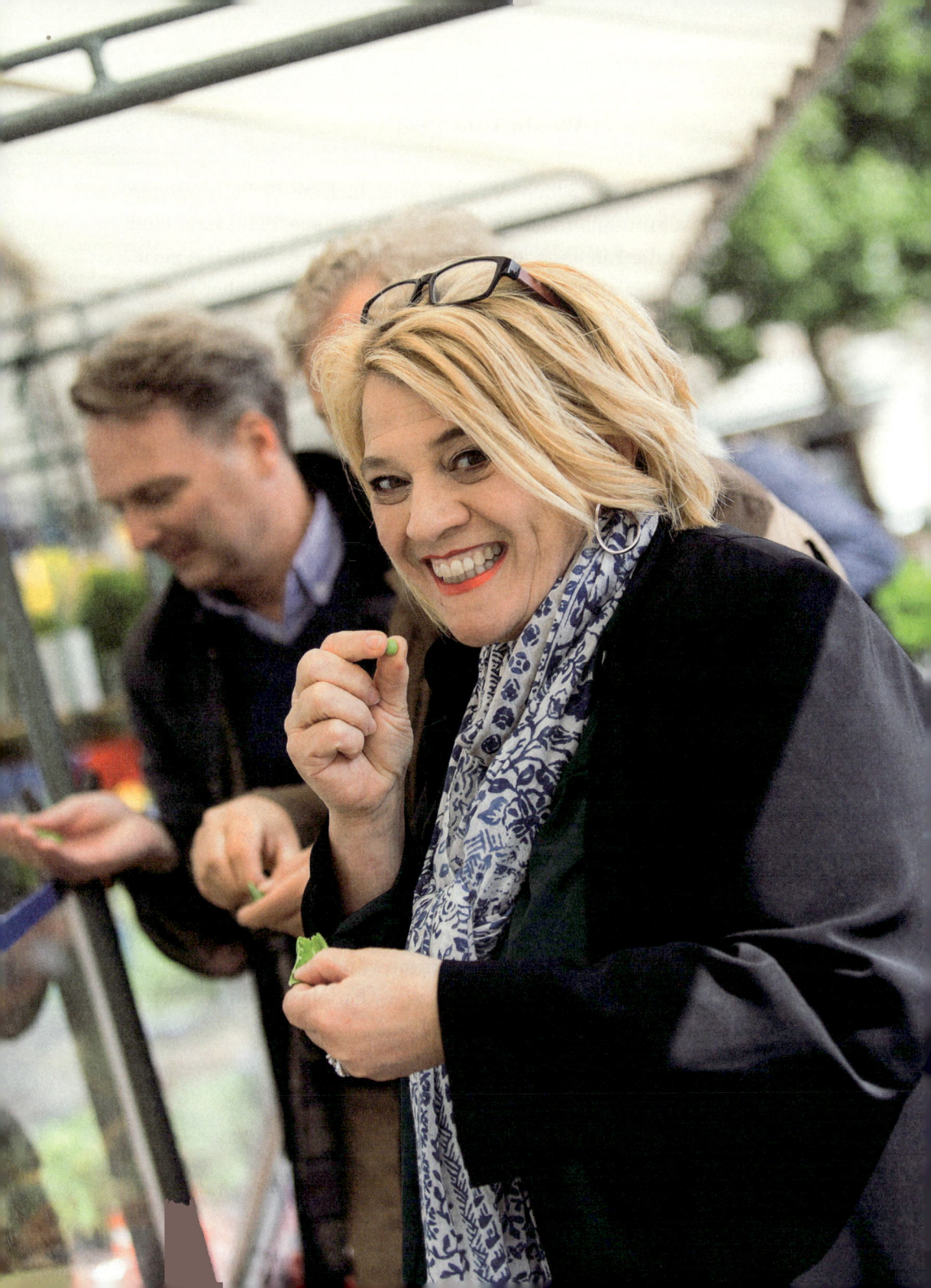

Natur mit Beipackzettel

All diese Missverständnisse zeigen, dass wir ganz allgemein eine zu romantische Vorstellung von Natur haben. Das Bewusstsein, dass sie eben auch gefährlich sein kann, fehlt weitestgehend. Deshalb sollten heute viele Naturprodukte besser mit Beipackzettel verkauft werden, versehen mit einer deutlichen Warnung, was bei falscher Anwendung passieren kann. Früher wusste man das intuitiv, wieso nicht heute?

Michael macht dafür die mangelnde Vermittlung von Traditionen verantwortlich. Das Wissen oder zumindest traditionelle Handeln unserer Großmütter hat sich verloren, und die moderne städtische Lebensweise interessiert sich nicht mehr dafür. Ein Übriges tun die vielen unsinnigen Ernährungsratgeber, die uns glauben machen wollen, man könne Großmutter vergessen und das Kochen neu erfinden. Und Léa meint völlig zu Recht: *»Bis heute glaubte ich, gut kochen ist für den Genuss da. Dass wir Köchinnen und Köche durch unsere Traditionen auch die Gesundheit schützen, war mir aber nicht so bewusst, das muss viel bekannter werden.«*

Fritten – das Öl macht's

Zum Vatertag habe ich mir eine Fritteuse gewünscht und, oh Wunder, auch bekommen. Seitdem stehen Pommes frites regelmäßig auf dem Speiseplan, und sämtliche Familienmitglieder sind sich einig: selbstgemacht schmecken sie tausendmal besser als aus dem Tiefkühlfach. Bei der Wahl des richtigen Öls bin ich mir jedoch unsicher und nutze die günstige Gelegenheit für einen ultimativen Ratschlag. Léa findet Fritten nämlich auch toll, aber das Fett muss stimmen. Sie bevorzugt hochwertiges Erdnussöl, auf luxemburgerisch: Affennußöl.

»In meinem Restaurant serviere ich normalerweise keine Pommes frites, aber für Kinder biete ich sie gern an. Dazu werden Kartoffeln längs geschnitten und getrocknet. Sie werden mit gutem Öl bei 165 Grad ca. fünf bis acht Minuten

119

frittiert, bis sie weich sind. Dann lasse ich sie auf Krepppapier ruhen. Sie dürfen dabei auch abkühlen. Kurz vor dem Servieren kommen sie noch mal ca. drei Minuten bei 185 Grad in die Fritteuse, bis sie schön golden und knusprig sind. Zum Salzen benutze ich Meersalz, und wer es außergewöhnlich mag, dem streue ich noch feingehackte Trüffel darüber.«

Fritten in zwei Durchgängen zuzubereiten, hat Sinn. Im ersten etwas länger bei niedrigerer Temperatur, bis sie weich sind. Jedoch nicht unter 140 Grad, sonst saugen sich die Kartoffeln voll mit Fett. Im zweiten Durchgang werden sie kross bei bis zu 185 Grad. Im Prinzip ist das sehr praktisch fürs Timing. Sie können nach dem ersten Durchgang liegen, und im zweiten Durchgang sind nur zwei bis drei Minuten nötig, um sie fertigzustellen.

Freispruch für Fritten

Aber warum überhaupt eine Fritteuse? Sie ist eigentlich nur ein Topf mit einem Thermostat. Doch genau das ist der Vorteil. Moderne Fritteusen halten die Temperatur genau, und es kommt nicht zur Bildung von Substanzen wie Acrylamid, die im Verdacht stehen, Krankheiten zu fördern. Und zwar je heißer, desto eher. Drei Minuten bei 185 Grad mit einem guten Öl sind kein Problem, sollten aber auch nicht überschritten werden. Kurioserweise entstehen aber auch Stoffe, die vor Krebs schützen. Wir gehen später im Kapitel »Fleisch und Fett« ausführlicher auf dieses Phänomen ein. Für mich als Arzt ist entscheidend, dass in den großen Studien, die nach einem Zusammenhang zwischen der Entstehung von Krebs und frittierten Speisen gesucht haben, nichts Belastendes gefunden wurde. Auch wenn dies häufig anders behauptet wird.

Bleibt die Frage, wie oft das Öl gewechselt werden sollte. Léa empfiehlt ganz pragmatisch eine Fritteuse, die nicht so viel Öl braucht, damit man keines verschwendet. Wechseln sollte man es, wenn das Öl anfängt zu schäumen. Und zwar, wenn der Schaum fein wird wie Rasierschaum.

Schäumt es mit großen Bubbles, ist es noch frisch. Und auch wenn mal Kartoffelstücken im Öl schwimmen, kann man gutes Öl noch verwenden. Léa: »*Das abgekühlte Öl einfach durch ein feines Sieb gießen, so bleiben alle unerwünschten Rückstände draußen.*«

Wasser macht nicht satt

Für die Qualität der Fritten spielen die verwendeten Kartoffelsorten ebenfalls eine Rolle. Ein hoher Kohlenhydrat- und geringer Alkaloidanteil sowie eine längliche Form mit gelber Farbe sind ideal. All das bietet beispielsweise die Bientje, Léas Lieblingskartoffel. Sie gibt es leider nur noch selten, denn Kartoffeln werden ständig neu gezüchtet. Die Züchter müssen auf die Veränderung der Schädlingslage reagieren und neue resistente Sorten finden. Unsinnig ist jedoch eine Entwicklung, die die Low-Carb-Welle ausgelöst hat. Dahinter steckt die Idee, durch allgemeine Reduktion des Kohlenhydratanteils in den Nahrungsmitteln könne man einen positiven Effekt auf die Gesundheit erreichen. Wie viele moderne Ernährungsempfehlungen beruht diese Vorstellung auf reiner Theorie und scheitert stets, wenn versucht wird, die positive Wirkung in Studien zu belegen.

Das hindert aber deren Befürworter nicht, Low-Carb weiter zu fordern, auf Kosten der Qualität. Beispielsweise werden nun Kartoffeln auf niedrigeren Kohlenhydratanteil hin gezüchtet. Ich hatte einmal einen Patienten, von Beruf Kartoffelzüchter, der genau diese Vorgaben seines größten Kunden, einem bekannten Hersteller von Tiefkühlfritten, umsetzen musste. Er beklagte sich, dass die einzige Folge sein werde: Kartoffeln werden wässrig, machen kaum satt, und Pommes werden ohne zusätzliche Chemietricks schrumpelig.

Léas Lieblingskartoffeln

»Ich mag Kartoffeln in jeder Form,
diese aber ganz besonders gern.«

Für 4 Personen

800 g mehligkochende
  Kartoffeln
Salz
70–80 ml natives
  Olivenöl

Fleur de Sel
  (feinstes Meersalz)
2–3 EL glatte Petersilie,
  grob gehackt

Die Kartoffeln schäle ich, wasche sie und schneide sie in grobe Würfel. Im Dampf-kochtopf bringe ich etwas Salzwasser zum Kochen, lege die Kartoffelwürfel auf den Einsatz und dämpfe sie bei geschlossenem Topf, sodass sie fast zerfallen.

Ich erhitze zwei Esslöffel Wasser in einem Topf mit dickem Boden, gebe die Kartoffeln, das Olivenöl, etwas Fleur de Sel und die grob gehackte Petersilie hinein. Dann zerdrücke ich alles mit einer Gabel und schmecke mit Salz ab.

Tipp: Die Kartoffeln sind eine Beilage. Wenn es besser passt, nehme ich Butter statt Olivenöl.

Kinder mögen Pommes aus gutem Grund

Kinder mögen nun mal Pommes lieber als Pellkartoffeln. Eltern fragen mich oft, ob sie ihren Kindern Pommes erlauben dürfen. Der Wissenschaftler, die Meisterköchin und der Arzt antworten an dieser Stelle klipp und klar: Gegen Pommes frites, mit der richtigen Temperatur und einem guten Öl frittiert, ist überhaupt nichts einzuwenden. Das gilt besonders für Kinder. Die kindliche Vorliebe hat nämlich durchaus Sinn. In heiß frittierten Kartoffeln

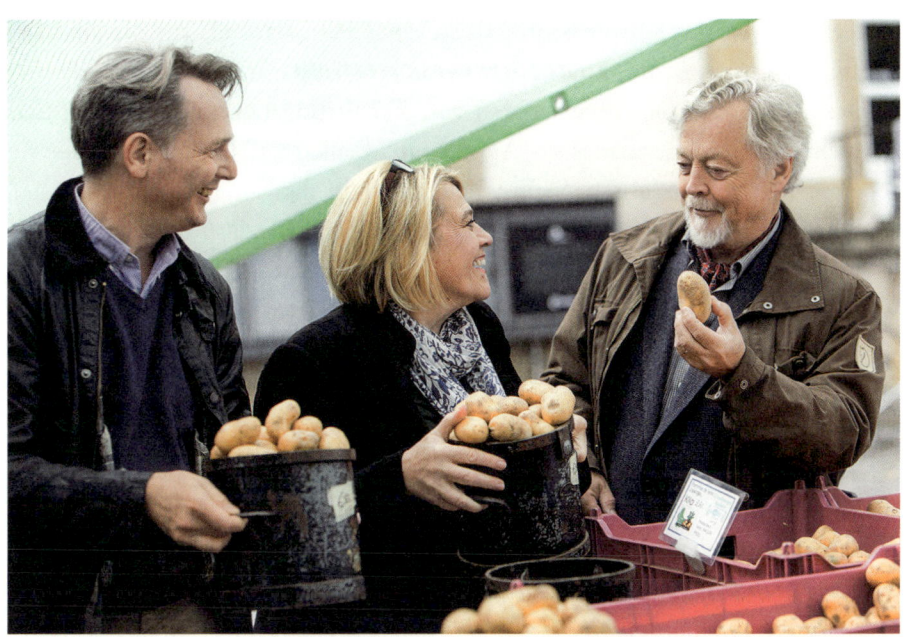

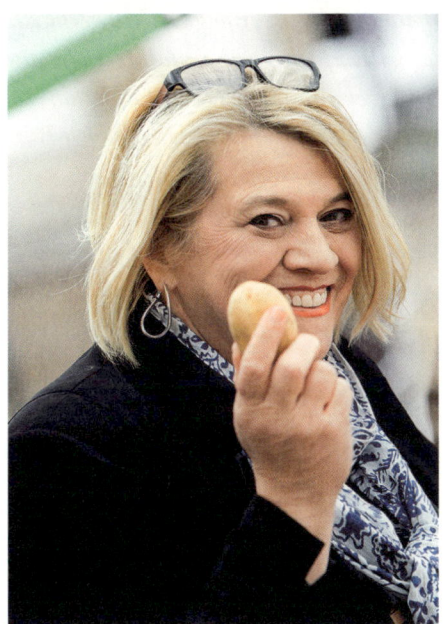

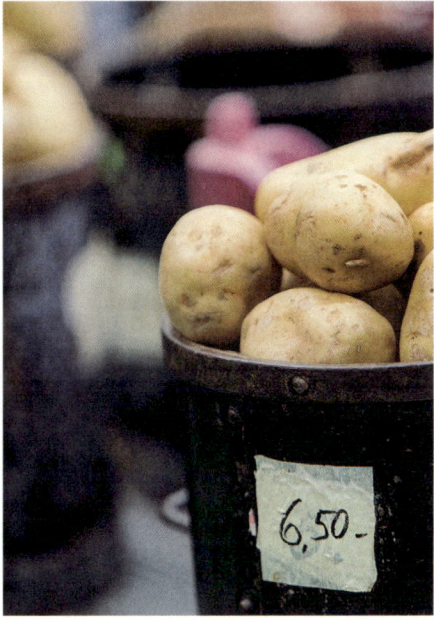

verbleiben weniger Abwehrstoffe als in einer Pellkartoffel, und sie sind somit für den noch zarten kindlichen Verdauungsapparat besser verträglich.

Dennoch verteufeln Heerscharen von Ernährungsberatern Pommes und versuchen, Kindern stattdessen Appetit auf Pellkartoffeln zu machen – sie scheitern damit seit Jahren. Sicher, Pellkartoffeln muss man ja auch schälen, und das ist lästig. Keine gute Idee ist es jedoch dann, Kindern zu sagen, sie sollen die Schale mitessen. Krieg zu Tisch ist vorprogrammiert. Zu Recht. Erst wenn Kinder älter sind, fangen sie an, auch Pellkartoffeln zu mögen. Wenn überhaupt. Was zeigt: Kindlicher Instinkt kann ein sehr guter Küchenratgeber sein.

Auch das Argument, Pommes würden keine Vitamine, sondern nur Energie enthalten, zieht nicht. Es stimmt zwar weitgehend, ist aber überhaupt nicht schlimm. Deshalb ist es wirklich nicht notwendig, Pommes aus den Kindergärten zu verbannen, denn sie machen Kinder einfach nur wunderbar satt und zufrieden. Léa bemerkt dazu treffend: »*Wer hat denn was gegen Energie. Ihr zwei gebt mir auch eine tolle Energie, und ich finde euch überhaupt nicht krankheitserregend. Was aber noch fehlt, ist eine gute Mayonnaise. Ich mach die gern mit Traubenkernöl. Kommt mit, ich zeige euch jetzt, wie das geht – nämlich kinderleicht.*«

Mayonnaise

»Das Geheimnis:
Alle Zutaten müssen Zimmertemperatur haben«

Für ca. 300 g
2 Eigelb
½–1 TL Dijon-Senf
feines Meersalz

250–300 ml neutrales Öl
(z. B. Erdnussöl)
etwas Zitronensaft
Cayennepfeffer

Ich verrühre die ganz frischen Eigelb, den Senf und eine Prise Salz und lasse die Mischung eine Minute lang stehen. Dann gieße ich langsam das Öl dazu und schlage es kräftig mit dem Schneebesen unter, bis eine schöne, feste Mayonnaise entstanden ist. Ich mache es am liebsten von Hand mit dem Schneebesen, es geht aber auch mit dem Handrührgerät. Zum Schluss schmecke ich mit einem Spritzer Zitronensaft, feinem Meersalz und Cayennepfeffer ab. Voilà!

Tipps: Falls die Mayonnaise zu fest geraten ist, einfach noch ein paar Tropfen Zitronensaft dazugeben.

Ist die Mayonnaise geronnen, weil man das Öl zu schnell hineingegossen hat, rasch noch ein Eigelb mit etwas Senf verrühren und die Mayonnaise dazufließen lassen wie Öl.

Es dauert tatsächlich keine fünf Minuten. Wir lassen uns zu Hause jedenfalls die Pommes noch besser schmecken. Frittiert mit gutem, frischem Erdnussöl und serviert mit einer selbstgemachten Mayonnaise à la Léa, wunderbar.

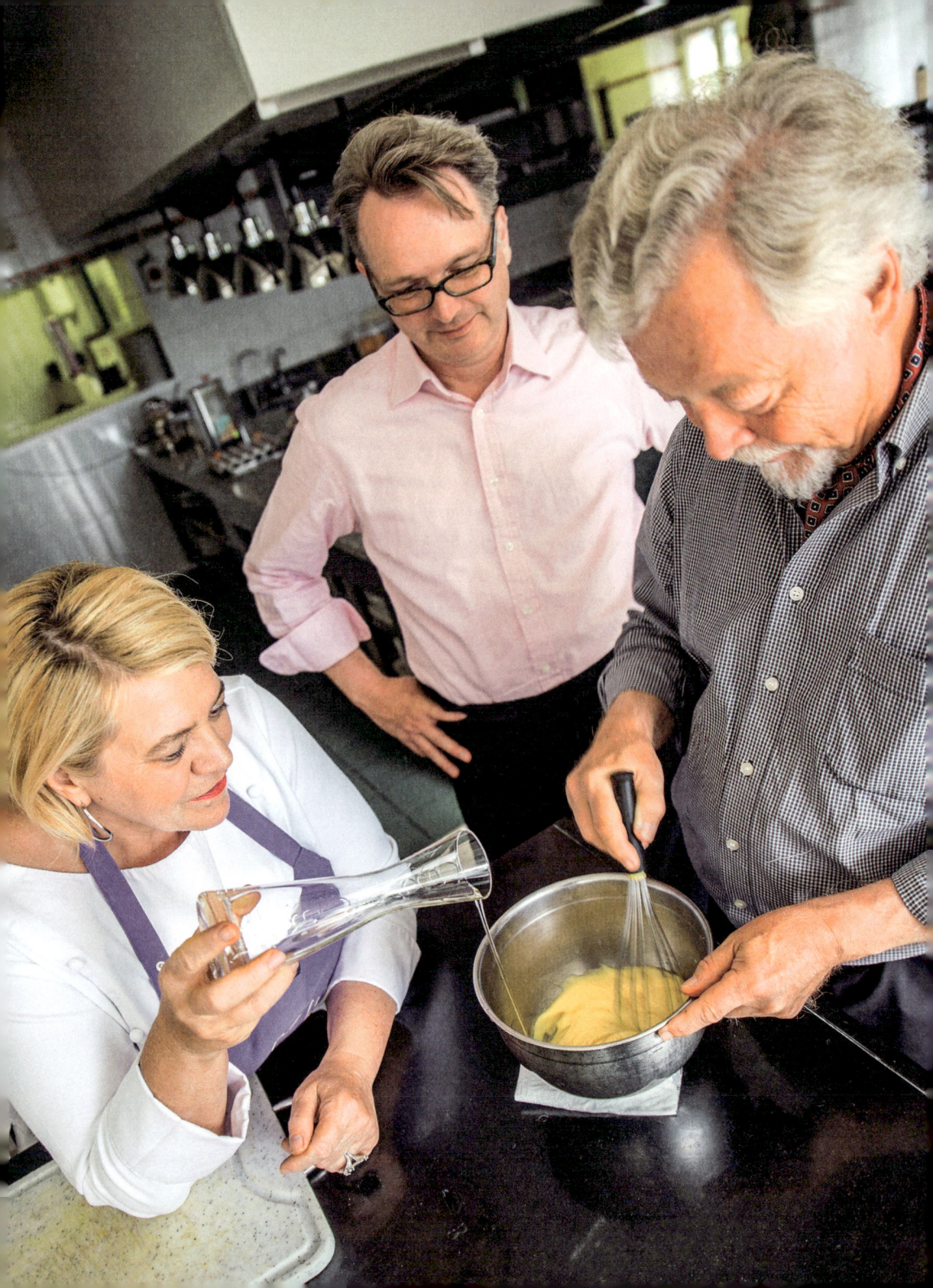

Satt oder nicht satt, das ist hier die Frage

Auch anderes Gemüse frittiert Léa gern. Zum Beispiel die Petersilienwurzel. Sie schmeckt ausgezeichnet als Püree und feines Crèmesüppchen, aber die leicht süßlichen Wurzeln kann man auch in hauchdünne Scheiben schneiden und frittieren. Und Topinambur? Ein weiteres Wurzelgemüse, berühmt-berüchtigt für heftige Blähungen nach dem Verzehr. Aber nicht bei Léas Gästen. Lange genug erhitzt und in Form von Püree oder in feine Scheiben geschnitten und frittiert auf den Tisch gebracht, sind Topinambur gut verdaulich. Durch das Frittieren kommt auch die Süße der Topinambur wunderbar zur Geltung.

Um die Bekömmlichkeit zu verbessern, werden in Léas Küche auch Zwiebeln blanchiert und abgekühlt, selbst für Salatsaucen. Michael kennt den biologischen Hintergrund. Der Abwehrstoff Allicin ist, wenn er nicht hitzeinaktiviert wird, für Aufstoßen und für Blähungen verantwortlich. Das gilt besonders auch für Schnittlauch, wie Léa weiß. *»Ich mag Schnittlauch frisch und in feine Röllchen geschnitten gern, denn er ist auch sehr dekorativ. Du darfst Schnittlauch allerdings niemals in deine Abendmenüs einbauen. In Gerichten erhitzt oder wieder aufgewärmt kann er dir nach einem schönen Abendessen zu zweit die Nacht vermiesen und die Laune.«*

Grundsätzlich integriert Lea in ihre Menüs nichts Frittiertes, außer ein paar hauchdünnen Gemüsescheibchen, Salbei oder Petersilienblättern. Der einfache Grund: Fast alles außer den Fritten muss erst in einen Teig getaucht werden, und der saugt beim Frittieren sehr viel Fett auf. Das macht schnell satt, und man verliert die Lust auf die weiteren Gänge. Ist die Zielsetzung eine gute Sättigung, sieht sie es jedoch anders: *»Eine Portion Fritten und ein bisschen Mayonnaise, wenn man so richtig hungrig ist, mein lieber Mann, das hat was. Also hätte ich jetzt zehn Kinder und wenig Geld, dann würde ich alle schnell mit Gemüse, Bierteig und Frittieren sattkriegen, und dazu bräuchte ich nicht viel Fisch oder Fleisch. Es muss allerdings knusprig sein. Etwas Frittiertes, das lasch ist, mag keiner.«*

Verlorenes Glück

»Als wir vorhin über die Kartoffeln geredet haben, habe ich auch noch an ein Gericht gedacht, das in der Dordogne und im Aquitaine sehr beliebt ist. Und zwar Pommes sarladaises, eine ganz besondere Variante der Bratkartoffeln. Wenn du eine Pfanne hast mit diesen Kartoffeln und dazu vielleicht noch ein Stück Fleisch, glaub mir, dann fehlt dir nichts auf der Welt.«

....

Pommes sarladaises

»Ein beliebter Kartoffelklassiker aus Frankreichs Südwesten.«

Für 4 Personen

8 mittelgroße Kartoffeln	*2 Thymianzweige*
(ca. 180 g)	*20 g Butter*
2–3 EL Enten- oder	*feines Meersalz*
Gänseschmalz	*2 EL Paniermehl*
5 Knoblauchzehen	*3 Stängel glatte Petersilie*

Die Kartoffeln werden geschält, gewaschen und in Taler von zwei bis drei Millimeter Dicke geschnitten.

Ich erhitze dann das Schmalz in einer großen Pfanne und lege die Kartoffelscheiben einzeln hinein. Ich lasse sie auf jeder Seite nur zwei bis drei Minuten garen. Dann hebe ich sie mit einer Schaumkelle in ein Sieb und lasse sie über einer Schüssel abtropfen, während die nächste Portion im Fett brutzelt. Aufgepasst: Man muss immer dafür sorgen, dass reichlich Fett in der Pfanne ist.

Die Kartoffeln werden im zweiten Gang knusprig braun. Dafür gebe ich das aufgefangene Fett wieder in die Pfanne und brate die Taler bei großer Hitze goldbraun. Dafür kann man mehr Kartoffeltaler in die Pfanne geben als beim Vorgaren. Sind alle knusprig braun, kommen sie aufs Sieb zum Abtropfen.

Das Fett gieße ich bis auf einen kleinen Rest aus der Pfanne, gebe die frischen ungeschälten Knoblauchzehen und die Thymianblättchen dazu. Kurz erhitzen, die Butter dazu und die Kartoffeltaler hineingeben.

Ich schwenke die Pfanne, damit alle Kartoffeln heiß werden und nach Knoblauch und Thymian duften. Nun muss ich nur noch mit Meersalz würzen und das selbstgemachte Paniermehl (aus Baguette oder Weißbrot) sowie zwei Esslöffel fein gehackte Petersilie darüberstreuen. Alles schön schwenken und heiß servieren

Tipp: Die Pommes sarladaises schmecken zu Lamm- und Kalbsbraten und sogar zu einem Omelett mit Salat.

Léa erzählt von einem französischen Restaurant, in dem die besten Sarladaises angeboten wurden, und zwar seit Generationen. Nach Schließung und Wiedereröffnung präsentierte es sich mit neuer innovativer Küche – ohne die berühmten Bratkartoffeln. *»Es mag ganz witzig sein, in einem Restaurant zu experimentieren und neue Rezepte auszuprobieren. Aber ich finde es unendlich traurig, wenn ein so schönes Traditionsgericht wie die Pommes sarladaises, das von allen Gästen geliebt wurde, von der Karte genommen wird. Ganz besonders schlimm ist es, weil hier das Originalrezept von Koch zu Koch weitergereicht wurde. Daraus ergibt sich doch auch eine Verantwortung für echte Spezialitäten.«*

Ein botanischer Garten auf dem Teller

Apropos, ich möchte nun von Michael und Léa wissen, was sie von Blüten auf dem Teller halten. Ein moderner Trend zur Verzierung oder sogar zum Verzehr im Salat. Michael hält die Idee, Blütenblätter in den Salat zu tun, nicht für besonders clever. Als Vorläufer der Samen wollen Pflanzen ihre Blüten auf jeden Fall behalten, sie wollen also erst recht nicht von uns gegessen werden und wehren sich mit ganz besonders vielen Abwehrstoffen. Léa meint: *»Ich nutze ab und zu einmal Blüten. Aber man sollte da nicht übertreiben, sonst verfälscht man das Geschmackserlebnis.«*

129

Vielleicht liegt der Grund zu diesem Trend darin, dass Blütenblätter schön aussehen und Farbe in den Salat bringen. Ähnlich den bunten Verzierungen auf den Tellern von Kindern, mit denen man sie überreden möchte, das Vorgesetzte zu mögen. Kinder finden das vielleicht auch lustig, aber essen tun sie es deswegen noch lange nicht. Erst recht keine Blüten. Sie entscheiden noch rein intuitiv und spontan, zuweilen brutal. Doch es gibt Ausnahmen. Ein Blütengemüse ist sogar besonders schmackhaft. Léa geht resolut damit um.

»So, jetzt zeige ich euch, wie ich meine kleinen Artischocken am meisten liebe.«
Wie das geht, lernen wir schnell. Die Artischocken schmecken wunderbar kross, und ihre Bitterstoffe regen den Magen an. So freuen wir uns auf das, was uns heute noch erwarten wird an diesem wunderbaren Ort des guten Essens.

....

Kleine Artischocken

»Mit ihren Bitterstoffen sind sie perfekte Appetizer.«

Für 4 Personen

8 Mini-Artischocken	*Fleur de Sel*
2–3 EL Oliven- oder	*(feinstes Meersalz)*
Erdnussöl	

Mit einem scharfen Messer schneide ich die vertrockneten Spitzen ab. Vom Stiel lasse ich etwa fünf Zentimeter dran und schäle ihn. So geputzt schneide ich die kleinen Artischocken längs in möglichst dünne Scheiben.

Ich erhitze das Öl in einer großen beschichteten Pfanne und brate die Artischockenscheiben kräftig an. Dann nehme ich sie heraus, lege sie auf Küchenpapier und gebe ordentlich Fleur de Sel darüber. Dazu ein Glas Crémant – wirklich einfach und genial.

....

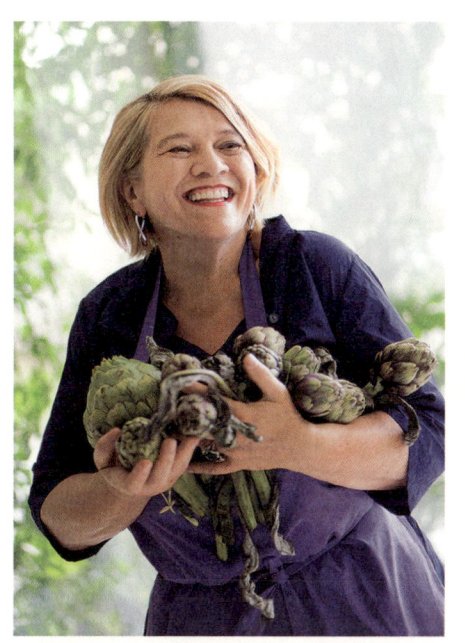
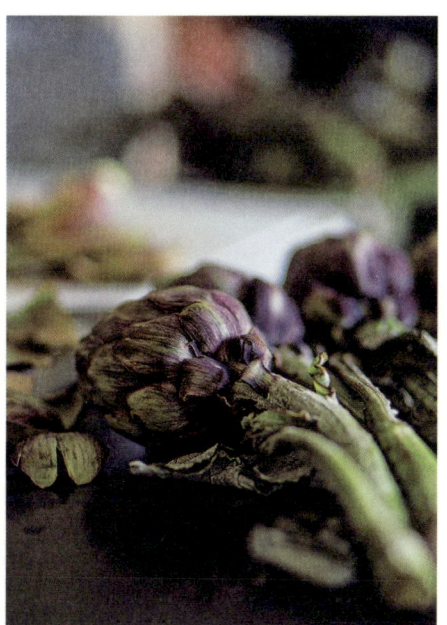
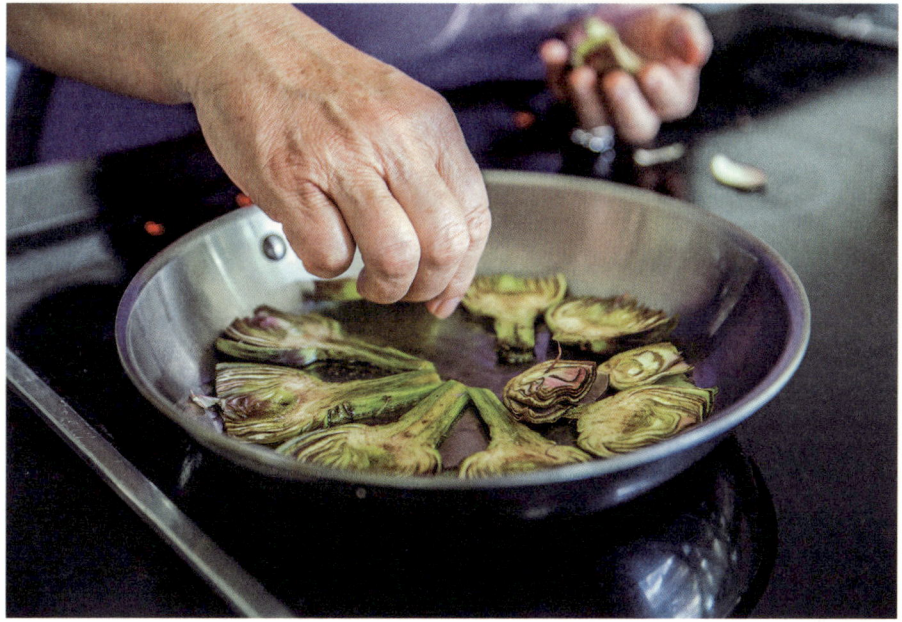

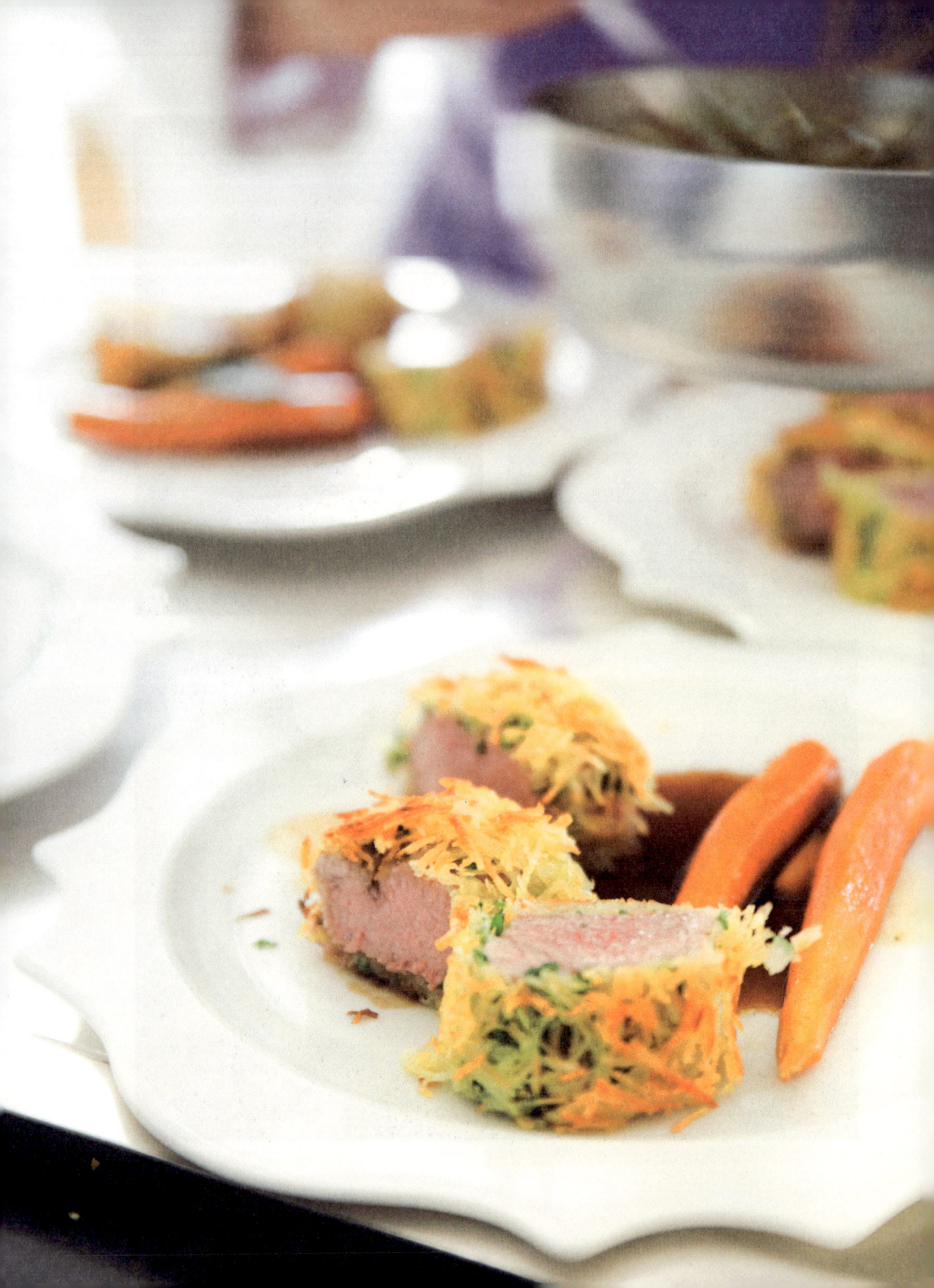

Fleisch und Fett

....

Die fünfte Regel der guten Küche:
Keine Angst vor Fleisch und Fett,
vor allem wenn es schmackhaft zubereitet wird.

....

Allein unter Männern

Léa hat für uns eine Überraschung parat: »*Ich habe mir gedacht, wir machen heute zusammen das Lammfilet, mit dem ich bekannt wurde.*«

Nun, das ist ein wenig Understatement, denn schließlich hat Léa Linster mit diesem Lammgericht den Bocuse d'Or gewonnen. Ausgehend von Paul Bocuse, dem berühmtesten Koch der Welt, der im Januar 2018 leider verstorben ist, gilt dieser Preis als Weltmeisterschaft der Köche. Léa erhielt diese Auszeichnung als bisher einzige Frau.

»*Das sehen meine männlichen Kollegen gar nicht so gern. Aber es hat auch Vorteile. Wenn beispielsweise der französische Präsident wie jedes Jahr eine Auswahl der ehemaligen Gewinner in den Élysée-Palast einlädt, ist das dem reinen Männerclub doch peinlich, und ich werde als einzige Frau immer dazu eingeladen.*«

Chapeau! Allerdings fällt schon auf, wie sehr die Welt der absoluten Spitzenköche immer noch eine fast ausschließliche Männerdomäne ist. Léa wundert sich über manche ihrer Starkollegen. »*Wenn du sie fragst, wer hat für dich am besten gekocht, dann ist die Antwort immer: die Tante, die Großtante, die Oma oder die Mama. Aber es ist schon seltsam, wenn dann eine Frau kommt, die professionell kocht, dann haben genau dieselben Herren plötzlich etwas dagegen.*«

Sicher ganz und gar nicht mehr zeitgemäß. Emmanuel Macron und seine Frau Brigitte haben dies realisiert und sich für 2017 etwas Besonderes einfallen lassen. »*Sie haben bekannte Köchinnen aus ganz Frankreich mit dazu eingeladen und sie bewusst auf eine Stufe mit den arrivierten Chefs gestellt. Ich finde das eine ganz ausgezeichnete Idee.*«

Das Geheimnis der Kruste

Michael möchte gerne wissen, wie Léa auf die Idee ihres Siegerrezepts kam.

»*Beim Bocuse-Wettbewerb tritt der jeweils beste Koch seines Landes an. Wir sollten ein Menü kochen, das einen Bezug zu unserer Kultur hat. Und bei uns in Luxemburg ist das nun einmal die Kartoffel. Ich habe überlegt und probiert und bin dann auf die Idee gekommen, das schöne Lammfilet in eine Kartoffelkruste zu wickeln. Ich hatte eine genaue Vorstellung vom Geschmack, den ich erreichen wollte.*

Wenn ich an diesem Punkt bin, probiere ich so lange, bis ich genau das Ergebnis erreiche, das ich haben möchte. Der Geschmack soll perfekt sein. Das ist wie bei einem Künstler, der ein Bild malt. Er weiß auch genau, wenn noch eine Farbnuance fehlt.«

Den Schlüssel zum Erfolg des Meisterlamms beschreibt Léa wie folgt: »*Der Clou war das Einpacken des Lamms in eine Kruste aus Kartoffeln. Das Geheimnis ist natürlich, dass die Kruste rundherum knusprig und das Lamm saftig sein sollen. Meist sind solche Hüllen ja oben schön kross und unten pappig. Meine Idee damals: Ich habe die grob geraffelten Kartoffeln auf einer Seite in der Pfanne vorgebraten wie einen großen Puffer, das Filet darin eingewickelt und das Fleisch so im Ofen schön rosa gegart. Aber nicht auf einem Backblech, sondern auf einem Kuchenrost. Denn auf einem Blech kommt keine Luft von unten dran, und durch den Druck läuft der Saft aus dem Fleisch. Auf einem Rost passiert das nicht – voilà!*

So mache ich mein Lamm noch heute, und meine Gäste lieben es. In der Jury waren damals übrigens so berühmte Drei-Sterne-Köche wie Frédy Girardet und Eckart Witzigmann, die haben sich ganz schön gewundert, wie ich das hinbekommen habe. Ich glaube, weil das Lamm nicht auf dem Blech lag und die Kruste deshalb rundherum so schön knusprig blieb, habe ich den ersten Platz errungen.«

Lammrücken in der Kartoffelkruste
»Bocuse d'Or«

»Er ist wirklich genial,
und ich liebe ihn noch genauso
wie vor 30 Jahren.«

Für 4 Personen

400–500 g Lammrücken,
  ausgelöst und ohne Fett
  und Knochen
Salz
Pfeffer
50 g Semmelbrösel
  (aus frisch geriebenem
  Weißbrot)
800 g festkochende
  Kartoffeln

ca. 3 EL neutrales Öl
  (z. B. Erdnussöl)
2–3 EL glatte Petersilie,
  grob gehackt
Sauce:
500 ml Lammfond
  (Rezept Seite 170)
1 Rosmarinzweig
50 g kalte Butter
Fleur de Sel (feinstes
  Meersalz)

Ich schneide den Lammrücken in zwei gleichgroße Stücke von 20 Zentimeter Länge, trockne das Fleisch mit Küchenpapier, salze es und gebe Pfeffer aus der Mühle darüber. Dann wende ich die Lammstücke in den Weißbrotbröseln, überschüssige Brösel klopfe ich ab.

Die Kartoffeln werden gewaschen, geschält und in feine Streifen gehobelt. Die Kartoffelstreifen drücke ich mit den Händen richtig gut aus und trockne sie zwischen zwei Lagen Küchenpapier. Ich erhitze eine große beschichtete Pfanne, gebe das Öl hinein und streue die Hälfte der Kartoffeln in die Pfanne, sodass ein 0,5 Zentimeter dünner und 24 Zentimeter großer Kartoffelpuffer entsteht. Den backe ich von einer Seite schön goldbraun und achte darauf, dass kein Öl an die Oberfläche kommt. Den einseitig gebratenen Kartoffelkuchen lasse ich mit der gebratenen Seite nach unten auf ein Küchentuch gleiten und bestreue ihn mit der Hälfte der Petersilie. Genauso backe ich einen zweiten großen Puffer aus den restlichen Kartoffelstreifen.

Den Backofen heize ich auf 220 Grad (Umluft 200 Grad, Gas Stufe 5) vor.

Nun lege ich jeweils ein Lammstück auf das untere Drittel des Kartoffelpuffers und rolle das Fleisch mithilfe eines Küchentuchs darin ein. Die Kartoffeln drücke ich gut am Fleisch fest, und die seitlichen Enden drücke ich zusammen. Die beiden Lammrücken lege ich mit etwas Abstand nebeneinander auf den Rost, darunter schiebe ich das Backblech in den Ofen. So werden die Fleischstücke gegart, das dauert ungefähr 15 Minuten. Wenn Sie das Fleisch weiter durchgegart mögen, geben Sie einfach etwas Zeit dazu.

Für die Sauce nehme ich meinen Lammfond. Zusammen mit dem Rosmarinzweig koche ich den Fond um die Hälfte ein, hole den Rosmarin heraus und montiere die feine Sauce erst kurz vor dem Servieren. Dafür rühre ich die eiskalte Butter in kleinen Stückchen mit einem Schneebesen schnell unter die Sauce, sodass sie leicht bindet. Ich schmecke mit feinstem Meersalz (Fleur de Sel) ab.

Zum Servieren nehme ich die Lammrücken aus dem Ofen und schneide sie sofort in jeweils vier Stücke. Pro Person richte ich zwei Lammstücke auf den Tellern an, die ich schön vorgewärmt habe. Noch etwas von der feinen Sauce daneben und genießen!

Tipp: Dazu passen die karamellisierten Karotten (Rezept Seite 93) hervorragend.

Vorteil Fleisch

Gegenüber Nahrungspflanzen hat Fleisch den großen Vorteil, dass die pflanzenfressenden Tiere die pflanzlichen Abwehrstoffe bereits durch die eigene Entgiftungsleistung unschädlich gemacht haben. Fleisch ist somit bereits entgiftet. Aber auch Tiere wollen nicht gefressen werden, und unsere Vorfahren mussten sich bei der Jagd ihrer Krallen, Zähne oder Hörner erwehren – ein Grund, warum Nutztiere gezüchtet wurden. Tiere dienen

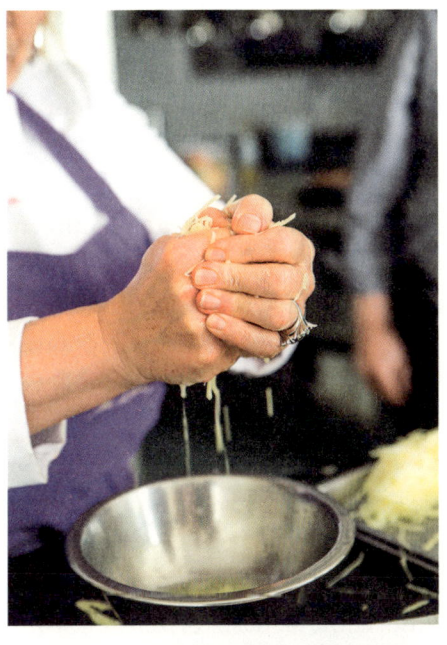

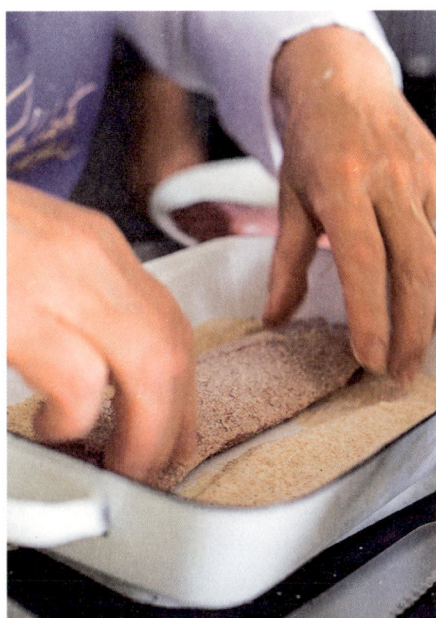

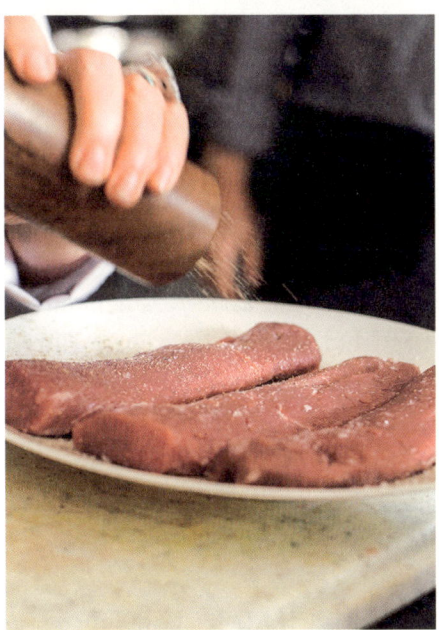

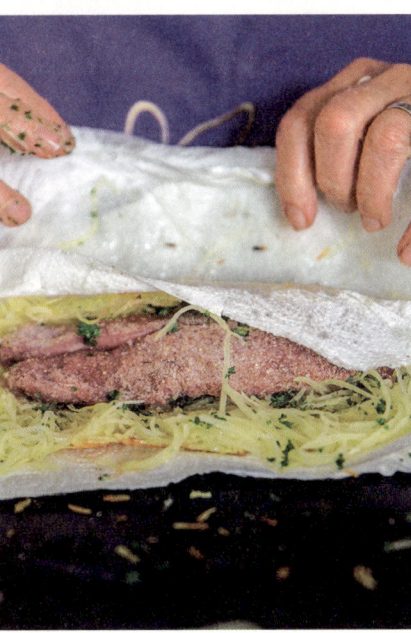

zudem häufig als Überträger von parasitären Erkrankungen. Doch moderne Fleischbeschau, Zucht und Erhitzen sorgen heute dafür, dass wir für den Genuss eines schönen Steaks nicht mehr unser Leben riskieren müssen.

Fleischliche Nahrung sollte man deshalb im Rahmen der menschlichen Evolution bewerten. Fleisch bot, wenn es denn auf dem Teller lag, schon immer einen einfachen Zugang zu Energie, Mineralstoffen und Vitaminen. Es enthält alles, was wir brauchen, und das gilt auch für viele Meerestiere, wie zum Beispiel Calamari. Besonders zahlreich bieten Fleisch und Fisch, einfach verdaubare Proteine und Fette, die jedoch von Gallensäuren zuvor fein aufgelöst werden müssen. Es enthält auch viele Kohlenhydrate in Form von Glykogen.

Im Vergleich dazu tut sich unsere Verdauung schwer mit pflanzlichen Oligosacchariden und Zellulose. Diese Kohlenhydratverbindungen entsprechen weitgehend den im Brotkapitel besprochenen Ballaststoffen, die jedoch schwer verdaulich sind. Gerade geschwächte Menschen sollten deshalb eher Fleischgerichte erhalten und keine ballaststoffreichen Vollwertgerichte. Sie müssen sie allerdings problemlos kauen können, und hier trennt sich die Spreu vom Weizen beziehungsweise das Profigulasch von der zähen Ledersohle.

Fleisch braucht Zeit

Auch in der Kunst, ein festes Stück Fleisch in eine zarte Köstlichkeit zu verwandeln, konnte Léa schon als kleines Mädchen im Café ihrer Eltern Erfahrung sammeln. Sie fand schnell heraus, dass junges Wild nicht durchgebraten werden durfte, weil es sonst zäh wurde. Aber auch, dass das zähe Fleisch der älteren Tiere lange gegart werden musste, damit es genießbar wurde, am besten in einer guten Weinsauce. *»Ein gutes Gulasch braucht Zeit, zwei Stunden muss das Fleisch im Topf schmoren. Brät man es zu kurz, tun dir danach alle Gesichtsmuskeln weh.«*

Lange kochen und kleinschneiden, das weiß auch Michael, sind die klassischen Techniken, mit denen selbst ein älteres Rind mit ganz vielen Laufstunden noch gegessen werden kann. Essbar schon, aber unter Vorbehalt, wie Léa weiß: »*Wenn dann die Sauce nicht in Ordnung ist, kriegst du Sodbrennen bis unter die Hirnschale.*«

Bevor ein Stück Fleisch auf den Herd kommt, sollte es allerdings eine Zeitlang ruhen oder abhängen, wie ein Metzger sagen würde. Und genau an diesem Punkt gibt es heute Probleme. Wenn ich beispielsweise in Heidelberg ein gutes Stück Rindfleisch beim Metzger kaufen möchte, muss ich vorher eine Bank überfallen. Dennoch wird es zu Hause nie richtig zart. Es bleibt zäh. Das gilt sogar für Filet. Ein eingeschweißtes Stück argentinisches Rinderfilet aus dem Großmarkt wird dagegen immer wunderbar zart.

Nun könnte man ja sagen, die Rinder in Argentinien erhalten besseres Futter und dürfen frei in der Pampa herumlaufen. Doch den eigentlichen Grund erklärte mir einmal der Leiter eines deutschen Schlachthofs: Unter Kostenaspekten werden immer die Lagerungskosten als Erstes gestrichen. Und als Folge geht frisch geschlachtetes, deutsches Rindfleisch meist gleich in den Handel und wird dort sofort verkauft. Das argentinische Rindfleisch kommt dagegen »abgehangen« bei uns an.

Fleisch vom Rind sollte vor der Zubereitung mehrere Wochen abhängen. Am besten klassisch mit Knochen in einem geeigneten Raum bei zwei bis drei Grad. In dieser Zeit werden die Muskelfasern durch Enzyme zersetzt, und festes Rinderfleisch wird fein und mürbe. Dabei wird Glutaminsäure freigesetzt, auf die unsere Geschmackssinne stark positiv reagieren. Allerdings nur bis zu einem gewissen Zeitpunkt – danach kippt das Ganze, und das Fleisch wird durch Bakterien gammelig. Ganz besondere Feinschmecker lieben sogar dieses ins Grünliche tendierende Fleisch. Kein Fall jedoch für Léa, sie findet den Geschmack dann nicht mehr gut.

Mit dieser klassischen Trockenreifung verliert das Fleisch auch an Wasser und Gewicht. Neben den Lagerkosten ist es deshalb auch der Kilopreis, wegen dem bewährte Traditionen verlassen werden und gut abgehangenes Fleisch im Supermarkt und bei den meisten Metzgern nicht mehr zu finden ist.

Fleisch bis kurz vor dem Verfallsdatum in einer der gängigen Schalen mit Schutzfolie aufzubewahren, hilft auch nicht weiter. Es befindet sich darunter oft ein besonderes Gasgemisch mit hohem Stickstoffgehalt, das das Fleisch länger rot aussehen lässt und seine Haltbarkeit verlängert. Auf der Packung steht dann oft so etwas wie *unter Schutzatmosphäre verpackt*. Dadurch wird die Einleitung der gewünschten Zersetzung jedoch hinausgezögert, und das Rindfleisch wird noch zäher und verliert an Geschmack.

Schweinefleisch dagegen ist so zart, dass es nach drei bis vier Tagen Abhängezeit verzehrbar wird. Wenn man es beim Metzger kauft, ist in der Regel diese Zeit seit dem Schlachten verstrichen.

Nassreifung

Besser sieht es aus bei einer Verpackungsform, die man Nassreifung nennt. Dabei wird das Fleisch entbeint, also der Knochen entfernt, und anschließend vakuumiert. Es kann dadurch länger liegen, ohne gammelig zu werden, zum Beispiel auf einer Schiffsreise. Und es verliert kein Gewicht. Das freut den Handel, der den Preis pro Kilogramm berechnet. Aber das wirklich Gute ist: Die biochemischen Abbauprozesse laufen genauso ab wie bei der Trockenreifung, nur die Bakterien bleiben bei der Vakuumreifung außen vor.

Für manche schmeckt Fleisch aus dem Vakuumbeutel jedoch leicht säuerlich. Wenn wir zu Hause Argentinien-Steaks zubereiten, legen wir sie über Nacht in Olivenöl mit Zwiebeln ein. Und bevor sie auf den Grill kommen, werden sie kräftig gesalzen. So schmecken sie immer wunderbar.

Das entspricht einem alten brasilianischen Rezept aus Idar-Oberstein, einer Stadt im Hunsrück. Aufgrund der dort ansässigen Edelsteinverarbeitung bestand früher ein reger Austausch mit Südamerika. Von dort übernahm man diese Art der Zubereitung, die nun als Spezialität unter dem typisch deutschen Namen »Spießbraten« angeboten wird.

Eine besondere Spezialität sind Tournedos, feine hohe Rinderfilets, die Léa am liebsten in einer knallheißen Grillpfanne von allen Seiten an-

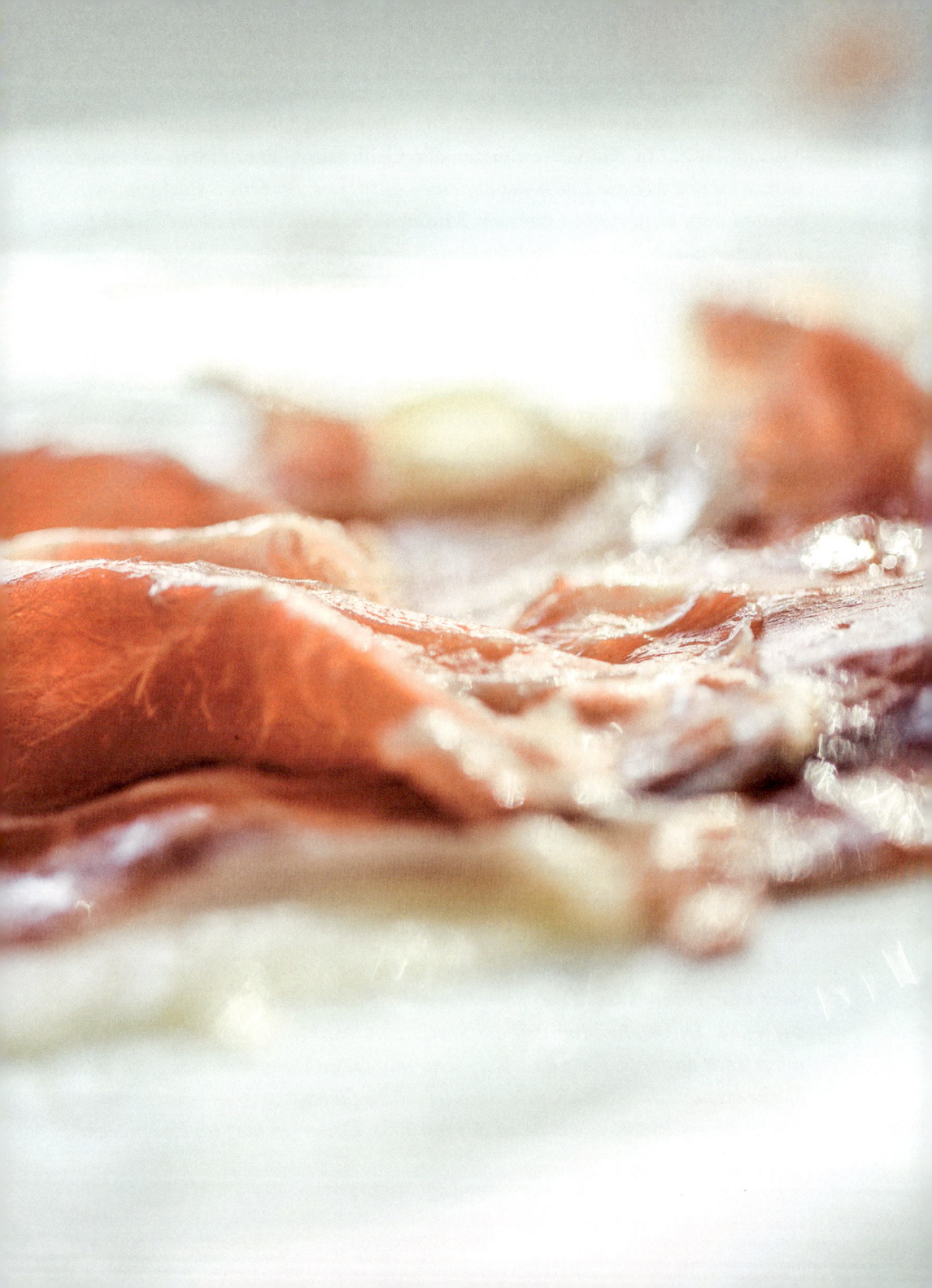

brät, nicht nur von oben und unten. Die Ober- und Unterseite jeweils eine Minute lang, um das Gittermuster der Grillpfanne abzubilden. »*Danach würze ich und lege die Tournedos auf einen Gitterrost. Im heißen Backofen gare ich die Filets, meist reichen mir sechs Minuten. Noch schnell ein schönes Schalotten-Schnittlauch-Topping, und der Genuss ist perfekt.*«

Auf die Rinderrasse sollte man ebenfalls achten. Es gibt Milchrassen und Fleischrassen. Typische Fleischrassen sind zum Beispiel Angus-, Limousin- oder Hereford-Rinder. Deren Fleisch erkennt man daran, dass es zarter und marmorierter ist. Das meiste Rindfleisch im Handel stammt jedoch von Milchrassen, und das ist zäher. Auch das Fleisch vieler Burgerketten stammt oft von geschlachteten Milchkühen.

Es lohnt sich deshalb, auf dem Etikett zu schauen, ob die Rasse angegeben ist, oder beim Metzger danach zu fragen. Restaurants, die Rindfleisch von Fleischrassen nutzen, schreiben dies gemeinhin auch auf die Menükarte. Léa bevorzugt Fleisch von Limousin- oder Charolais-Rindern – da macht sich natürlich auch die unmittelbare Nähe Luxemburgs zu Frankreich bemerkbar.

Dry Aged – plötzlich geht es

Seit einiger Zeit wird Rindfleisch beim Metzger häufig in einer Art Schaukasten angeboten, auf neudeutsch Dry Aged, und entsprechend für eine Familie unbezahlbar. Es handelt sich um eine besonders kontrollierte Form der klassischen Trockenreifung, für die ein besonders stattlicher Preis verlangt wird. Ist die Qualität auch besonders hoch?

Léa ist nicht überzeugt. »*Ich war mal zu einer Promotion für Dry Aged Beef nach Irland eingeladen. Doch überall, wo das Fleisch zubereitet wurde, war es vorgegart: Die Köche schmissen die Steaks zum Nachgaren auf den Grill. Da nützt auch das beste Fleisch nichts, wenn die Zubereitung so lieblos geschieht. Dafür brauchst du wirklich nicht nach Irland zu fahren …*

Was ich am Rindfleisch liebe, ist das rote Blut. Deswegen mag ich Rumpsteak, das gar nicht so lange abgehangen ist, sondern gerade mal zart. Das als Tatar serviert ist einfach großartig: Das Fleisch leuchtet hellrot, es schmeckt fruchtig frisch. Mich erinnert das ein wenig an den Geschmack von Erdbeeren, und es ist einfach das Beste am Rind.«

»Wie lange ist für dich ›nicht so lange‹?«

»Am besten schmeckt es, finde ich, zwei bis drei Wochen nach der Schlachtung. Das Dry Aged lagert länger. Ich war in entsprechenden Hallen, in denen, elektronisch gesteuert mit viel Technik, Rindfleisch lange trocken reift. Aber das Resultat war nicht unbedingt das, was ich erwartet habe. Meiner Meinung nach überreift das Dry-Aged-Fleisch. Ich frage mich: Wozu? Wenn man Rindfleisch einfach traditionell abhängen lässt, wird es wunderbar zart und schmeckt.«

Es ist schon seltsam, früher hing das Fleisch drei Wochen im Lagerraum der Schlachthöfe und der Metzger. Dann schafft man dieses bewährte Verfahren aus Kostengründen ab, nur um dann eine viel teurere Vorgehensweise zu vermarkten, die sich ein normaler Mensch nicht mehr leisten kann. Im Grunde also eine Art Hipstermode. Nichtsdestotrotz, wer ein Stück Dry Aged auf dem Teller hat, hat meist ein tolles Stück Fleisch vor sich. Man muss es einfach genießen, und das geht auch ohne Harris-Tweed und Vollbart.

Michael war übrigens einmal Gastprofessor in Cordoba, Argentinien. Er dachte damals, es gäbe täglich diese wunderbaren Steaks. Doch zu seiner großen Enttäuschung wurde ihm ausgerechnet dort nur ganz selten Rindfleisch aufgetischt. Heute weiß er, Südamerika ist eigentlich ein Hühnchenesserland. Gutes Rindfleisch geht vor allem in den Export und dabei auf eine lange Schiffsreise. Darin liegt das Erfolgsgeheimnis der fantastischen argentinischen Steaks, die wir hier in Europa angeboten bekommen.

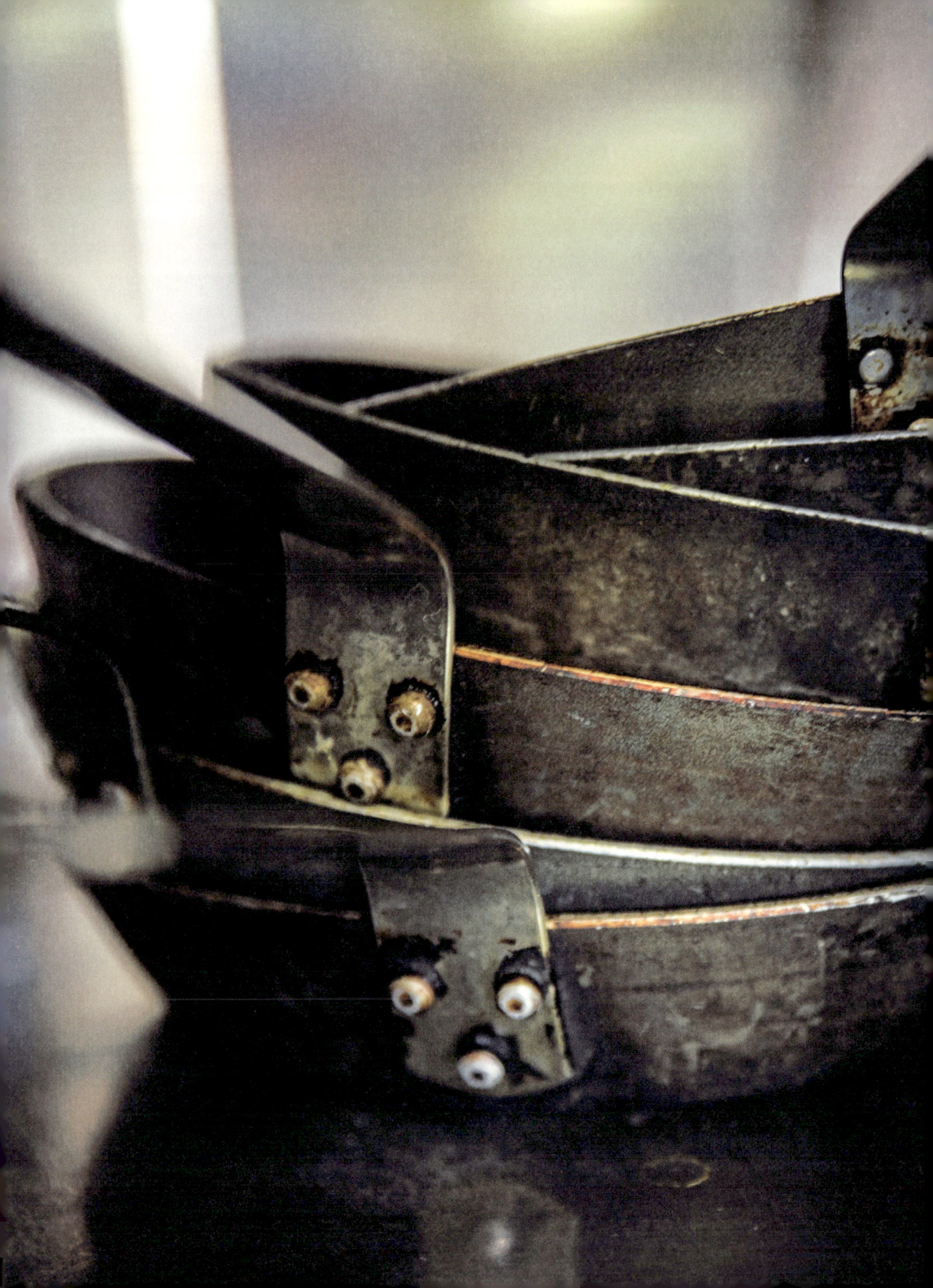

Perfekte Steaks

»Die Steaks werden mindestens eine Viertelstunde vor dem Braten aus dem Kühlschrank genommen.«

Für 2 Personen
2 Filetsteaks à 180 g
feines Meersalz

Pfeffer
40 g Butter oder geklärte
Butter (Rezept Seite 162)

Ich tupfe die Steaks mit Küchenpapier trocken und gebe erst direkt vor dem Anbraten Meersalz und Pfeffer aus der Mühle darüber. Wichtig: Die Pfanne darf nicht viel größer sein als das Fleisch. Sie soll einen schweren Boden haben, am besten geht eine Eisenpfanne.

Bei starker Hitze gebe ich eine Schnitte Butter in die Pfanne, passe aber auf, dass sie nicht verbrennt. Sie können gern auch geklärte Butter nehmen, die kann heißer werden – damit sind Sie immer auf der sicheren Seite.

Sobald die Butter zu singen aufhört und Farbe annimmt, lege ich die Steaks in die Pfanne und hebe sie sofort noch einmal an. So kann die heiße Butter darunter laufen, und nur so werden Farbe und Geschmack perfekt. Die restliche heiße Butter schöpfe ich mit einem Esslöffel und gebe sie immer wieder über die Steaks, das verhindert, dass die Butter verbrennt.

Erst wenn die Unterseite schön angebraten ist, wende ich die Steaks und brate die andere Seite genauso. Attention: Die zweite Seite geht etwas schneller, weil das Fleisch jetzt schon wärmer ist! Durch leichten Fingerdruck lässt sich feststellen, wie weit die Garung ist: Je fester das Fleisch, desto weiter ist es durchgebraten.

Tipp: Genießen Sie dazu am besten eine schöne Schnitte von meiner Kräuterbutter (Rezept Seite 186).

Huhn mit Geduld

»Wisst ihr, was ich mindestens so sehr mag wie ein Steak? Ein Huhn! Ich liebe es in jeder Form. Am einfachsten ist es, so eine schöne Poularde in Butter und einer fein geschnittenen Schalotte anzubraten, einen Schuss guten Riesling oder Rotwein in den Bräter dazugeben, Deckel drauf und schön leise schmoren lassen. Dann kannst du gern zwei Stunden spazieren gehen – und hinterher hast du das Beste, was du jemals gegessen hast.«

....

Coq au Riesling – Huhn in Weißwein

»Gönnen Sie sich zum Kochen immer einen guten Wein.
Von dieser Flasche bleibt ein schönes Glas für die Köchin.«

Für 4 Personen
1 Poularde (oder Bresse-
    huhn) von ca. 1,5 kg
2 EL geklärte Butter
    (Rezept Seite 162)
Salz
Pfeffer
20 g Butter
1 Schalotte
1 EL Mehl

2 cl Cognac
500 ml Riesling
250 ml Hühnerfond
    (Rezept Seite 178)
1 Bund Thymian
1 kleines Lorbeerblatt
1–2 Knoblauchzehen
Sauce:
ca. 20 g kalte Butter
½ Zitrone

Das Huhn soll von wirklich guter Qualität sein. Es wird in sechs bis acht Stücke geteilt, das können Sie auch von Ihrem Metzger machen lassen (zwei Keulen, am besten nochmals geteilt; zwei Flügel; zwei Bruststücke am Knochen).

In einem Bräter erhitze ich die geklärte Butter. Ich salze die Fleischstücke, *gebe eine wenig Pfeffer aus der Mühle darüber und brate sie rundherum schön goldbraun an, zuerst auf der Hautseite. Das überschüssige Fett gieße ich ab. Ich gebe die Butter zusammen mit der fein geschnittenen Schalotte in den Bräter und schwitze sie an. Ich bestäube die Fleischstücke mit dem Mehl, wende sie und flambiere sie mit dem Cognac.*

Nun wird der Riesling angegossen und soll ein wenig einkochen, dann gebe ich den Fond dazu, außerdem Thymian, Lorbeer und den abgezogenen Knoblauch. Beim Knoblauch bitte nur guten, ganz frischen nehmen, sonst lieber weglassen. Umrühren, damit sich alle Aromen in der Sauce verteilen.

So lasse ich alles leise köcheln. Nach etwa 15 Minuten nehme ich die Bruststücke vom Huhn aus dem Topf, sonst werden sie übergart. Nach weiteren etwa 25 Minuten sind auch die anderen Teile gar. Ich nehme sie heraus und halte sie warm.

Die Sauce passiere ich durch ein Haarsieb in einen anderen Topf und lasse sie eventuell noch ein bisschen einkochen, wenn sie zu flüssig ist. Dann binde ich die Sauce mit der eiskalten Butter, die ich in kleinen Würfeln schnell unterrühre. Ich schmecke mit feinem Meersalz, einem Hauch Pfeffer aus der Mühle und etwas Zitronensaft ab. Die Hühnerbrüste löse ich vom Knochen, erwärme sie in der Sauce und serviere alles auf vorgewärmten Tellern.

Tipp: Dazu passen kleine glasierte Zwiebeln, die auch mit in die Sauce dürfen, und kleine weiße Champignons. Und natürlich meine Lieblingskartoffeln (Rezept Seite 122) oder ein schönes Kartoffelpüree.

....

Ein gutes Huhn hat in seinem Leben ordentliches Futter bekommen, was sich in einem gewissen Mindestpreis ausdrückt. Aber auch ein gutes Huhn kann man schlecht zubereiten, betont Léa. Wenn man zu ungeduldig ist und zu rabiat herangeht. Es braucht Zeit. Eine Maispoularde schmeckt erst nach drei Stunden im Backofen richtig gut, und nicht schon nach 30 Minuten. Und am liebsten natürlich mit einer schönen Füllung. Wenn es schnell gehen muss, rät Léa zu Kalbsleber. Dauert nicht mal so lange wie ein Hamburger.

147

Wie die Gefahr einer Salmonellenvergiftung gebannt wird

Es gibt noch einen anderen, ganz handfesten Grund dafür, ein Huhn lange zu erhitzen und es zügig zu verzehren. Hühner, Eiprodukte und Meeresfrüchte sind die am schnellsten verderblichen Nahrungsmittel. Ursache sind krankmachende Bakterien, die sich darin rasend schnell vermehren. Selbst durch Kochen kann man nicht alle eliminieren, es bleiben immer ein paar übrig. Bleibt Essen stehen, reicht schon ein einziges Bakterium aus. Es teilt sich bei Raumtemperatur alle 20 Minuten, und so sind es nach ca. drei Stunden 1000, nach fünf Stunden 100 000 und nach zehn Stunden über eine Milliarde Bakterien. Noch schneller geht es im Sommer. Besonders gefürchtet: Salmonellen. Sie sind in einer Massentierhaltung praktisch immer da, finden aber auch immer wieder ihren Weg in Kleinbetriebe. Bei Rindfleisch gibt es diese Problematik kaum. Dennoch sollte beim Metzger Hühnchenfleisch immer getrennt von anderen Fleischsorten aufbewahrt werden, auch in der Auslage.

Hühner müssen deshalb schnell verarbeitet, gründlich abgewaschen und lange erhitzt werden. Es ist evolutionär sinnvoll, dass sich unser Appetit auf ein Huhn medium rare in Grenzen hält. Auch Reste sollten zügig verzehrt werden und am besten nicht über Nacht lagern, ganz besonders nicht außerhalb des Kühlschranks. Fertigprodukte wie abgepacktes Hühnerfrikassee halten etwas länger, weil sie ultrahocherhitzt wurden, sind aber dadurch auch geschmacklich ärmer. Noch strengere Regeln gelten für Meeresfrüchte. Muscheln, einmal zubereitet, sollten sofort verzehrt und Reste weggeworfen werden.

....

Brathähnchen

»Am besten Sie nehmen eine schöne Poularde
oder ein Bauernhuhn vom Markt.«

Für 4 Personen   *30–40 g weiche Butter*
1 Poularde oder Brathähn-   *feines Meersalz*
*   chen (ca. 1,2 kg)*   *Pfeffer*

Den Ofen heize ich auf 200 Grad (Umluft 180 Grad, Gas Stufe 3–4) vor. Ich tupfe die Poularde mit Küchenpapier trocken und bestreiche sie rundherum mit der weichen Butter. Dann wird sie innen und außen gesalzen und mit Pfeffer aus der Mühle gewürzt.

Mit dem Rücken nach unten kommt die Poularde so auf ein eingefettetes Backblech und braucht etwa 45 bis 50 Minuten im Backofen, bis sie goldbraun und knusprig ist.

Ob das Huhn gar ist, können Sie einfach testen: Wenn Sie mit einer Fleischgabel reinpiksen und rötlicher oder trüber Fleischsaft austritt, braucht es noch ein bisschen. Ist der Saft klar und die Haut schön kross, war es lang genug im Ofen.

Das gebratene Huhn lege ich mit der Brustseite nach unten auf den Bratrost und lasse es vor dem Servieren noch zehn Minuten an einem warmen Ort ruhen.

Tipp: Die gebratene Poularde schmeckt mit Buttersaucen und feinen Gemüsebeilagen (Karotten!). Aber auch ganz einfach mit Bratkartoffeln und Salat oder mit meiner Kräuterbutter (Rezept Seite 186) Und sogar kalt – wenn Sie Lust auf ein Picknick haben.

....

Tropen-Eier

Ähnliches gilt für Eier. Michael hat in seinem Leben drei Salmonelleninfektionen erlebt. Einmal war er mit einer Forschergruppe in Madagaskar unterwegs. Es gab französische Küche, und den Madeleines sah man an, dass sie aus rohen Eiern gemacht wurden und nicht durchgebacken waren. Rohes Ei in den Tropen, das geht gar nicht. Zu seinen Kollegen sagte er, passt auf. Die Kollegen sagten: Ach … Sie langten zu, und es folgten drei Tage unglaublichen Brechdurchfalls mit hohem Fieber.

»Für mein Team war dies learning by doing, alle respektierten danach die Macht der Mikroben. Die erwachsene lokale Bevölkerung kann so etwas essen. Die Leute sind meist resistent, weil sie bereits solche Infektionen überlebt haben. Dieses Immuntraining hat aber seinen Preis; wir sehen nur die Überlebenden, die es nicht schafften, und das sind meist Kinder, sehen wir nicht.«

Die meisten Keime holt man sich übrigens durch den Eierkarton in den Kühlschrank. Das erklärte mir einmal eine Mitarbeiterin der Lebensmittelüberwachung. Sie empfiehlt, nach dem Einkauf die Eier sofort in den Kühlschrank einzusortieren und den Karton zu entsorgen. Im Restaurant in Frisange braucht Léa große Mengen Eier, zum Backen für die Madeleines zum Beispiel und natürlich auch für die fantastischen Desserts. Sie werden deshalb in speziellen Plastikkartons geliefert und kommen in einen extra Eierkühlschrank. *»So sind wir immer auf der sicheren Seite.«*

Neben der Sicherheit, die mich als Arzt interessieren muss, möchte ich gern von Léa wissen, was für sie ein gutes Ei ausmacht. *»Ein Ei muss ganz frisch sein, und das Futter gut. Denn man schmeckt ganz genau, was die Hühner zu fressen bekommen haben.«*

Michael erklärt, wieso das Futter der Hennen einen großen Einfluss auf den Geschmack ihrer Eier nimmt: *»Hühner sind von Natur aus zwar Körnerfresser, aber Insekten, Schnecken und Würmer werden nicht verschmäht. Hühner, die freien Auslauf haben und sich natürlich ernähren, legen Eier, die ganz toll schmecken. Werden Hühner aber kaserniert gehalten und mit Kunstfutter ernährt, schmecken die Eier häufig fade. Enthielt das Hühnerfutter*

Fischmehl, merkt man dies beim Verzehr der Eier sofort. Denn einige der Ge-
schmacksstoffe der Nahrung werden in die Eier übertragen. Ähnliches gilt auch
für die Milch, die bei Milchkühen mit Auslauf auf artenreichen Wiesen besser
schmeckt als die von Stallkühen, die mit Rübenresten oder Sojaschrot versorgt
wurden.«

Ist Grillen ungesund?

Mikroben im Fleisch werden am effektivsten durch Erhitzen zerstört. Aber hier lauern die nächsten Gefahren, die wir jedoch auf jedem Weihnachtsmarkt und an so manchem Sommerwochenende regelmäßig in den Wind schlagen. Eine leckere Bratwurst ist einfach zu verlocken. Doch sollten wir uns lieber zurückhalten? Wie beim Frittieren von Gemüse bewirkt die sogenannte Maillard-Reaktion, dass Fleisch durch Grillen, Backen oder Braten bei sehr hohen Temperaturen seine knusprige Bräunung erhält. Diese Reaktion ist benannt nach dem französischen Wissenschaftler Louis Camille Maillard. Er fand 1912 heraus, das Aminosäuren (Baustoffe der Proteine) zusammen mit Zucker (Bestandteile von Stärke) unter hohen Temperaturen in besonderer Weise reagieren. Dabei entstehen viele wunderbar riechende und schmeckende Röststoffe. Doch es entstehen auch Substanzen, die krebsauslösende Wirkungen haben können. Das zeigen Experimente unter Laborbedingungen eindeutig. Zum Beispiel das bereits erwähnte Acrylamid oder, über offenem Feuer, HCAs (heterocyclische Amine) und Benzpyrene. Sie kennen diesen Begriff vielleicht aus den zahlreichen Warnungen vor den Grillfreuden. Doch sobald außerhalb des Labors anhand großer Bevölkerungsstudien nach den negativen Folgen gesucht wird, ergeben sich deutlich weniger Hinweise auf eine allgemeine und bedeutsame Gesundheitsgefahr. Wenn überhaupt, dann allerhöchstens bei Mengen, die jahrelanges tägliches Grillen erfordern, und das morgens, mittags und abends. Wenn Benzpyrene eine sehr große Gefahr im Rahmen der Ernährung darstellen würden, hätte man dies anhand einer anderen Nahrungsquelle schon längst messen können, dem Verzehr von Gemüse. Denn via Industrieabgase finden sich Benzpyrene auf jedem Gemüseblatt, ohne dass dies groß thematisiert wird. Echte Gefahr droht in der Realität nur Menschen, die täglich heißen, benzpyrenhaltigen Rauch direkt inhalieren, also vor allem den aktiven Kettenrauchern.

Die Rechnung ist aber noch nicht komplett. Beim Grillen entstehen auch Stoffe, die vor Krebs schützen. Untersuchungen zeigen darüber hinaus, dass Kohle beispielsweise Benzpyrene und HCAs bindet und für eine unverdaute Ausscheidung sorgt. Ein verkohltes Stück Fleisch schmeckt nicht, aber ein paar sehr dunkelbraune Stellen sind, so betrachtet, vielleicht sogar sinnvoll. HCAs werden zusätzlich durch Kräuter eliminiert, und es gibt tatsächlich Forschungsarbeiten, die Senf und Bier ebenfalls eine effektive Entgiftungsleistung zusprechen. In der Summe scheint es gerade so, dass sich genau die Verhaltensweisen durchgesetzt haben, mit denen gegrilltes oder gebratenes Fleisch ohne Angst verzehrt werden kann: Maillard-Bräune über Holzkohle, sogar mit ein wenig sehr dunkelbraunen Stellen, ein Klacks Senf, Kräutermarinade sowie ein kühles Bier. Und wer beim Grillen statt Bier mehr Lust auf ein Glas Wein oder eine Limonade bekommt, oder statt Senf auf Kräuterbutter, entwickelt diesen Appetit wahrscheinlich ebenfalls aus gutem Grund und sollte seinen eigenen Körperhinweisen ruhig trauen.

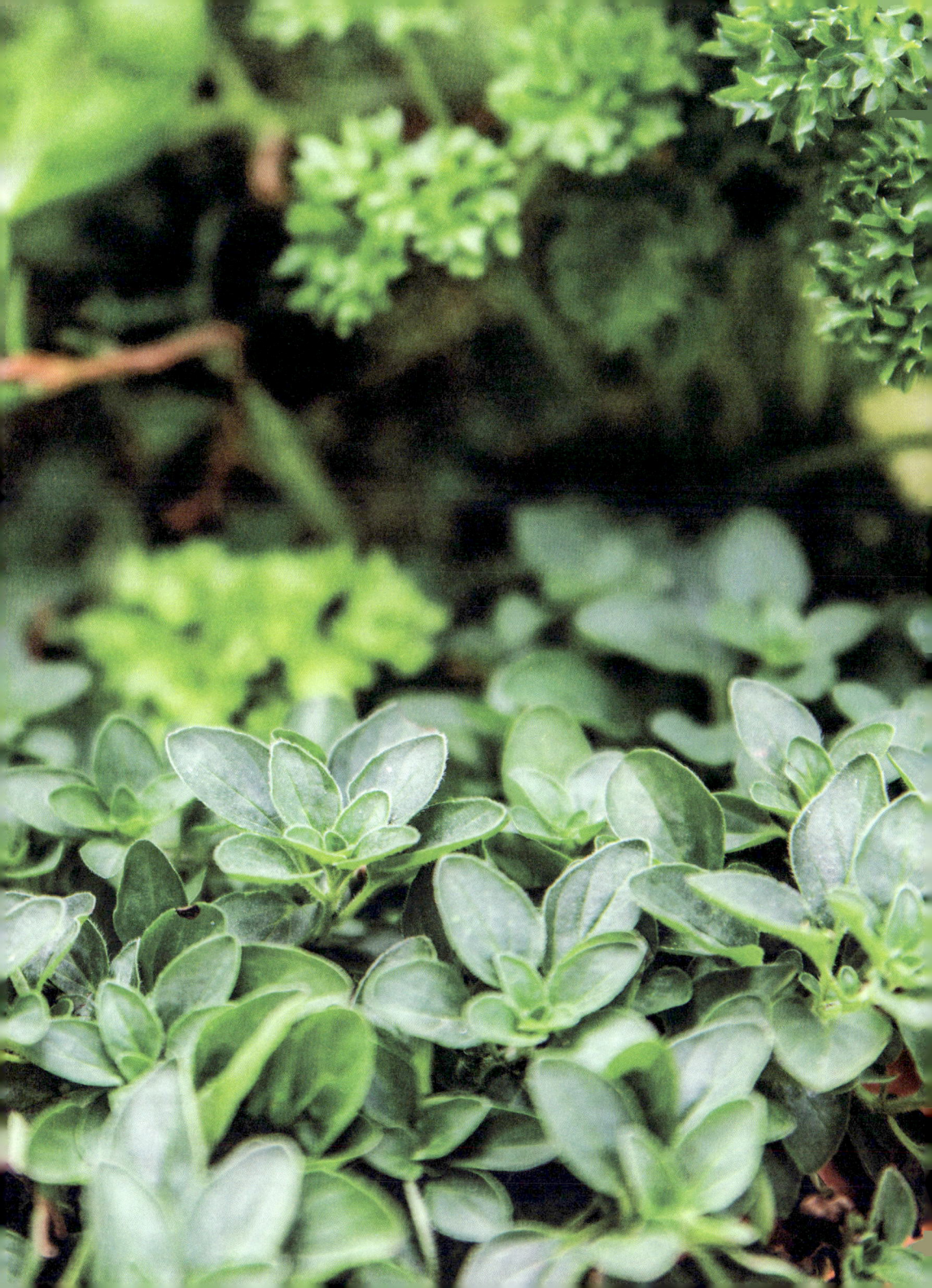

Lammchops vom Grill

*»Ich mariniere die Koteletts in Knoblauchöl,
das ist auch zum Grillen für anderes Fleisch und Gemüse
wie Zucchini und Paprika ideal.«*

Für 4 Personen

12 Lammchops
(Lammkoteletts)
½ Bund Thymian
Meersalz

Knoblauchöl:
1 Knoblauchknolle
100 ml Olivenöl

Zuerst mache ich das Knoblauchöl. Dafür ziehe ich die frischen Knoblauchzehen ab, hacke sie fein und vermische sie mit dem Olivenöl.

Die Lammchops bestreiche ich mit dem Knoblauchöl und mariniere sie so eine halbe Stunde lang. Inzwischen wasche ich den Thymian, trockne ihn und pflücke die Blättchen ab.

Vor dem Grillen streife ich den Knoblauch großzügig von den Koteletts. Ich salze das Fleisch und bestreue es mit den Thymianblättchen. Auf dem Grill brate ich die Chops von jeder Seite nur etwa zwei Minuten, fertig ist der Genuss.

Fleischqualität bedeutet Tierschutz

Der typische Geschmack eines Entrecotes geht jedoch über die Frage der Maillard-Reaktion hinaus. Und das hat mit Zucker zu tun. Genauer mit den als Zuckerspeicher dienenden Glykogenvorräten im Muskelfleisch (Glykogen gehört zu den Kohlenhydraten). Hängt das Fleisch lange ab, wird nicht nur wohlschmeckende Glutaminsäure freigesetzt, sondern aus Speicherglykogen die süß schmeckende Glucose. Das abgehangene Fleisch kommt so zu seinem süßlichen Geschmack. Da in der Leber besonders viel Glykogen gespeichert wird, schmeckt sie oft süßlich. Zusammen mit einer herzhaften Zubereitung ein regelrechtes Gaumenerlebnis.

Halten wir fest: Muskelfleisch besitzt eine Menge gespeicherter Kohlenhydrate, deren Freisetzung neben den abgebauten Eiweißen eine starke Geschmackskomponente darstellt. Das wird manchmal vergessen. Diese Speicher stellen die Energiereservoirs der Muskulatur dar. Das bedeutet aber auch, dass sie über das Stresshormon Adrenalin bei Gefahr schlagartig geleert werden, um Energie für eine mögliche Flucht bereitzustellen. Todesangst ist der größtmögliche Stressauslöser. Tiere, die diesem Stress vor der Schlachtung ausgesetzt werden, entleeren zuvor ihre Muskelspeicher. Und das schmeckt man, da hilft auch kein Dry Aged.

Bei der Schlachtung kann viel richtig oder falsch gemacht werden. Michael ist in einem Dorf aufgewachsen und kennt noch die damals übliche Hofschlachtung. Die Sau wurde aus dem Stall geführt, und wurde dabei geschickt vorgegangen, schöpfte sie keinen Verdacht. Sie wurde festgehalten und dabei gestreichelt. Der Schlachter hielt das Bolzengerät kurz an den Kopf, sodass sie sofort tot umfiel. Ähnlich machen es die Bauern im Aveyron, von denen Léa ihr Lammfleisch bezieht, noch heute.

Wie man Tieren die Todesangst nehmen kann, habe ich auch in einem modernen Schlachthof besichtigen können. Die Tiere liefen, hoffentlich nach nur kurzem Transport, ohne Argwohn aus dem Transporter in den Schlachthof und wurden dort betäubt, ohne dass sie es merkten. Der anwesende Tierarzt versicherte, dass sie vom anschließenden Halsschnitt nichts mitbekämen.

Die Praxis der Schlachtung ist ein gutes Beispiel dafür, wie die Suche nach guter geschmacklicher Qualität geradewegs zu einem besseren Tierschutz führt. Wird die Schlachtung gut durchgeführt, wird das Tier keiner Todesangst ausgesetzt, und das Fleisch schmeckt besser. Der Schlüssel für gute Qualität liegt dabei genauso wie beim Anbau von Nahrungspflanzen in der Fähigkeit des verantwortlichen Betriebsleiters. Und die ist völlig unabhängig von Klein- oder Großbetrieb, biologischer oder konventioneller Tierhaltung.

Das Gleiche gilt für den Transport. Nicht selten werden Tiere in ganz Europa herumgekarrt unter Ausnutzung verschiedener nationaler Gebühren und Subventionen für Zucht, Mast und Schlachtung, um sie dann nach einer quälenden Fahrt einer ungefilterten Todesangst auszusetzen. Kein Wunder, dass das Fleisch dieser Tiere nicht besonders gut schmeckt. Solche Transporte sollten verboten, verfolgt und geahndet werden. Und die Forderung nach Qualität ist ein wichtiger Hebel für dieses Ziel.

Müssen Menschen Tiere töten?

Aber ist Schlachten nicht generell grausam? Tiere nicht töten zu wollen, ist der häufigste Grund für Menschen, eine vegetarische Ernährungsweise zu wählen. Keine schlechte Wahl, denn man kann sich auch ohne Fleisch ausreichend und gesund ernähren.

Doch wer zusätzlich tierisches Eiweiß sogar in Form von Eiern und Milchprodukten ablehnt, kann durch diese vegane Ernährungsweise Mangelerscheinungen bekommen. Ich habe Patienten, die, seit sie sich vegan ernähren, neurologische Symptome entwickelten, die durch Gabe von Vitamin B 12 therapiert werden konnten. Kann dies der Sinn einer guten Ernährung sein? Vegane Ernährung ist insbesondere bei Kindern keine gute Idee, weil Wachstumsstörungen ausgelöst werden können, wenn nicht alle notwendigen Nährstoffe vorhanden sind.

Nun zur entscheidenden Frage: Werden durch fleischlose Ernährung Tiere vor einem gewaltsamen Tod durch Menschen geschützt? Nein, denn wir Menschen kommen um eine Tatsache nicht herum: Wir müssen Tiere töten, um zu überleben. Das gilt ebenfalls für Vegetarier und auch für Veganer. Für jedes Brot, für jeden Salat müssen Menschen die Tiere töten, die als Schädlinge sonst die Ernte vernichten. Nicht nur Insekten und Schnecken, sondern auch viele Millionen Nager. Sie werden getötet durch Fallen, vergiftete Köder oder Giftgas, egal ob bio oder konventionell.

Es hilft nichts, dieser Tatsache müssen wir uns verantwortlich stellen, wollen wir Hungersnöte vermeiden. Nicht das Ob, sondern das Wie entscheidet, ob wir uns dafür schämen müssen oder uns an dem Geschenk eines guten Stücks Fleisch erfreuen dürfen. Wer Qualität sucht, beim Einkauf und in der Zubereitung, macht es richtig *und* ist unterm Strich der beste Garant für eine ordentliche und tiergerechte Haltung.

Das große Fettmärchen

»Jetzt würde ich gern etwas von euch wissen«, sagt Léa. »Früher haben die Bauern bei uns in Luxemburg immer zuerst eine Schwarte in die Pfanne gelegt, das Fett ausgelassen und in diesem Fett etwas angebraten, zum Beispiel ihre Kartoffeln. Oder wenn sie Schmalz hatten, haben sie Schmalz genommen. Die meisten haben ja zu Hause geschlachtet, haben zu der Zeit schon keine Butter mehr selbst gemacht und nahmen deshalb immer Speck. Ich kann mich noch gut daran erinnern, du legst Speck in die Pfanne, nimmst ihn heraus und brätst in diesem Fett an. Ist das jetzt gut oder schlecht?«

Diese Frage betrifft einen der ganzen großen Glaubenssätze der modernen Ernährungsmedizin. Einflussreiche Wissenschaftler haben seit den 1950er Jahren begonnen, vor tierischen Fetten zu warnen – mit dem Ergebnis, dass seit den 1970er Jahren die Reduzierung tierischer Fette als zentrale Forderung der Gesundheitspolitik etabliert wurde.

Begrifflichkeiten wie fettarm, light, kalorienarm oder ungesättigte Fettsäuren dominieren seitdem das Verständnis, wie eine gesunde Ernährung aussehen sollte. Doch heute weiß man ganz genau: Es handelt sich um eines der größten Märchen, welches jemals erfunden wurde. Doch wo anfangen? Ich probiere es mit einer Geschichte.

»Es war einmal ein berühmter Forscher, der beweisen wollte, dass pflanzliche Fette gesund sind und tierische Fette krankmachen. Er führte die größte und bestgeplante Studie seiner Zeit durch, aber die Ergebnisse wurden nicht publiziert. Dennoch sorgte er vor 40 Jahren ganz maßgeblich dafür, dass tierische Fette in den USA offiziell zum Gesundheitsfeind Nummer eins erklärt wurden. Seitdem

dürfen Fleisch, Milch und Butter nur noch mit schlechtem Gewissen verzehrt werden. Erst 20 Jahre später veröffentlichte er einige wenige Daten. Allerdings nur mit dem dürftigen Ergebnis, dass Margarine bei jungen Menschen den Cholesterinwert gesenkt habe, und dies sei doch Beweis genug, dass er richtigliege.

Der berühmte und anerkannte Forscher starb 2009. Als der Sohn den Nachlass seines Vaters sichtete, ging er auch in den Keller. Dort fand er eine verstaubte Kiste, gekennzeichnet mit »Minnesota Coronary Survey«. In dieser Kiste befanden sich die verschollen geglaubten, kompletten Daten dieser Studie.

Der Sohn übergab die Kiste einem anderen Forscher, der die Daten nun vollständig auswertete. Ergebnis: Die Gruppe, die sich mit pflanzlichen Fetten ernährte, zeigte eine deutlich erhöhte Sterblichkeit gegenüber der Gruppe mit tierischen Fetten. Dieses Ergebnis wurde im April 2016 veröffentlicht und sorgte für eine kurze Irritation, bevor man wieder dazu überging, pflanzliche Öle zu preisen und Butter zu verteufeln.«

Léa seufzt. *»Wirklich unglaublich. Ich habe nie verstanden, wieso Butter so verteufelt wird. Ich liebe Butter, meine Karotten lieben Butter, und sie ist der beste Geschmacksträger überhaupt. Und wenn man es nicht übertreibt, ist sie doch auch nicht ungesund, das ist doch längst bewiesen, oder, Michael?«*

Michael kennt die Diskrepanz zwischen Fettwarnungen und dem, was die Wissenschaft tatsächlich weiß, sehr genau. *»In Speck befinden sich sehr viele gesättigte Fettsäuren. Die gelten ja als die Bösewichte schlechthin, weil sie nach gängiger Lehrmeinung den Fett- und Cholesterinspiegel im Blut erhöhen können und dadurch eine der Hauptursachen von Herz-/Kreislauferkrankungen seien. Dabei ist überhaupt nicht klar, ob Nahrungsfette tatsächlich Gefäße verstopfen. Eher wohl nicht. Bei der Butter übrigens dieselbe Diskussion. Weil ebenfalls reich an gesättigten Fettsäuren, empfiehlt man stattdessen Margarine zu essen, weil die mehr ungesättigte Fettsäuren habe. Nun hat sich aber herausgestellt, dass die Margarine keineswegs gesünder ist, sogar eher ungesünder. Das Thema ist nicht richtig ausdiskutiert.«*

Man weiß heute längst, dass beim Thema Arteriosklerose, sprich Gefäßverkalkung, ganz andere Faktoren die Hauptrolle spielen, wie Vererbung, Entzündungen und Infektionen. Ungesättigte, gesättigte, Omega-3, -6 oder

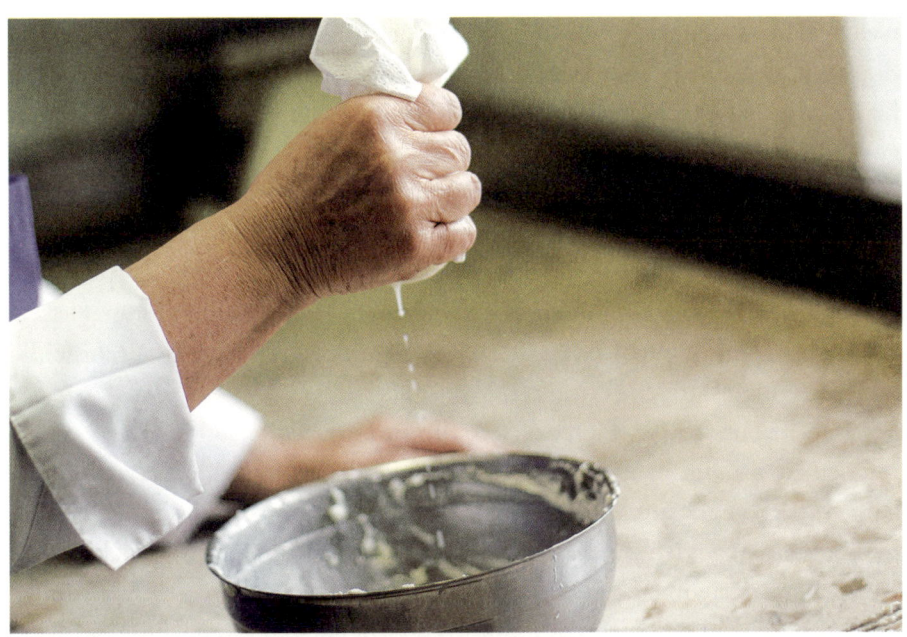

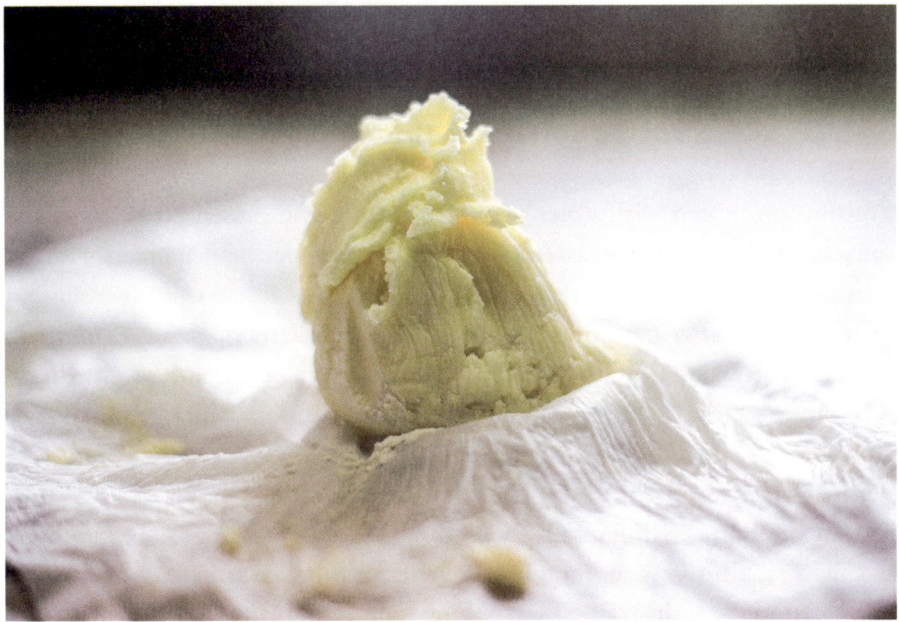

welche Fettsäuren auch immer spielen nicht einmal Nebenrollen, sie sind Statisten. Das dicke Ende besteht eher darin, dass die Erkenntnislage immer klarer zeigt, Menschen die bewusst tierische Fette vermeiden, haben eher gesundheitliche Nachteile.

Michael klärt uns auf bezüglich der vielfältigen Bedeutungen von gesättigten und ungesättigten Fettsäuren. Es geht überhaupt nicht um entweder-oder. Wir brauchen beide für die Funktionsfähigkeit unseres Körpers. Ein Beispiel sind unsere Zellhüllen, der Fachbegriff lautet Biomembran. Um sie stabil zu halten, braucht es gesättigte, um sie durchlässig und geschmeidig zu halten, ungesättigte Fettsäuren.

Das gilt ebenso für Tiere. Arten, die in einer kalten Umgebung leben, müssen ihre Zellhüllen nicht besonders stabilisieren und benötigen weniger gesättigte Fettsäuren. Deshalb enthalten zum Beispiel Fische verhältnismäßig viele ungesättigte Fettsäuren. Die Vorgabe, einmal pro Woche Fisch zu essen, ist deshalb eine gute Idee, weil wir dadurch eine genügende Menge der essenziellen ungesättigten Fettsäuren sicherstellen können, die der Körper für den Aufbau wichtiger Substanzen benötigt.

Nicht die Butter vom Brot nehmen lassen

Warum nun hören wir immer noch sehr wenig von diesen ernährungswissenschaftlichen Erkenntnissen? Worum geht es bei dem ganzen Theater ums tierische Fett denn wirklich?

Im Kern geht es darum, pflanzliche Öle zu verkaufen, anfangs vor allem in Form von Margarine. Es geht nicht um Gesundheit, sondern um Profit. Margarine wurde erstmals als haltbare Butter für das Militär unter Napoleon III. im Jahre 1869 entwickelt. Dazu wurden Wasser, Milch und Rindernierenfett vermischt und mithilfe von Lab, ähnlich wie in der Käseherstellung, gehärtet. In der Folge gab es viele Änderungen der Rezepturen, die man sich im Gegensatz zur Butterherstellung auch patentieren lassen konnte, und die industrielle Herstellung kam in Schwung.

Die Herstellung einer rein pflanzlich produzierten Margarine, und damit einer billigeren Produktionsweise, gelang in Deutschland 1952. Jetzt ging es darum, diese Produkte in die Einkaufstaschen zu bekommen, und eine der bewährtesten Verkaufsstrategien besteht seit eh und je darin, vor dem Konkurrenzprodukt zu warnen. So kam die Butter schuldlos auf die Anklagebank.

Ab den 1960er Jahren entwickelte sich eine bis ins Unanständige abgleitende medizinische Lobbyarbeit, um den Margarineverzehr weltweit durchzusetzen. Die Heidelberger Universitätsklinik spielte dabei eine unrühmliche Rolle. Ohne solide Grundlagen verteufelten deren berühmte Chefärzte ein so schönes, wohlschmeckendes und traditionelles Lebensmittel wie die Butter. Sie bewohnten anschließend hübsche, große Häuser in den gehobenen Vierteln, die die älteren Heidelberger noch als Margarine-Villen kennen.

Auch heute rollt der Low-Fat-Zug weiter, selbst die staatlichen Ernährungsprogramme setzen immer noch auf fettarm. Es wird einfach zu viel Geld mit der Angst vor tierischem Fett verdient, nämlich viele Milliarden. Der neueste Clou ist die sogenannte transfettfreie Margarine. Ein neues Argument, um Butter und Schmalz schlechtzureden, denn diese enthalten natürliche Transfette in geringen Dosen. Doch damit klagt sich die Margarineindustrie nur selbst an. Eine Gesundheitsschädigung durch Transfette betrifft allerhöchstens Margarinen, die nach den alten Techniken hergestellt werden und massenweise Transfette enthielten. Doch erst seit ca. 15 Jahren, seit dem Zeitpunkt, an dem man herausgefunden hatte, wie man Margarine transfettfrei herstellen kann, wurden Transfette von Wissenschaft und Medien zur Gesundheitsgefahr hochstilisiert.

Vielleicht ist die beste Art damit umzugehen, es einfach sportlich zu nehmen. Man darf über die teils raffinierten, teils plumpen Versuche, uns Angst einzujagen, inzwischen gelassen lächeln. Netter Versuch, aber die Butter lassen wir uns dadurch nicht vom Brot nehmen!

Butter vielfältig nutzen

Das findet Léa sehr beruhigend. »*Margarine war für mich nie eine Option. Dafür mag ich die Butter viel zu sehr.*« Sie lenkt lieber den Fokus auf das wirklich Wichtige: auf den richtigen Umgang mit einem vielseitigen und sehr schmackhaften Nahrungsmittel.

»*Gute Butter muss eine bestimmte Frische und Temperatur haben. Wenn sie zu weich ist, esse ich sie nicht mehr. Dann ist der Frischeeffekt weg, und sie schmeckt lediglich fettig. Ist Butter aber zu hart, dann hat sie überhaupt keinen Geschmack. Sie muss frisch aus dem Kühlschrank sein. Und man muss gut aufpassen, dass sie keinen fremden Geschmack annimmt, das geht nämlich ganz schnell. Also im Kühlschrank darauf achten, dass es keine unangenehmen Gerüche gibt. Und natürlich niemals mit dem Messer, mit dem man gerade die Zwiebel geschnitten hat, die Butter abschneiden!*« Aus Butter, die schon zu lange auf dem Tisch stand, macht Léa geklärte Butter, das ist das beste Fett zum Braten, weil es sich ausgezeichnet erhitzen lässt. »*Du kannst geklärte Butter zwar auch fertig kaufen, aber meine schmeckt einfach besser. Wenn du sie sehr langsam schmelzen lässt, bekommst du einen fantastischen Geschmack, der beim Braten Fisch und Fleisch wunderbar veredelt. Und oft lassen wir sie sogar noch länger auf dem Feuer, sodass unten die Molke ein bisschen karamellisiert, das ist wirklich superbe.*«

··

Geklärte Butter

»Unentbehrlich: Sie lässt sich höher erhitzen
als Butter und spritzt nicht beim Braten.«

Die Butter lasse ich in einem kleinen Topf bei milder Hitze schmelzen, so bildet sich obendrauf ein weißer Schaum. Den hebe ich mit einem Löffel ab. Das restliche Butterfett gieße ich vorsichtig durch ein Sieb, das ich mit Küchenpapier oder einem sauberen Leinentuch ausgelegt habe. Die geklärte Butter hat eine klare, goldene Farbe.

Tipp: Geklärte Butter lässt sich gut aufbewahren. Füllen Sie sie in saubere Schraubdeckelgläser. Luftdicht verschlossen hält sich die Butter mehrere Wochen im Kühlschrank.

....

Die Festigkeit der Butter kommt von den gesättigten Fettsäuren. Öle enthalten eher die ungesättigten und bleiben deshalb flüssig. Margarine aus Pflanzenölen wird zwar chemisch gehärtet, bleibt aber selbst im Kühlschrank noch streichfähig. Was Michael noch besonders interessiert, ist, ob Léa auch gesalzene Butter zum Kochen verwendet. Manchmal durchaus: *»Es gibt sehr feine gesalzene Butter aus der Bretagne. Die ist ideal, wenn wir einen Fisch braten wollen – anstatt den Fisch zu salzen, brate ich ihn in der Salzbutter. Das gibt auch diesen leicht karamellisierten Buttergeschmack. Ich mag das ebenso gern bei Kartoffeln – einfach Pell- oder Salzkartoffeln kochen und eine schöne Schnitte gesalzene Butter obendrauf – herrlich! Na, ja, und wenn man mal einen ganz besonderen Genuss haben möchte, geht's natürlich auch mit ein bisschen Kaviar auf der Kartoffel. Oder Lachskaviar, der ist viel günstiger und schmeckt fast genauso gut.«*

Fett macht vor allem satt und zufrieden

Wir sind davon überzeugt, dass gesättigte Fettsäuren überhaupt nicht schlimm sind, aber eines stimmt: Sie machen extrem satt. 100 Gramm Speck besitzt im Vergleich zu 100 Gramm Brot dreimal so viel Energie. Als Dickmacher ist Fett deshalb gefürchtet. Aber auch hier ist es eine Frage der Menge. Jedes Öl, gesättigt oder ungesättigt, kann in großen Mengen gesundheitlich bedenklich sein, und wer nimmt schon täglich einen Liter Öl oder ein Kilogramm Schweineschmalz zu sich. Deshalb denken die Warner zu kurz.

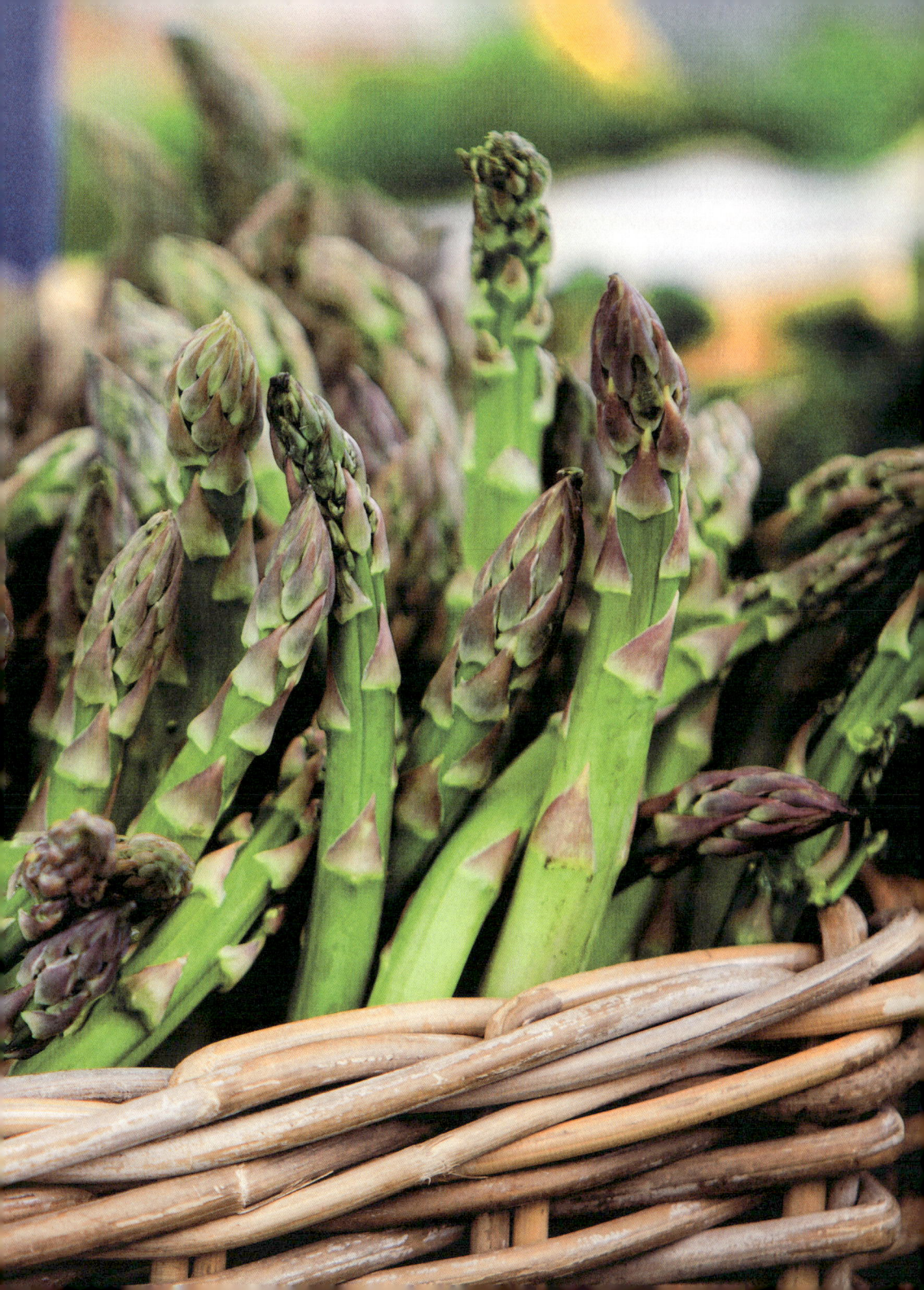

Es stimmt, dass ich mit einer kleinen Menge Speck besonders viele Kalorien zu mir nehme, aber deshalb bin ich auch früher satt. Die Amerikaner versuchen dennoch ständig, die Energiedichte ihrer Nahrung zu reduzieren, Lightprodukte auf Teufel komm raus, mit dem schlichten Ergebnis, dass sie XXL-Mengen brauchen, um satt zu werden. Und man kann nicht erkennen, dass sie mit dieser Strategie schlanker würden. Ich habe beispielsweise auch feststellen können, dass sich, seitdem in einem Betriebsrestaurant fettarmes Essen angeboten wurde, der Umsatz der Nachmittagscaféteria vergrößerte. Die Leute bekamen einfach nur früher Hunger.

Dabei kompensieren Menschen fehlendes Fett vor allem mit Kohlenhydraten, insbesondere in Form von Zucker. Und was folgt nun? Nach dem Kampf gegen das Fett der Kampf gegen den Zucker, den neuen Bösewicht. Das ist in etwa so, als würde man verbieten, mit Öl zu heizen, um sich dann zu beschweren, dass die Menschen mehr Holz verfeuern. Hätte man das Märchen vom bösen Fett erst gar nicht in die Welt gesetzt, würde man heute nicht solche Mengen Kohlenhydrate und Zucker verzehren.

Auch dies ist kein gesundheitliches Drama, aber ein kulinarisches. Viele natürliche Aromen benötigen Fette, um beim Kochen ihre geschmackliche Wirkung zu entfalten. Low-Fat hat deshalb ein Geschmacksproblem, was nicht selten mit der Zugabe künstlicher Aromen kompensiert werden muss.

Mogelpackungen

Vielleicht wundern Sie sich auch, wieso das eine oder andere Lebensmittel in Mode kommt. Warum werden bestimmte Produkte plötzlich überall empfohlen? Beispielsweise in Hochglanzbroschüren, die man kostenfrei überall finden kann. Und in vielen Büchern, die mit bekannten Köchen dafür werben. Ich werfe in unserer Runde die Frage auf: *»Ratet mal, warum* *seit einiger Zeit Rapsöl so gesund ist?«* Auch Léa wundert sich, denn ihr fällt gleich ein, dass sogar Hildegard von Bingen gegen die Verwendung von Rapsöl war.

Michael weiß, worauf ich hinausmöchte: *»Stimmt, Hildegard von Bingen hatte was dagegen. Das lag an der giftigen Erucasäure im Raps. Heute gibt es den Doppelnull-Raps, aus dem zwei Sachen weggezüchtet wurden, die Senf-ölglykoside und die Erucasäuren. Er ist zumindest unbedenklich. Warum aber finden sich im Sommer so viele gelbe Rapsfelder in Deutschland? Weil Raps subventioniert wurde, als man noch dachte, man könnte damit billig Biodie-sel herstellen. Er ist jedoch zu teuer geworden, und kaum jemand will für sol-chen Diesel mehr Geld ausgeben – und jetzt sitzt man auf diesen Riesenmengen Rapsöl und braucht einen Abnehmer. Dabei hilft es, Rapsöl als besonders gesund zu bezeichnen, obwohl es keinen Grund dafür gibt. Es ist schlicht ein unbedenk-liches, neutral schmeckendes Speiseöl, ähnlich dem Sonnenblumenöl. Aber alle machen bei der unberechtigten Lobpreisung mit, Medizin, Medien und Politik. Also das ist schon ziemlich billig.«*

Damit beschreibt Michael genau den Mechanismus, mit dem wir an der Nase herumgeführt werden. Mir tun nur bekannte Köche leid, die sich mit ihrem Gesicht und Namen vor diesen Karren spannen lassen und vielleicht sogar glauben, dass sie etwas Gutes tun. Dabei mindern sie nur die Qualität ihrer Originalrezepturen.

Léa meint dazu: *»Es wird wirklich immer schwieriger, den Überblick zu behalten. Auch für uns Köchinnen und Köche. Es kommen so viele Informatio-nen, oft gilt diese Woche nicht mehr, was noch in der letzten Woche als super ge-priesen wurde. Wäre ich nicht so eine aufmüpfige Frau und wirklich von dem überzeugt, was ich jetzt seit Jahren mache, welche Produkte ich verwende und wie alles schmecken soll, würde ich mich vielleicht auch verwirren lassen und diese Moden mitmachen.«*

Man kann wirklich davon ausgehen: Wird etwas als besonders gesund gepusht, stecken meist rein ökonomische Gründe dahinter. Und wenn die Verbraucher nicht informiert sind, dann fallen sie drauf rein. Das bringt uns nicht um, verschlechtert aber die Qualität unserer Küche. Dabei hat keiner von uns dreien etwas gegen ökonomische Pfiffigkeit. Im Gegenteil. Léa erzählt von einem schönen Beispiel.

Es gibt in Frankreich weltbekannte Weinfeste, die Fêtes de la Saint Vincent, das ist der Schutzpatron der Winzer. Man brauchte einen Anlass, seine Keller zu leeren, bevor der nächste Wein abgefüllt und gelagert werden musste. So wurde die Idee geboren, Feste zu organisieren, damit der alte Wein weggetrunken werden konnte. Das ist wunderbar, es herrscht eine zauberhafte gesellige Atmosphäre. Und der Punkt ist, keiner wird reingelegt wie bei der Margarine oder dem Rapsöl.

Dazu bemerkt Léa trocken: »*Warum soll ich eine bewährte Rezeptur aufgeben, nur damit mein Magen und der meiner Gäste eine verkorkste Energiepolitik retten soll, so wie du das erzählst, Michael? Vielleicht sollte man mit dem Rapsöl lieber die Möbel polieren...*«

Wir finden alle, dass dies ein ziemlich vernünftiger Vorschlag ist. Letztlich läuft es wieder auf dieselbe beruhigende Erkenntnis hinaus: Wer sich an traditionelle Rezepturen hält, die die Zusammensetzung der Zutaten nach Bekömmlichkeit, Sättigung und Schmackhaftigkeit auswählt, fährt am besten. Und so lautet die fünfte Regel der guten Küche: *Keine Angst vor Fleisch und Fett, vor allem, wenn es schmackhaft zubereitet wird.*

Ein Hoch auf die Kochkultur

Eine Frage ist noch offen. Was gab es denn bei Madame et Monsieur Macron anlässlich des letzten Jahrestreffens der preisgekrönten Meisterköche zu essen?

»*Als Entrée hat Guy Savoy eine fantastische Artischockensuppe mit Trüffeln gemacht, es gab auch eine Pâté en croûte mit Huhn und Steinpilzen. Präsident Macron sprach sich in seiner Rede übrigens dafür aus, dass wir Köche bei all den interessanten Neuerungen die alten Rezepte und Spezialitäten nicht vergessen sollten: Sie stehen für die Kultur Frankreichs. Et voilà, passt das nicht wunderbar zu unserem Buch?*«

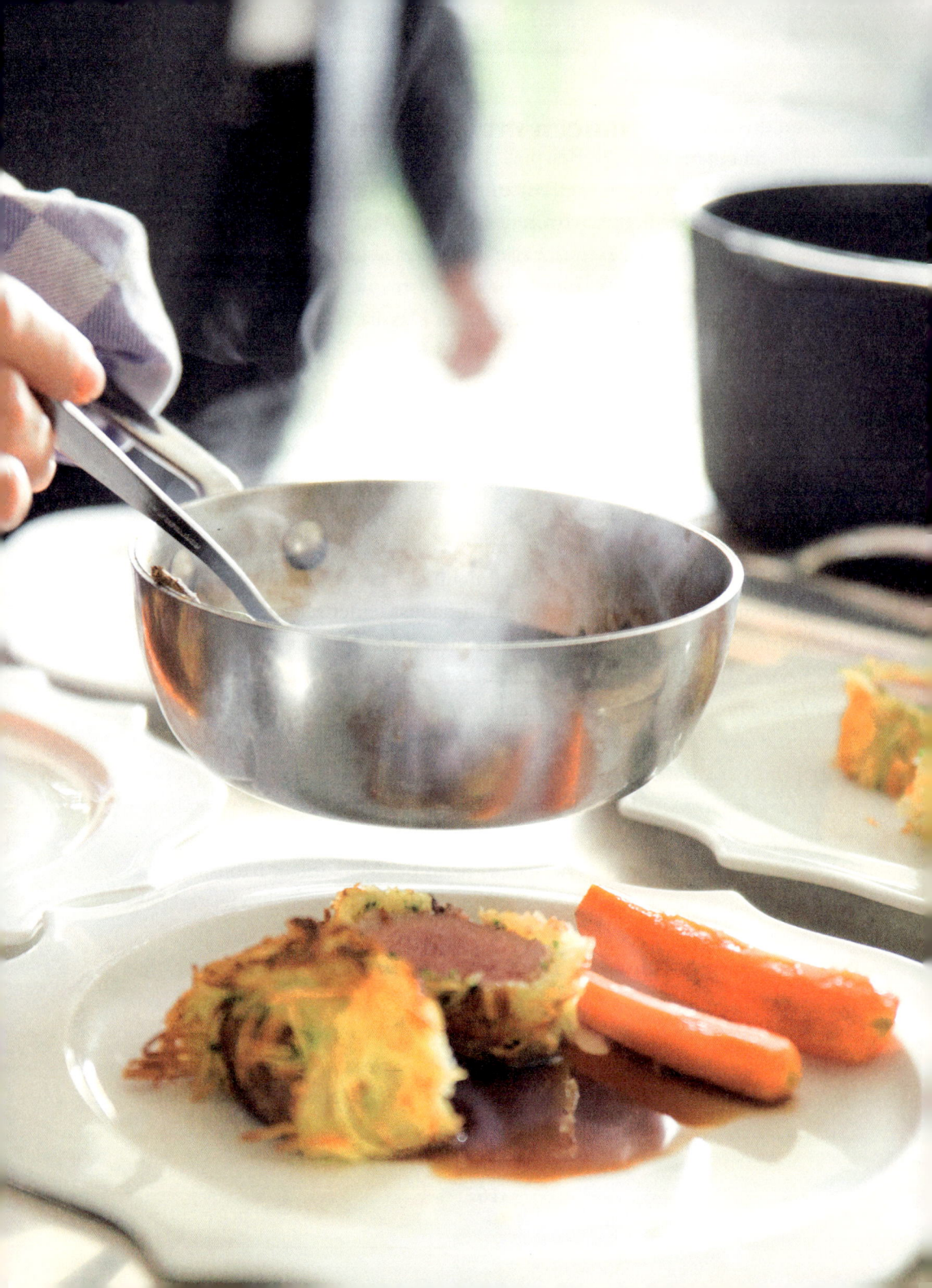

Saucen und Brühen

Die sechste Regel der guten Küche:
Der Appetit ist unser Freund,
er möchte aber nicht betrogen werden.

»*Der Mann kocht gern, wenn er weiß, wie die Sauce geht. – Das ist ein ober-schlauer Satz, gell, aber er stimmt wirklich*«, sagt Léa. Und sie weiß auch genau, was Kochen anstrengend und stressig macht: »*Ganz einfach, wenn du unsicher bist, wenn du nicht weißt, wie es geht. Und Männer wissen meist gut, wie sie ihr Fleisch braten können, aber bei der Sauce sind sie ratlos.*«

Da gebe ich Léa völlig recht. Erst wenn die Sauce stimmt, bin ich mit meinen »Kochkünsten« zufrieden – und das ist leider eher selten der Fall. Das sieht nun Léa überhaupt nicht ein: »*Na, dann müssen wir das ändern, eine Sauce ist nämlich gar nicht so schwer. Das Einfachste ist natürlich eine Sauce zu Fleisch: Für eine gute Bratensauce zum Beispiel brauchst du lediglich den Bratensud, den du vielleicht noch etwas reduzieren, also einkochen musst, dazu eine Schnitte eiskalte Butter um alles zu binden. Voilà, fertig ist die feine Fleisch-sauce. Und manchmal hilft auch etwas Sahne. Komm, wir machen jetzt zusam-men die Jus für unser Lamm!*«

Lammfond

»Mein berühmtes Lammfilet braucht ihn.
Und der Fond braucht ein Passiertuch.«

Für ca. 1 l Fond

2 Zwiebeln	3 EL Olivenöl
1 Möhre	1 TL Tomatenmark
150 g Knollensellerie	3 Knoblauchzehen
1 Porreestange	1 Thymianzweig
(nur das Weiße)	1 Lorbeerblatt
1,5 kg Lammknochen und	10 Stängel glatte Petersilie
Lammabschnitte	1 TL schwarze Pfefferkörner

Ich putze Zwiebeln, Möhre und den Sellerie und schneide alles in etwa zwei Zentimeter große Stücke. Der Porree wird längs halbiert, gewaschen, trockengeschüttelt und in zwei Zentimeter breite Streifen geschnitten.

Die Knochen lasse ich vom Metzger feinhacken und brate sie zusammen mit den Lammabschnitten in einem breiten Topf im Olivenöl von allen Seiten dunkelbraun an. Ich gebe das Gemüse dazu und brate es drei bis vier Minuten mit. Danach rühre ich das Tomatenmark unter, röste es kurz an und gieße dann so viel Wasser hinzu, dass die Knochen gut bedeckt sind. Knoblauchzehen mit Schale, Thymian, Lorbeer, Petersilienstängel und Pfeffer in den Topf geben und zum Kochen bringen. Bei milder Hitze lasse ich alles drei bis vier Stunden leise köcheln. Wenn zu viel Flüssigkeit verkocht ist, gebe ich noch etwas Wasser hinein.

Ich lege ein großes Sieb mit einem Passiertuch (Mulltuch) aus und gieße den fertigen Fond durch. Er muss dann über Nacht im Kühlschrank abkühlen und wird am nächsten Tag sorgfältig entfettet.

Tipp: Der Fond hält sich bis zu drei Tagen im Kühlschrank, kann aber auch sehr gut portionsweise eingefroren werden.

Lackmustest der guten Küche

Eine gute Sauce ist das A und O der guten Küche, aber sie wird oft stiefmütterlich behandelt. Warum ist sie so wichtig? Und was macht eine gute Sauce aus?

Zusammen mit einem Lebensmittelfachmann bekam ich einmal den Auftrag eines Caterers, die Qualität von Betriebskantinen zu bewerten. So besuchten wir die Restaurants von Softwarefirmen, Banken oder Telekommunikationsunternehmen. Wir ließen uns die Küchen und die Vorratsräume zeigen, sprachen mit Köchen und Betriebsleitern und vor allem aßen wir dort zu Mittag.

Zunächst waren wir eher positiv überrascht: Die Zutaten waren alle in einer Qualität, wie sie sich in einer ganz normalen Haushaltsküche finden, in der anständig gekocht wird. Die fertigen Gerichte wurden auch alle hochwertig präsentiert, die Theken und Gasträume waren appetitlich und nicht zu beanstanden. Aber geschmeckt hat alles nach Bahnhof. Es sah in Ordnung aus, es roch auch okay, aber wenn man es im Bauch hatte, dann stellte sich einfach keine Zufriedenheit ein. Man war zwar satt, hatte aber dennoch das Gefühl, schön aussehende Pampe im Bauch zu haben.

Des Rätsels Lösung fand sich im Lagerraum. Dort standen große Eimer mit Etiketten wie *Bratenjus*, *Béchamel* oder *Sauce Hollandaise*. Darin befand sich ein Pulver, das mehr oder weniger aus Glutamat bestand, auch wenn in der Kennzeichnung lediglich Hefeextrakte aufgeführt waren. Und da die Köche der Kantinen sich reichlich aus diesen Eimern bedienten, schmeckte es eben, wie Essen überall auf der Welt in Bahnhofs-, Shoppingmall-, Touristenrestaurants schmeckt, auch wenn die Zutaten an sich vielleicht gar nicht so schlecht sind.

Umami – die fünfte Geschmacksrichtung

Wenn wir über gute Saucen sprechen, dann sprechen wir über einen ganz besonderen Geschmack, der sich den klassischen vier Geschmackssinnen, süß, bitter, salzig und scharf nicht zuordnen lässt, und der dennoch für uns eine enorme Anziehung besitzt: den Umamigeschmack. Er wird meist mit würzig, fleischig oder kräftig beschrieben. Erzeugt wird er von einer Reihe Substanzen, deren wichtigste das Glutamat ist. Michael erklärt, dass es sich dabei um das Salz einer Aminosäure mit Namen Glutaminsäure handelt. Ist es in den Zellen als Eiweiß gebunden, kann es nicht geschmeckt werden. Erst durch Abbauprozesse wird es aus dem Eiweiß freigesetzt, und erst dann kann Glutamat von speziellen Umamigeschmacksrezeptoren auf der Zunge wahrgenommen werden.

Seit Urzeiten besteht unsere wichtigste Eiweißquelle aus tierischer Nahrung. Um sie leichter verdauen zu können, lernten wir, durch Abhängen und fachgerechte Zubereitung diesen Abbauprozess gezielt einzuleiten. Umami signalisiert uns, ob dies gelungen ist. Die Aktivierung der Umamirezeptoren ist ein Versprechen auf ein nahrhaftes, eiweißreiches und leicht verdauliches Fleischgericht. Vermutlich lieben wir deshalb diesen Geschmack.

Aber auch Muttermilch enthält Glutamat. Säuglinge lächeln zufrieden, wird ihnen Umami auf die Zunge getröpfelt. Um Glutamat freizusetzen, eignen sich alle Verfahren, die Zellstrukturen aufreißen, wie Erhitzen, Trocknen und vor allem Fermentation mithilfe von Bakterien. So kann auch bei der Käseherstellung freies Glutamat entstehen, besonders im Parmesan. Pflanzen enthalten ebenfalls Eiweiß, welches bei geschickter Verarbeitung Umamigeschmack freisetzt. Beispielsweise in Pilzen und reifen Tomaten. In Kombination mit Parmesan ein guter Grund für die Beliebtheit der italienischen Küche.

Besonders in Asien suchte man intensiv danach, fade Gerichte geschmacklich durch Umami aufzupeppen. Das mag an dem dortigen Grundnahrungsmittel liegen, denn Reis schmeckt für sich allein fade und langweilig. Die Erfindung der Sojasauce vor 2000 Jahren schuf Abhilfe. Denn Soja

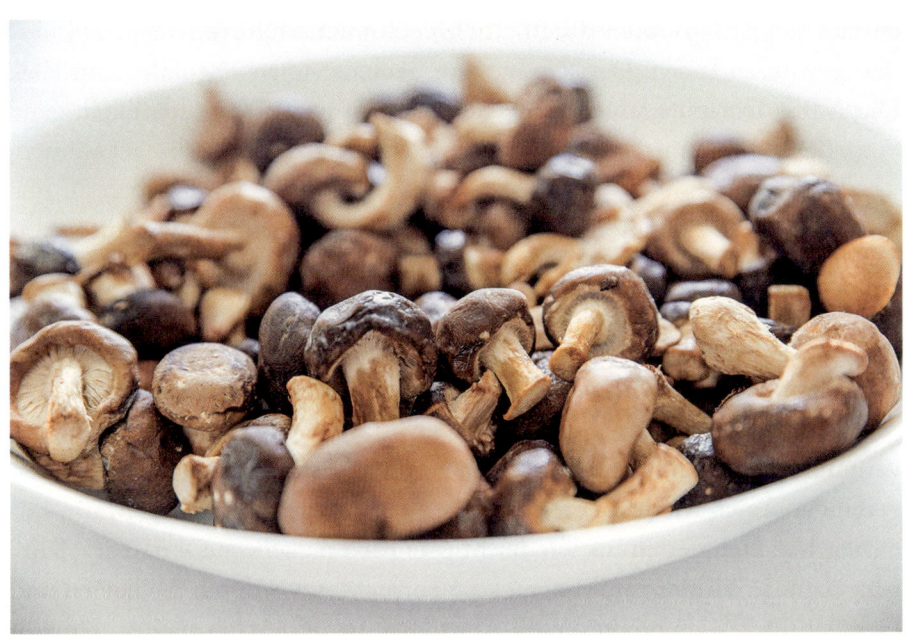

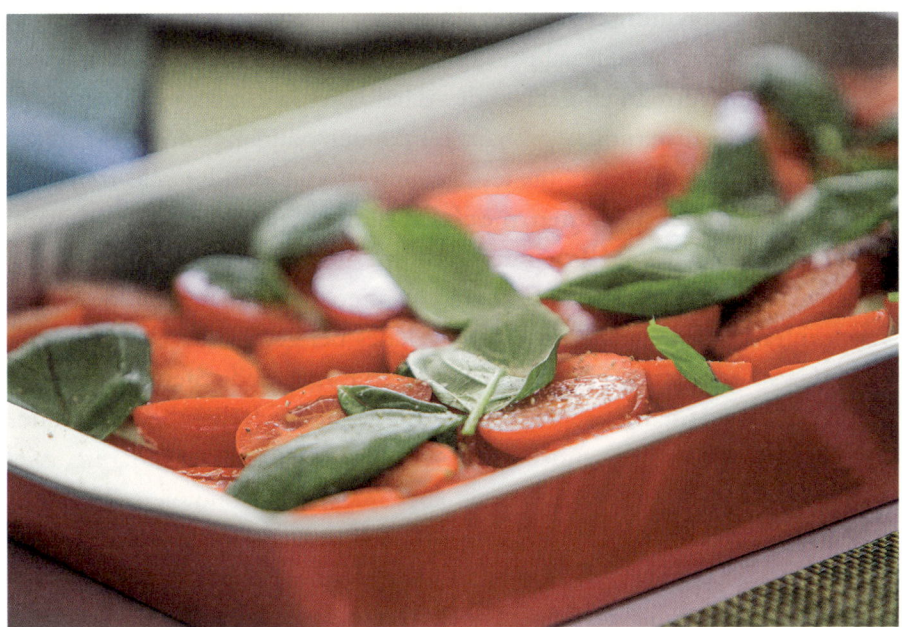

enthält viel Eiweiß, woraus sich durch Fermentation große Mengen Glutamat gewinnen lassen. Der Einsatz von Seetang führte ebenfalls zum Ziel. Der Name Umami stammt auch aus Japan und bedeutet Köstlichkeit.

Massenweise Geschmacksverstärker

Anfang des 20. Jahrhunderts begann die weltweite industrielle Massenproduktion von Glutamat, indem man lernte, Riesenmengen Eiweiß aus Weizen mithilfe von Salzsäure in Glutamat und andere Aminosäuren zu zerlegen. In Europa bekannt als Maggiwürze. Seitdem konnte auch eine verhunzte Mahlzeit durch ein paar Tropfen aus dem Maggi-Fläschchen geschmacklich gerettet werden, was Maggi auch den Beinamen Maria-hilf einbrachte. Heute setzt man in der Massenproduktion von Glutamat – jährlich mehrere Millionen Tonnen – auf Fermentation mittels Bakterien und Gentechnik. Als Ergebnis wird Glutamat in unterschiedlichen Formen angeboten, flüssig, krümelig oder mehlig.

Glutamatwürze verhalf schließlich dem Brühwürfel zu seiner weltweiten Verbreitung. Anfangs bestand die Basis von Brühwürfeln aus Fleischextrakten, ergänzt durch Salz, Zucker, Pflanzen- und Kräuterzusätze. Seit es Maggi gibt, reicht das billigere Weizenglutamat als Grundlage für den kräftigen Geschmack. Während der Einsatz von Sojasauce oder Maggi noch ein selbstgekochtes Produkt voraussetzt, konnte man nun mithilfe von Brühwürfeln oder Pulvern, allein durch Aufkochen mit Wasser, eine fertige Suppe oder Sauce herstellen.

Als Geschmacksverstärker kann man letztlich alle Speisezusätze bezeichnen, die auf die Umamirezeptoren zielen. Als Zusatzstoffe werden sie unter den E-Nummern beginnend mit der Ziffer 6 klassifiziert. Glutamat, entsprechend der Nummer E 621, muss aber in der Gastronomie selbst nicht gekennzeichnet werden. Auch müssen stark eiweißhaltige Zusätze mit hohem Glutamatpotenzial ebenfalls nicht als Geschmacksverstärker aufgeführt werden. Beispielsweise Hefeextrakte oder Weizeneiweiß. Wenn demnach viele Produkte damit werben, frei von Geschmacksverstärkern zu sein, weil sie beispielsweise lediglich Hefeextrakte enthalten, dann bezieht sich dies nur auf die gesetzliche Vorgabe. In der Realität enthalten auch sie sehr oft Geschmacksverstärker, selbst wenn sie im Reformhaus angeboten werden.

Schlaflos in China

Léa staunte einmal über den großzügigen Gebrauch von Fertigpulver in einer thailändischen Küche. Auf Nachfrage erntete sie ein Lachen der Köchinnen und den Hinweis, dass doch schon deren Mütter damit gekocht hätten. In Asien wird besonders reichlich von Geschmacksverstärkern Gebrauch gemacht.

Bei diesen Mengen reagieren Menschen in Europa manchmal mit Nebenwirkungen wie Schlafproblemen, Wassereinlagerungen, Gesichtsröte, Schweißausbrüchen, Übelkeit, Kreislaufproblemen und Kopfschmerzen. Und da diese Symptome erstmals tatsächlich nach dem Besuch eines Chinarestaurants beschrieben wurden, werden sie seitdem als CRS – China-Restaurant-Syndrom bezeichnet. Léa kennt es gut. »*Ich glaube, viele Menschen haben mit Glutamat Probleme, vor allem wenn der Körper dazu neigt, Wasser einzulagern. Mir geht es genauso, sogar mein Gesicht quillt dann auf. Einen Fototermin darf ich nach so einem Essen nicht haben!*«

Die Diskussion, ob der Einsatz von Glutamat gesundheitsschädlich ist oder nicht, wird extrem verbissen geführt. Die Antwort des Biologen Michael lautet wieder einmal, die Dosis ist entscheidend. Glutamat ist nicht nur eine Aminosäure, sondern auch ein Neurotransmitter mit zunächst sehr positiver Wirkung. Es wirkt im Gehirn als Stimulanz und unterstützt es beim Denken, Erinnern oder Spielen. Deshalb mögen wir es so sehr, dass manche sogar süchtig danach werden. Es gibt jedoch auch Menschen, die besonders empfindlich darauf reagieren, und eine Überdosierung kann dann Nervenstörungen auslösen.

Warum also gehen Asiaten so sorglos damit um? Der wichtigste Grund dürfte darin bestehen, dass Asiaten wahrscheinlich eine höhere biologische Toleranz gegenüber den Nebenwirkungen besitzen.

Die Köchin sagt Nein

Während wir die Jus zubereiten, entwickelt sich eine spannende, durchaus konträre Diskussion zwischen der Köchin und dem Wissenschaftler. Es dreht sich um die Frage, ob Glutamatzusätze in einer guten Küche Verwendung finden dürfen. Michael meint dazu: *»In Maßen, warum nicht? Es ist chemisch nichts anderes als ein Gewürz, wie Salz oder Pfeffer.«*

Léa hat einen eindeutigen Standpunkt: *»Nein, lass das Glutamat weg. Wenn du deine Brühen und Saucen richtig machst, dann brauchst du es nicht und hast einen guten und ehrlichen Geschmack.«*

Michael gibt zu bedenken: *»Aber Léa, wenn du eine Fleischmahlzeit machst, dann wird das Fleisch im Dünndarm abgebaut, durch die Proteasen in Aminosäuren. Davon sind etwa 10 Prozent Glutamat. Also Glutamat erwirbst du mit jeder Proteinmahlzeit. Der Körper produziert es sogar selbst. Es ist im Prinzip nicht anders, als wenn du Meersalz hinzufügst.«*

Léa sieht dies anders: *»Natürlich hast du recht, wenn man es rein analytisch betrachtet. Doch Meersalz bleibt Meersalz und will nichts anderes sein. Extra zugefügtes Glutamat täuscht aber einen intensiveren Geschmack vor. Und schau, wenn du wirklich erstklassige Produkte zum Kochen nimmst, brauchst du keine künstlichen Geschmacksverstärker! Ich sage dazu immer, ein gutes Huhn soll nach einem guten Huhn schmecken – und nicht nach zwei guten Hühnern. Deshalb kommt mir kein Glutamat in die Küche, denn du brauchst doch keinen Geschmacksintensivierer bei etwas Gutem.«*

Michael macht seinen Standpunkt klar: *»Versteh mich nicht falsch, ich bin kein Fan davon, aber es bleibt letztlich nur ein Salz. Man sollte keine hohen Dosen auf leeren Magen konsumieren. Aber wenn man die Dosis beachtet und nicht übertreibt, finde ich es auch nicht schlimm.«*

Léa bleibt hartnäckig: *»Ich sage ja nicht, dass es verboten werden sollte. Man*

muss auch mal nicht so Gutes genießbar machen dürfen, indem man den schlech-
ten Geschmack überdeckt mit Glutamat und Gewürzen. Aber es ist dann eben
nicht mehr hochwertig. Ich akzeptiere deinen Standpunkt als Wissenschaftler,
aber mein Standpunkt als Köchin ist, da bleibe ich jetzt mal stur, in meine Küche
kommt das Zeug nicht! Wenn wir professionellen Köche solche Zusätze schön-
reden, was käme dann noch alles?«

Umami – do it yourself

Léa zeigt uns, es ist kein Hexenwerk, Umamigeschmack in der eigenen
Küche zu erreichen. Zum Beispiel mit einer Hühnerbrühe. *»Die machen wir*
im Restaurant natürlich immer selbst. Wenn du eine Hühnerbrühe machst, in
der Gemüse drin ist, musst du ein bisschen Salz reintun, dass das Gemüse auch
den Geschmack loslässt. Und wir nehmen diese Hühnerbrühe, wo andere Wasser
zusetzen, zum Beispiel für eine Sauce oder ein Süppchen. Auch in unsere Selle-
riesuppe (Rezept Seite 48) kommt der Hühnerfond. Das bringt einfach hervor-
ragenden Geschmack, es sind ja auch nur gute Sachen drin: Butter, Zwiebel, Sel-
lerie und Hühnerbrühe. Und in der Hühnerbrühe ist Gemüse, manchmal etwas
Maggikraut, also Liebstöckel. Und all das ergibt auch diesen Umamigeschmack –
auf ganz natürliche Weise.«

Hühnerfond

»Ich wäre verloren ohne ihn!
Und das Fleisch ist wunderbar für meine Königinpastetchen.«

Für ca. 2 ½ l Fond
1 Zwiebel
1 Suppenhuhn (ca. 2 kg)
3 TL Meersalz
1 Möhre
¼ Knollensellerie

1 kleine Porreestange
1 Petersilienwurzel
6 schwarze Pfefferkörner
1 Bund Thymian
1 Lorbeerblatt
1 Nelke

Die Zwiebel halbiere ich und röste sie mit der Schnittfläche nach unten in einer beschichteten Pfanne ohne Fett schön dunkel – so kommen Farbe und Aroma in den Fond.

Das schöne Huhn wird unter fließendem Wasser gewaschen und in einen großen Topf gelegt. Ich gebe vier Liter Wasser und Salz dazu und lasse alles aufkochen. Den Schaum, der sich bildet, fische ich mit einer Schaumkelle immer wieder ab, so bleibt die Brühe klar.

Inzwischen wasche und putze ich das Gemüse und schneide es klein. Die Kräuter waschen, Gemüse und Kräuter in den Topf geben und die Hitze reduzieren. Ich lasse alles zwei bis drei Stunden leise köcheln, bis das Huhn ausgekocht ist. Ich nehme das Huhn heraus, gebe die Brühe durch ein Haarsieb und dann noch einmal durch ein Passiertuch (Mulltuch). Wenn Sie es nicht so fett mögen, lassen Sie den Fond über Nacht abkühlen. Am nächsten Tag können Sie das überschüssige Fett abnehmen.

Tipps: Der perfekte Hühnerfond hält sich bis zu drei Tagen im Kühlschrank. Sie können ihn auch portionsweise einfrieren.

Oder kochend heiß in saubere Schraubdeckelgläser füllen, verschließen und umgedreht etwa fünf Minuten stehen lassen. Im Kühlschrank bleibt er so etwa drei Monate gut.

Wenn es Ihnen gelingt, ein frisches Huhn mit Hals und Füßen zu kaufen (zum Beispiel auf dem Markt), sollten Sie diese unbedingt mit in der Brühe kochen. Das macht sie besonders gehaltvoll.

Ihren Hühnerfond nutzt Léa Linster für eine Vielzahl von Gerichten, beispielsweise auch gern als Basis für ein Risotto – das sie immer mit einem Schuss Crémant statt Weißwein macht, das gibt eine feinere Säure.

Zum Maggikraut bemerkt Michael, dass Liebstöckel den Beinamen Maggikraut völlig zu Unrecht bekommen hat. Denn Maggi roch zwar schon immer nach Liebstöckel, enthält dieses Kraut jedoch gar nicht.

Grandma's Chicken Soup

Nun möchte der Arzt wissen, was es mit der berühmten Grandma's Chicken Soup auf sich hat. Sie gilt als Wunderwaffe für die Genesung Kranker. Entscheidend scheint die Hühnerhaut zu sein, wie Michael erklärt: »*Darunter sitzen antimikrobielle Peptide. Das sind keine Antibiotika, sondern kleine Eiweiße. Sie wirken gegen Mikroorganismen, Pilze und Bakterien. Diese Substanzen sitzen auch in der menschlichen Schleimhaut und bilden die erste Abwehrbarriere gegen eindringende Krankheitskeime. Und diese Peptide können noch mehr. Sie stimulieren das Immunsystem, das ist die zweite Ebene. Sie wirken direkt gegen Erreger und stärken indirekt die eigene Abwehr.*

Das ist der Grund, warum Hühnerbrühe weltweit als traditionelles Hausmittel bei Magen-Darm-Erkrankungen, bei Grippe und generell zur Stärkung eingesetzt wird. Ein ganz spannendes Thema, an dem wir derzeit forschen. Bei Fröschen zum Beispiel ist die Haut knackevoll mit solchen Substanzen. Für eine Suppe bräuchte man allerdings die Haut von fünfzig Fröschen, beim Huhn reicht eine.« Glück gehabt. Doch ums Selbermachen kommt man nicht herum, denn fertig zu kaufende Hühnerbrühe wird meist nur aus den übriggebliebenen Knochen hergestellt.

Übrigens, sehr beliebt ist die Chicken Soup in China. Sie wird sogar auf Reisen mitgenommen. Und traditionell werden Kopf und Beine mitgekocht. Besonders unter der leicht schwabbeligen Haut der Füße befinden sich große Mengen dieser wirksamen Eiweiße. Es ist auch die Körperregion, die besonders stark mit Keimen in Berührung kommt. Zu einer richtigen Grandma's Chicken Soup gehören die Füße deshalb unbedingt dazu, das sieht auch Léa so. Nur ist es heute aus der Mode gekommen, ein Huhn mit Füßen, Hals und Innereien zu verkaufen, jedenfalls im Supermarkt.

»*Wenn du ein Huhn bei uns auf dem Bauernmarkt kaufst, bekommst du es immer mit Hals und Füßen, das ist auch ein Zeichen von bester Qualität. Und dann weißt du auch, das Huhn ist nach dem Schlachten nicht so weit gereist*«, erzählt Léa. »*Die exzellenten Poularden aus der Bresse sind traditionell sogar in ein Leinentuch genäht, nur Hals und Füße schauen heraus. Aber die haben natürlich auch ihren Preis.*«

Suppengrün

Auch ohne Fleisch lässt sich eine kräftige Grundlage für Brühen, Fonds, Suppen oder Saucen selbst herstellen. Die ideale Basis für einen Gemüsefond ist das legendäre Suppengrün, das immer aus Porree, Möhren, Knollensellerie und Petersilienwurzel besteht. Léa liebt es aber, auch noch eine Zwiebel, eine Tomate, ein Bund Thymian und eventuell eine Knoblauchzehe mit hineinzugeben. »*Es ist ganz wunderbar, einen solchen Fond immer im Haus zu haben. Er ist schnell gekocht, und man kann ihn schön aufbewahren, so ist er immer zur Hand, wenn man zum Beispiel eine Crèmesuppe oder ein Püree machen möchte. Und wenn der Geschmack noch feiner werden soll, wenn ich mehr Tiefe erreichen möchte, dann gebe ich weiße Champignons, also Champignons de Paris, und Tomaten mit hinein. Der Geschmack wird so mehrdimensional.*«

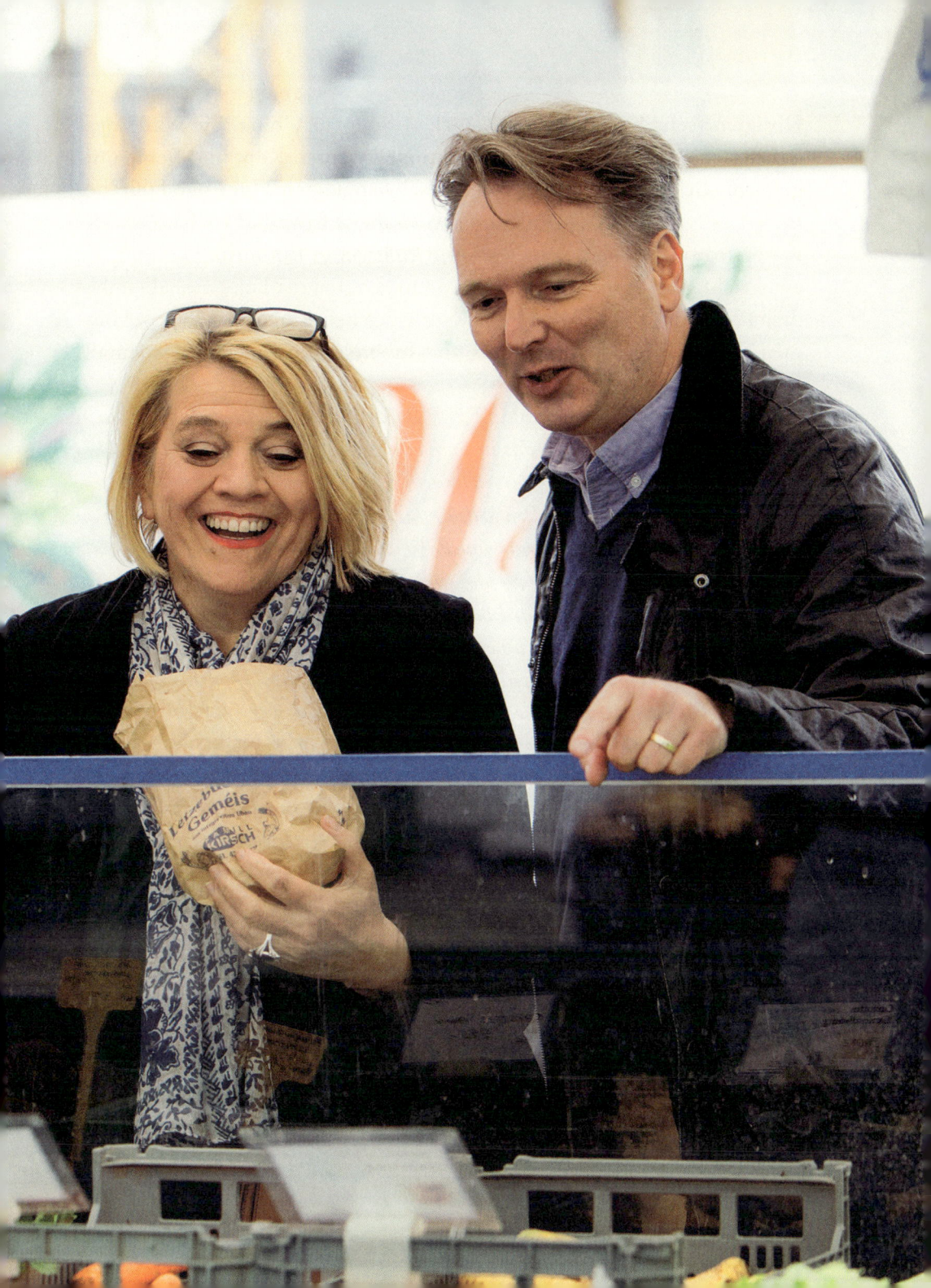

Gemüsefond

*»Eine tolle Basis für Suppen und Saucen –
den sollten sie immer im Kühlschrank haben!«*

Für ca. 1½ l

1 großes Bund Suppen-
grün (Möhren, Knol-
lensellerie, Petersilien-
wurzel, Porree)

1 Zwiebel
1 Knoblauchzehe
1 Tomate
1 Bund Thymian
Salz

Zuerst putze ich die Möhren, den Sellerie und die Petersilienwurzel und schneide alles in grobe Stücke. Vom Porree schneide ich das Wurzelende ab und halbiere die Stange längs. Ich spüle sie kalt ab und schneide sie in Stücke.

Die ungeschälte Zwiebel wird halbiert, so gibt sie meinem Fond eine schöne Farbe. Den Knoblauch drücke ich etwas platt, die Tomate wird halbiert.

Das Gemüse kommt mit dem Thymian in einen großen Topf. Ich gebe zwei Liter kaltes Wasser darauf, lasse es aufkochen und anschließend bei kleiner Hitze eine Stunde lang schön köcheln. Zum Schluss gieße ich alles durchs Sieb: Es ergibt etwa 1 ½ Liter besten Gemüsefond. Wenn man ihn noch kräftiger mag, kann man ihn einfach ein wenig länger einkochen lassen. Etwas Salz dazu – fertig!

Tipp: Den Fond kann man einfrieren oder in Twist-off-Gläsern luftdicht verschlossen im Kühlschrank aufbewahren. Dafür nochmals aufkochen, heiß in die sauberen Gläser füllen und umgedreht abkühlen lassen. So hält der Fond mindestens vier Wochen.

Léa erzählt weiter, dass sie nicht nur gern Champignons verwendet, sondern oft auch Shiitakepilze, weil sie dem Fleischgeschmack sehr nahe kommen. *»Also, wenn etwas denn unbedingt nach Fleisch schmecken soll, ohne dass Fleisch drin ist, dann mache ich euch Reis mit Shiitake. Mit einer Schalotte und einer* *kräftigen Brühe – voilà. Ihr werdet garantiert kein Fleisch vermissen. Und man darf wirklich alles ausprobieren. Ich habe neulich einmal einfach eine Zimtstange in die Gemüsebrühe gegeben, das hat im ganzen Haus zauberhaft gerochen und hinreißend geschmeckt!«*

Michael möchte wissen, ob sie auch Zitrone für die Pilzzubereitung verwendet. Zitrone unterbindet die Oxidation, und so bleibt Gemüse hell. Doch Léa ist kein Fan davon. *»In vielen Küchen kommt immer so viel Zitrone auf die Artischocken und die Pilze, nur damit sie hell bleiben. Was für ein Unsinn! Ich will, dass meine Artischocken hervorragend schmecken, da dürfen sie gern hübsch violettgrau sein. Denn ich möchte keine Artischocke haben, die mehr nach Zitrone schmeckt als nach Artischocke. Und mit Pilzen ist es doch genauso.«*

Léa Linsters Saucenwürfel der guten Küche

Und nun gibt uns Léa einen Geheimtipp. Quasi der Suppenwürfel für die gute Küche, alles echt und hochwertig. *»Als Mutter aller Saucen sehe ich eine gute Béchamel. Sie ist leider etwas aus der Mode gekommen, weil sie oft nicht ordentlich gemacht wurde. Was kann die Sauce dafür, wenn ein schlechter Koch sie als eine Art salzigen Pudding über die Speisen kippt?*

Ich liebe meine Béchamel wirklich sehr, damit könnt ihr eure Seele trösten. Mit eingefrorenen Würfeln der Saucenbasis kann ich aus einem Fleisch- oder Gemüsesud schnell eine schöne Sauce machen. Ich rühre die Béchamel unter, gebe noch etwas Sahne dazu und schmecke dann mit Salz, Pfeffer, Zitronensaft und vielleicht etwas Muskat ab. Voilà!«

Léa zeigt uns, wie man eine Sauce, die zu dünn geraten ist, im Handumdrehen retten kann. *»Dafür gibt es einen ganz einfachen Trick: die Mehlbutter. Du nimmst Mehl und Butter in identischem Verhältnis, also vielleicht zehn Gramm Mehl und zehn Gramm Butter. Das verarbeitest du zu einer glatten Paste und gibst sie in deine Sauce. Aber Vorsicht, immer mit nur einer Messerspitze anfangen und lieber nachlegen.«*

Béchamel

»Die feine Sauce ist ideal zum Gratinieren und Füllen.«

Für ca. 1 l

1 l Milch	*200 g Sahne*
70 g Butter	*weißer Pfeffer*
70 g Mehl	*etwas Muskat*
Salz	*etwas Zitronensaft*

Ich bringe die Milch zum Kochen. In einem anderen Topf lasse ich die Butter schmelzen. Bei schwacher Hitze rühre ich mit einem Schneebesen das Mehl hinein und schwitze es hell an. Nach und nach gebe ich die heiße Milch dazu und rühre alles schön glatt. Die Sauce lasse ich 20 bis 30 Minuten köcheln und gebe erst dann Salz hinein. Attention: Niemals die Milch allein salzen, sonst wird's Käse! Und immer wieder umrühren – die Béchamel darf auf keinen Fall anbrennen!

Wenn ich nur einen Teil der Sauce brauche, lasse ich den Rest abkühlen, schneide dann Portionswürfel daraus und friere sie ein.

Die Béchamel wird jetzt verfeinert: Ich gieße die Sahne dazu und gebe weißen Pfeffer aus der Mühle und frisch geriebene Muskatnuss darüber. Zum Schluss schmecke ich mit einem Spritzer Zitronensaft und eventuell noch etwas Salz ab.

Tipp: Will ich eine exzellente Sauce zu weißem Fleisch haben (zum Beispiel für meine Königinpastetchen), nehme ich statt der Milch 800 Milliliter entfetteten Hühnerfond (Rezept Seite 178), der mit Thymian aromatisiert ist.

....

Léa erklärt uns nun gleich, wie wunderbar bei ihr eine perfekte Béchamel schmecken kann. *»Wisst ihr, es wäre doch viel zu schade, das gute Hühnerfleisch nicht zu verwenden, wenn ich Fond gekocht habe! Also mache ich meine kleinen Königinpastetchen daraus. Die schmecken vorzüglich.«*

Bouchées à la Reine – Königinpastetchen

»Die kleinen Blätterteigpasteten müssen blitzschnell auf den Tisch,
damit sie schön kross bleiben.«

Für 4 Personen

1 gekochtes Suppenhuhn (Rezept Seite 178)	200 g kleine weiße Champignons
500 ml Béchamel (Rezept Seite 183, mit Hühnerfond statt Milch)	50 g Sahne feines Meersalz weißer Pfeffer
4 Blätterteigpasteten (fertig gekauft)	2 EL geschlagene Sahne etwas glatte Petersilie

Zuerst enthäute ich das gekochte Huhn, löse das feine Fleisch aus der Brust und den Schenkeln und schneide es in kleine Würfel. Dann koche ich meine Béchamel wie im Rezept beschrieben.

Ich heize den Backofen auf 80 Grad Umluft vor und erwärme die fertigen Blätterteigpasteten etwa zehn Minuten, dabei lasse ich die Ofentür ein Stückchen auf.

Inzwischen putze ich die Champignons und koche sie in der Sahne auf, würze mit Meersalz und einem Hauch weißem Pfeffer aus der Mühle. So lasse ich sie etwa fünf Minuten garen. Die Champignons kommen dann zusammen mit dem Hühnerfleisch in die vorbereitete Béchamel-Sauce. Gut erwärmen und zuletzt die Schlagsahne unterheben.

Das Ragout fülle ich schnell in die krossen Blätterteigpastetchen, gebe ein bisschen feingehackte Petersilie darauf und serviere sofort. Königlich!

Tipp: Wird die Béchamel mit Hühnerfond (statt mit Milch) gekocht, heißt sie in der klassischen französischen Küche »Sauce suprême«.

Saucentrick ohne Sauce

»Wenn euch eine Sauce zu viel Arbeit ist und ihr hoffentlich auch keine Lust auf irgendein Fertigprodukt habt, dann hilft euch eine Kräuterbutter, die wir Schneckenbutter nennen, weil sie im Burgund erfunden wurde und zu Weinbergschnecken gegessen wird. Wenn ihr eine schöne Schnitte davon auf euer Steak tut, und das schmilzt so runter, köstlich! Der Teller muss gut warm sein, dann habt ihr, wenn Butter runterläuft, eine Sauce, ohne dass ihr eine machen müsst! Das ist wirklich perfekt zum Steak.

In diese Butter könnt ihr auch ein bisschen Kalbsjus geben, dann ist sie hellbraun und nicht weiß. Oder ihr schmort die Schalotte in etwas weißem Portwein, das schmeckt auch fantastisch. Und das Beste ist: Diese Butter könnt ihr einfrieren und habt sie so immer parat.«

....

Kräuterbutter

»Selbst machen, so schlagen Sie der Butterindustrie ein Schnippchen.«

Für ca. 20 Scheiben

350 g Butter	*2 TL Salz*
35 g Schalotten	*½ TL Pfeffer*
2 Knoblauchzehen	*(frisch gemahlen)*
4 EL glatte Petersilie	*1 Spritzer Zitronensaft*

Ich lasse die Butter weich werden. Inzwischen ziehe ich die Schalotten ab und schneide sie in sehr feine Würfelchen. Die frischen Knoblauchzehen schäle ich und blanchiere sie ein bis zwei Minuten in kochendem Salzwasser. Sofort in Eiswasser abschrecken und zu Püree zerdrücken. Die Petersilie wasche ich, trockne sie mit Küchenpapier, zupfe die Blätter von den Stängeln und hacke sie sehr fein.

Nun rühre ich die weiche Butter schaumig und hebe nach und nach alle Zuta-

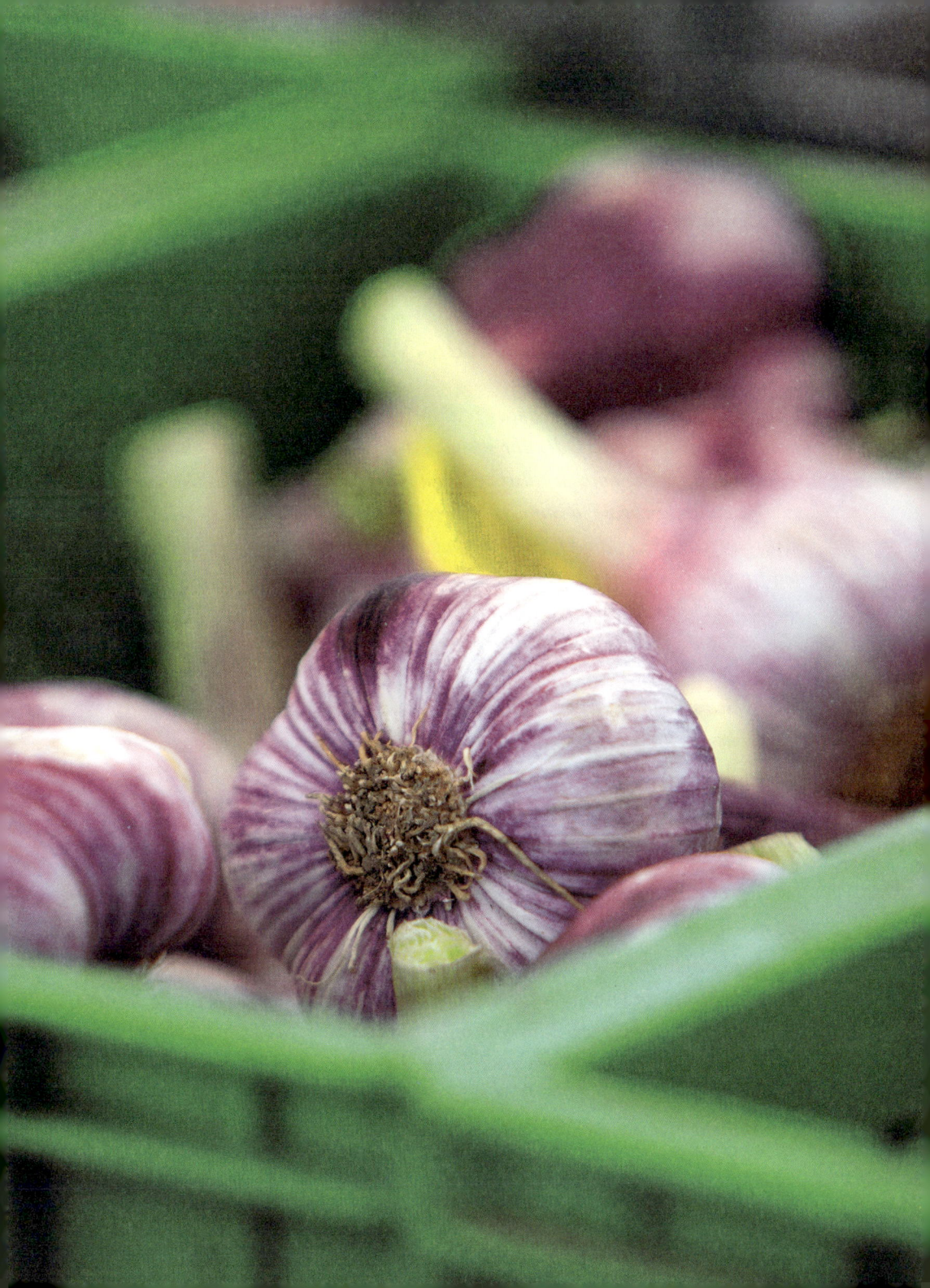

ten darunter. *Zum Schluss schmecke ich mit einem Spritzer Zitronensaft ab. Die Kräuterbutter forme ich zu einer Rolle, wickele sie in Alufolie und stelle sie kalt.*

Tipp: Wenn Sie die Kräuterbutter nicht gleich aufbrauchen, können Sie sie wunderbar einfrieren.

....

Eine »ehrliche« Würzpaste

Léa findet es auch eine gute Idee, eine Würzpaste selbst herzustellen. *»Dazu müsstet ihr einen schönen Fond kochen, mit dem üblichen Suppengrün, Zwiebel, Tomate und Champignons. Alles mit Liebstöckel verfeinern und auch Petersilienstängel mitkochen, die geben einen ganz tollen, süßlich-würzigen Geschmack. Wer will, gibt noch ein Hühnerbein dazu und auf jeden Fall ordentlich Salz und Pfeffer. Ich würde alles sehr lange einkochen lassen und dann durch den Mixer geben, sodass ich eine Art Paste erhalte. Das Ganze vielleicht noch einmal nachsalzen. Warum? Salz wirkt erstens konservierend, und zweitens muss ich später die Gerichte nicht nachwürzen.«*

Ich frage Michael: *»Was glaubst du, wie lange hält sich das im Kühlschrank?«*

»Ohne Hühnerbein sicher ein bis zwei Wochen; mit Hühnchen wäre ich vorsichtiger, maximal zwei bis drei Tage. Ich finde übrigens, das Geheimnis der französischen Küche liegt auch darin, dass Saucen in vielen unterschiedlichen Variationen angeboten werden, da sind wir in Deutschland etwas langweilig, oder?«

Léa ist ein bisschen befangen, denn sie ist mit der französischen Küche groß geworden. *»Und da spielen Saucen ja eine außerordentlich wichtige Rolle.«*

Mich interessiert nun, warum Saucen in Frankreich viel mehr reduziert werden als bei uns und als Jus serviert. Woran liegt das? Wird eine höhere Geschmackskonzentration gewünscht?

Das scheint letztlich auch eine Frage individueller Vorlieben zu sein. Léa meint: *»Natürlich ist es wichtig, eine Jus zu reduzieren, nur so bekommt die Sauce ihren intensiven Geschmack und bleibt keine wässerige Tunke. Aber ich mag es* auch nicht, wenn zu viel reduziert wird, sodass nur noch eine klebrige Masse übrigbleibt. Dann wird der Geschmack müde und ist nicht erfreulich. Die Textur spielt bei einer guten Sauce eine wichtige Rolle, das ist schon eine kleine Kunst.«

Mit guten Saucen die Belegung steigern

Ich komme noch einmal auf meinen eingangs erwähnten Beratungsauftrag zurück. Er kam dadurch zustande, weil in diesen Betriebskantinen die Belegung unter 50 Prozent abgesunken war, obwohl in der Nähe der Betriebe außer Kiosken und Hamburgerketten keine Alternativen für ein warmes Mittagessen zu finden waren. Die Leute haben nach einer Weile schlicht angefangen, ihre Stullen wieder von zu Hause mitzunehmen. Bei 50 Prozent stimmt etwas nicht, wäre das Kantinenessen gut, wäre die Belegung mit Sicherheit über 70 Prozent. »*Da die Qualität der Zutaten nicht wirklich schlecht war, glaube ich, dass vor allem die Glutamatsaucen und -brühen für die schlechte Belegung verantwortlich zu machen sind. Ein gutes Steak hat mehr mit dem Metzger zu tun als mit dem Koch, aber die Sauce trägt eindeutig seine Handschrift. Wie könnte man die Saucenqualität in einer Großkantine ändern?«*

Léa wiegt den Kopf. »*Unsere Saucen haben Fleisch als Grundlage, sie sind kostspielig und machen sehr viel Arbeit – aber dafür gehst du ja ins Sternerestaurant! Wenn du dir jedoch einen guten Kalbsfond gekocht hast, bekommst du eine Allzweckwaffe der feinen Küche. Für den Sonntag hast du wunderbares Kalbsjus, und für den Rest der Zeit kannst du das Kalbfleisch nutzen, zum Beispiel als Ragout. Vom Fond kannst du etwas nehmen und mit Butter montieren – schon hast du die beste Sauce, die du dir vorstellen kannst. Du kannst ihn auch mal mit etwas Sahne strecken. Das geht zu Hause ganz wunderbar. In Kantinen ist es natürlich ein Problem der Finanzierung. Aber ein anständiger Gemüse- oder Hühnerfond als Saucengrundlage müsste doch auch dort möglich sein. Gut geeignet wäre auch meine schöne seidige Béchamel (Rezept Seite 183) als Basis.«*

Kalbsragout und Kalbsfond

»Das Ragout gibt's am Sonntag,
der Fond ist ein Rundum-Sorglos-Paket der guten Küche.«

Für 600 ml Fond
1,8 kg mageres Kalbfleisch
1 große Möhre
1 große Zwiebel
2 Fleischtomaten
1 Selleriestange
1 Petersilienwurzel
1 Bund Thymian
1 Lorbeerblatt
2 Blatt Porree
25 g geklärte Butter
 (Rezept Seite 162)

Meersalz
Pfeffer
200 ml Marsala oder
 Weißwein (halbtrocken)
2 Knoblauchzehen
Kalbsragout:
Salz
Pfeffer
200 g Sahne
2 EL Tomatenwürfelchen
 (ohne Haut)
½ Bund Basilikum

Ich nehme dafür mageres Kalbfleisch aus der Hüfte, ohne Knochen und Sehnen, und schneide es in sechs Zentimeter große Stücke. Die Möhre wird geschält und in Scheiben oder Stäbchen geschnitten. Die Zwiebel ziehe ich ab und schneide sie fein. Die Tomaten werden enthäutet, entkernt und geviertelt.

Die Selleriestange, ein Stück Petersilienwurzel, der Thymian und das Lorbeerblatt werden in die Porreeblätter gewickelt und mit Küchenzwirn zu einem Bouquet garni gebunden.

In einem großen Topf erhitze ich die geklärte Butter, brate das Fleisch kräftig an und gebe Salz und Pfeffer aus der Mühle darüber. Das Ganze lösche ich mit dem Marsala oder Weißwein ab, koche die Flüssigkeit ein und gebe einen Liter Wasser, das Bouquet garni und die ungeschälten Knoblauchzehen dazu. Wenn alles schön kocht, einen weiteren Liter Wasser angießen, wieder aufkochen lassen und das Fleisch etwa zwei Stunden lang leise köcheln.

Ragout: Wenn das Fleisch zart gegart ist, hebe ich die Stückchen fürs Ragout vorsichtig in einen anderen Topf, fische das Bouquet garni heraus und gebe nun ordentlich Salz und Pfeffer aus der Mühle über das Fleisch. Dann gieße ich die Sahne dazu, gebe zwei Esslöffel Tomatenwürfelchen und eine Handvoll feingeschnittene Basilikumblätter hinzu. Dazu passen Möhren und Nudeln. Gibt man noch Curry hinein, ist Basmatireis der richtige Begleiter. Fürs Ragout gibt es viele Möglichkeiten, ganz nach Belieben und Fantasie.

Kalbsfond: Die Sauce im großen Topf wird noch einmal mit 250 Milliliter Wasser verdünnt und ein paar Minuten aufgekocht. Dabei schöpfe ich den Schaum ab. Dann passiere ich die Flüssigkeit durch ein Haarsieb und stelle den Fond zwölf Stunden lang kalt. Jetzt kann ich das Fett ganz leicht abheben. Den entfetteten Fond koche ich nochmals auf und reduziere ihn nach Bedarf: Je länger er einkocht, desto intensiver wird der Geschmack.

Tipps: Der Kalbsfond ist eine exzellente Basis für viele Saucen. Er passt sogar zu meinem Lammrücken (Rezept Seite 135).

Wenn Sie kein Kalbsragout machen, können Sie den Fond aus 1,5 Kilogramm Lammknochen (vom Metzger gehackt) und Lammabschnitten kochen.

....

Geschmackssinn, Darmhirn, Appetitzentrum – unser Erkennungssystem

Doch warum führen Geschmackstricks, wie in Tütensaucen, zu einer abnehmenden Belegung in Großkantinen? In unserem Gespräch über Saucen und Geschmack fielen öfter die Begriffe Ehrlichkeit und Täuschung. Die eigentliche Funktion des Geschmackssinns liegt ja gerade darin, uns vor Gefahren und Betrug zu bewahren. Doch nach mehr als 100 000 Jahren evolutionärem Zusammenspiel von Geschmack, Bekömmlichkeit und Appetit kann unser Geschmackssinn heute diese Schutzfunktion nicht mehr so zuverlässig ausüben wie früher. Um das zu verstehen, müssen wir kurz an den Anfang der Evolution zurückgehen.

Als einzellige Lebewesen sich zu Mehrzellern zusammenschlossen, war eine der ersten Neuerungen die Bildung eines Rohres, in welches Nahrung eingeführt werden konnte. Daraus entwickelte sich unser Verdauungsapparat. Weil sich jedoch nicht alles zur Einverleibung eignet, musste ein Erkennungssystem her, um gute von schlechten Nahrungsquellen unterscheiden zu können. Dazu werden drei Komponenten gebraucht.

Erstens Nervenzellen, die Nahrungsquellen am Ort der Verdauung als wertvoll oder gefährlich erkennen können. Daraus entwickelte sich ein riesiges Nervengeflecht in den Darmwänden, man kann es Darmhirn nennen. Zweitens die Möglichkeit, Nahrung vor dem Verzehr riechen, schmecken und sehen zu können. Daraus entwickelten sich unsere Sinnesorgane. Und drittens ein zentraler Rechner, welcher beide Informationen, Sinnes- und Bauchwahrnehmung, zusammenzuführt und die richtigen Schlüsse daraus zieht. Daraus entstand unser Gehirn. Der menschliche Embryo entwickelt sich aus drei Keimblättern, und es ist kein Zufall, dass Sinnesorgane, Verdauungstrakt und Gehirn aus ein und demselben Keimblatt stammen.

Unser Appetit ist ein Lernprozess …

Mit der Zeit lernt das Appetitzentrum unseres Gehirns genau, wie Speisen aussehen, riechen und schmecken, mit denen unser Darmhirn gute oder schlechte Erfahrungen gemacht hat. Es sendet hierzu eindeutige Botschaften – Appetit und Wohlgeschmack einerseits oder Ekel und Würgereiz andererseits. Wer seinem Appetit intuitiv folgt, handelt somit nicht unvernünftig, sondern im Sinne einer biologischen Überlebensstrategie.

Manche dieser Informationen bekommen wir bereits in die Wiege gelegt. Kinder suchen Süßes, weil sie instinktiv wissen, dass Pflanzen dann ungefährlich sind. Bitteres und Scharfes meiden sie, denn es bedeutet Gefahr. Lernen wir jedoch, dass manche bittere oder scharfe Speisen genießbar sind und sogar bestimmte Vorzüge besitzen, wächst auch unser Appetit darauf. Der erste Schluck Bier oder das erste Wasabi wurden ausgespuckt, doch das

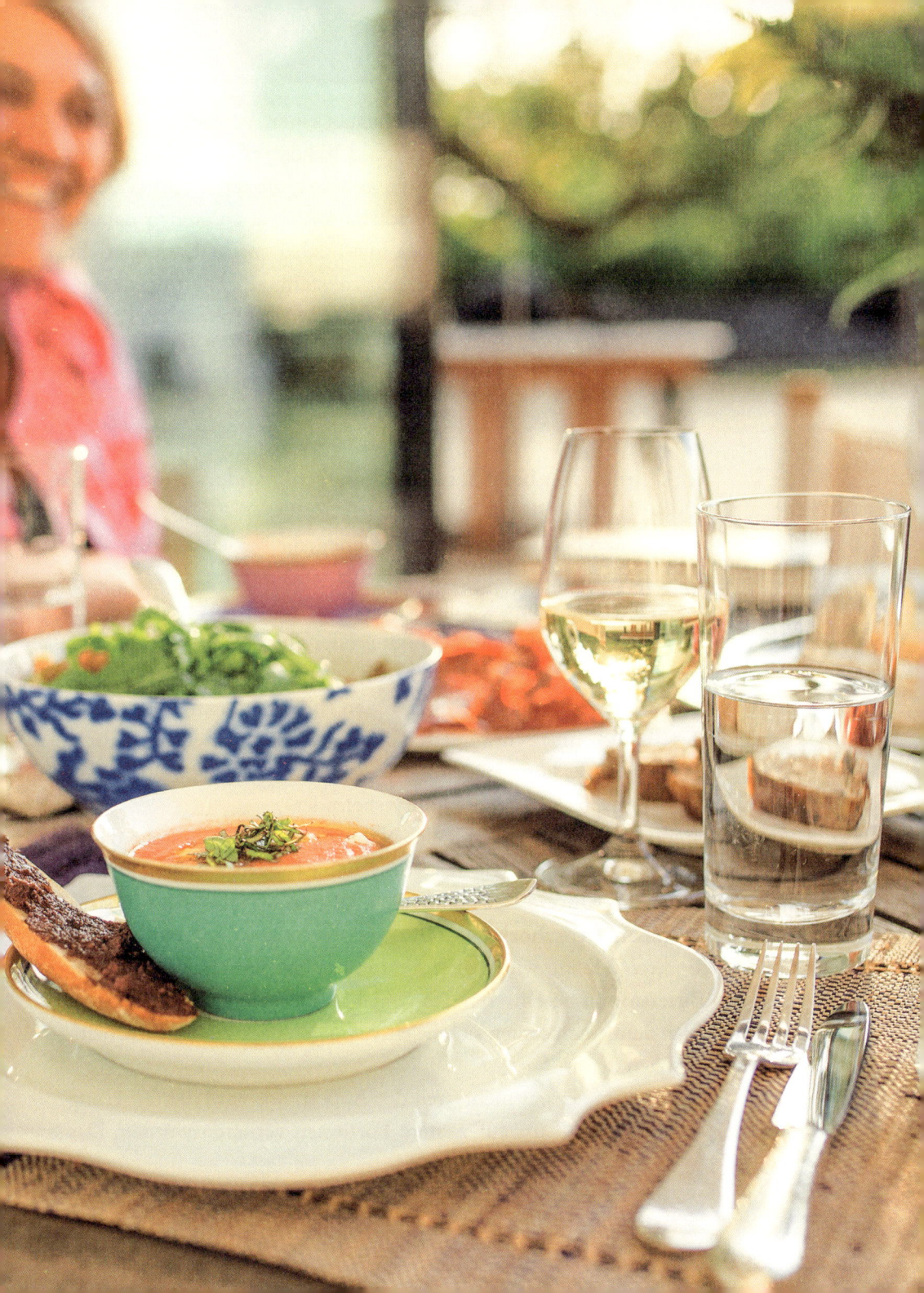

ändert sich mit der Zeit. Und landen wir dabei einen Volltreffer, bei dem alles zusammenpasst, Geschmack, Inhalt und Bekömmlichkeit, werden in unserem Darm sogar Serotoninrezeptoren aktiviert, die regelrecht Glücksgefühle beim Essen auslösen können. Solche Leibspeisen stehen danach ganz oben auf unserer Wunschliste. Léa muss dabei an ihr Lammgericht denken, das seit 30 Jahren auf ihrer Speisekarte steht. *»Es ist schon erstaunlich, ich habe immer wieder Gäste, die sagen, eigentlich habe ich mir vorgenommen, heute etwas anderes bei dir zu essen – aber jetzt möchte ich doch wieder dein wunderbares Lamm.«*

… und zwar bei jedem ein klein wenig anders

Der Geschmackssinn beruht auf über 500 Genen, die bei jedem Menschen etwas anders aktiviert werden. Daher schmeckt jeder von uns etwas unterschiedlich, und über Geschmack sollte man daher auch nicht streiten. Auch unterschiedliche Lebenssituationen, ob jung oder alt, Büroangestellte oder Bergarbeiter, sorgen für einen unterschiedlichen Bedarf und deshalb für einen unterschiedlichen Appetit. Gut zu sehen ist dies am extremen Appetitverhalten während einer Schwangerschaft. Heißhungerphasen auf Fleisch, Obst, Süßes und Saures können sich schlagartig abwechseln, je nachdem in welcher Wachstumsphase sich der Embryo befindet.

Ein weiterer Grund für individuelle Nahrungsvorlieben besteht darin, dass viele Nahrungsquellen, wie wir von Michael gelernt haben, entgiftet werden müssen. Unsere Leber hilft uns dabei, mit vielen Abwehrstoffen klarzukommen. Artischocke zum Beispiel schmeckt wunderbar, doch ab einer bestimmten Menge würde sich die Leber über ein Zuviel an Terpenen, also Bitterstoffen beschweren. Auch hier ist die Toleranzgrenze unterschiedlich, bei dem einen stellen sich negative Folgen nach zehn Stück, beim anderen erst nach 20 ein.

Doch so weit käme es gar nicht, weil der Appetit uns vor Überdosierung schützt, indem wir die Lust auf weitere Portionen verlieren würden. Das

Geheimnis vieler Pflanzenfresser, mit dem sie sich vor zu großen Mengen einzelner Gifte schützen, besteht in ihrem wechselnden Appetitverhalten; sie fressen von allem etwas. Deshalb profitieren wir von einem vielfältigen Nahrungsangebot. Bevor etwas schadet, können wir wechseln. Alles wird gesteuert von unserem Appetit, der all dies automatisch berücksichtig und ständig dazulernt.

Gebrochene Versprechen

Damit unser Appetit seine Schutzfunktion wahrnehmen kann, müssen unsere Geschmackssinne zuverlässig ankündigen, was später im Darmhirn ankommt. Doch seitdem neue Techniken ermöglichen, Geruch, Aussehen und Geschmack täuschend ähnlich nachzuahmen, ist dieses Zusammenspiel gestört.

Ein Beispiel: Unser Stoffwechsel möchte Himbeere, und deshalb bekommen wir Appetit darauf. Da wir früher gute Erfahrungen mit Himbeeren gemacht haben, wissen wir genau, wie Himbeere schmeckt. Wir greifen zu Joghurt mit Himbeerbildern auf dem Deckel und stellen fest, er schmeckt nach Himbeere. Nur ist keine Himbeere drin. Der Geschmack wird täuschend ähnlich von billigerem Zedernholzöl imitiert und wird auf dem Etikett als natürliches Aroma geführt. Steht naturidentisch darauf, erzeugen meist gentechnisch veränderte Bakterien jeden gewünschten Geschmack. Wenn später unser Darmhirn den Schwindel feststellt, verlieren wir mit der Zeit den Appetit darauf. Und weil unser Appetit in seiner Grundfunktion für unser Überleben verantwortlich ist, geht er kein Risiko ein. In der Folge lehnt er vielleicht sogar das Original ab. In diesem Fall die Himbeere selbst, die ja nun gar nichts dafür kann. Die sechste Regel der guten Küche lautet demnach: *Der Appetit ist unser Freund, er möchte aber nicht betrogen werden.*

195

Kochausbildung ohne Kochtopf

Beim Einkauf haben wir schon darüber diskutiert: Modernes Fooddesign ist Hightech, und man kann nur staunen, was man heute aus Soja- oder Maispampe alles zaubern kann. Vom Pudding, Speiseeis, »Käse«-Kuchen bis hin zu »Chicken« Nuggets, es ist alles möglich. Und das auf allen Ebenen. Vom fertigen Produkt, bei dem nur die Folie vor dem Servieren entfernt werden muss, bis hin zu Einzelkomponenten in Beuteln, die dann optisch sehr ansprechend als teures Menü zusammengestellt werden. Der Preis bestimmt, wie viel an Originalzutaten noch enthalten ist oder ob es sich um einen Komplettfake handelt.

In der Gastronomie werden solche Produkte als Convenience-Ware bezeichnet, und insbesondere Restaurantketten nutzen sie gerne ausgiebig. Meist zu erkennen an Menükarten mit einem unglaublich vielfältigen Angebot zu jeder Tageszeit, die immer stutzig machen sollten. Je nach Qualitätslevel isst man dort ein teures, toll aussehendes Gericht, das einen aber nach dem Verzehr irgendwie unzufrieden zurücklässt.

Viele Kochlehrlinge absolvieren heute ihre Ausbildung in solchen Restaurantküchen. Sie lernen Aufwärmmaschinen zu bedienen, aber nicht, wie eine Bratenjus selbst hergestellt wird. Dies beanstanden die Lehrer an den begleitenden Berufsschulen völlig zu Recht.

Léa bedauert sehr, dass auch in angeblich guten Restaurants oft industrielle Zutaten benutzt werden. Und erklärt den Unterschied zu ihrer Küche in Frisange: *»Wisst ihr, das Schöne an meinen Sachen ist, es ist überall das Echte drin! Wenn Vanille auf der Karte steht, dann haben wir echte Vanille genommen. Wir verarbeiten nur die allerbeste Butter, den reinsten Zucker, und wir haben wirklich sehr gutes Mehl. Ich habe euch ja schon gezeigt, von welcher Mühle ich es beziehe. Gutes Kochen fängt bei ganz grundlegenden Dingen an.«*

Die Wahrheit liegt im Bauch

Alte Hasen der Lebensmittelindustrie kennen den Effekt gut. Wenn an Originalrezepturen festgehalten wird, laufen beliebte Produkte auch noch nach Jahren. Werden Erfolgsrezepturen verändert, indem man an der Qualität spart und das Ganze dann mit Fooddesign aufhübscht, kann der Absatz sogar steigen, nach einigen Monaten sinkt er jedoch. Das Darmhirn der Kunden, nicht ihr Geschmackssinn, hat den Schwindel schließlich bemerkt.

Dazu passt eine Beobachtung, die mir die Köche mehrerer Betriebsrestaurants erzählten, die ihren Umsatz durch den Verkauf eines Joghurts verbessern wollten. Sie kauften dazu große Mengen einer Marke ein. Der Verkauf florierte, aber nur ein paar Wochen, dann blieben sie auf den Joghurts sitzen. Das Problem haben Supermärkte nicht. Der Kunde wechselt dann zur nächsten Marke mit einer anderen Schwindelstrategie, und das Spiel geht von vorn los.

Tütensuppen, Saucenpulver und alle Speisen, die künstlichen Geschmack enthalten, versprechen unserem Gaumen etwas, was sie im Bauch nicht halten können. Das Bauchhirn sorgt dafür, dass wir auf solche Speisen nach einer Weile den Appetit verlieren. Im Falle von Betriebsrestaurants bleibt dann oft keine Alternative, als das Mittagessen wieder von zu Hause mitzunehmen oder es gleich ganz ausfallen zu lassen. Um sich dann nachmittags mehr schlecht als recht mit Häppchen und Kuchen über Wasser zu halten.

Personalentwicklung über die Kantine

Das alles ließe sich verhindern, wenn bei der Zubereitung einer Mahlzeit das evolutionäre Zusammenspiel beachtet würde. Dann hat unser Appetit die Chance, dazuzulernen und seine Funktion überhaupt auszuüben. In der Gemeinschaftsverpflegung braucht es dafür gut ausgebildete und motivierte Köche, Originalrezepturen und eine gute Qualität der Zutaten. Nicht unbedingt billig, aber im Vergleich zu vielen anderen Betriebsausgaben ganz sicher eine eher kleinere Investition. Und es rechnet sich.

Würden in Betriebsrestaurants Menüs in anständiger Qualität mit guten Brühen und Saucen angeboten, hätte man keine Belegungsprobleme. Und darüber hinaus bekäme man am Nachmittag bekömmlich gesättigte und zufriedene Mitarbeiter. Eine qualitativ gute Betriebsküche würde einen besseren Beitrag zur Mitarbeitermotivation leisten als manche Teambildungsmaßnahme à la Feuerspringen oder Waldhüttenbauen. Da bin ich mir nach langjähriger Erfahrung im Bereich des betrieblichen Gesundheitsmanagements ziemlich sicher. Klar ist, wer in der Küche geizt und Qualität vernachlässigt, senkt die Leistungsfähigkeit der Mitarbeiter.

Novizen brauchen Originale

Bei Léa verfängt die Schwindelstrategie sicher nicht. Denn sie wurde schon als Kind an feinste Speisen herangeführt, deren Geschmäcker nicht täuschen wollten, sondern genau die wunderbaren Dinge ankündigten, welche dann auch folgten. Sie weiß ganz genau, wie ein Original schmeckt, und kann feine Unterschiede erkennen. Doch was passiert eigentlich mit der Appetitentwicklung eines Kindes, wenn es nur noch mit Convenience-Produkten der billigen Sorte aufwächst?

Léa weiß: »*Kinder sind geschmackliche Novizen. Sie müssen unbedingt die Gelegenheit bekommen, unterschiedliche Gerichte und Geschmacksrichtungen auszuprobieren, sie brauchen Vergleichsmöglichkeiten.*« Es ist völlig normal, dass Kinder zuerst auf Nummer sicher gehen und Nahrungsmittel ohne gefährliche, bittere Abwehrstoffe und Infektionsgefahren wählen.

Eltern machen nicht selten die frustrierende Erfahrung, dass ihr Nachwuchs fade Fertigprodukte dem Selbstgemachten vorzieht. Das ist überhaupt nicht schlimm, doch es lohnt sich dranzubleiben. Wenn Kinder lernen, dass Vielfalt und Genuss das Leben bereichern, entwickeln sie einen anspruchsvolleren Appetit.

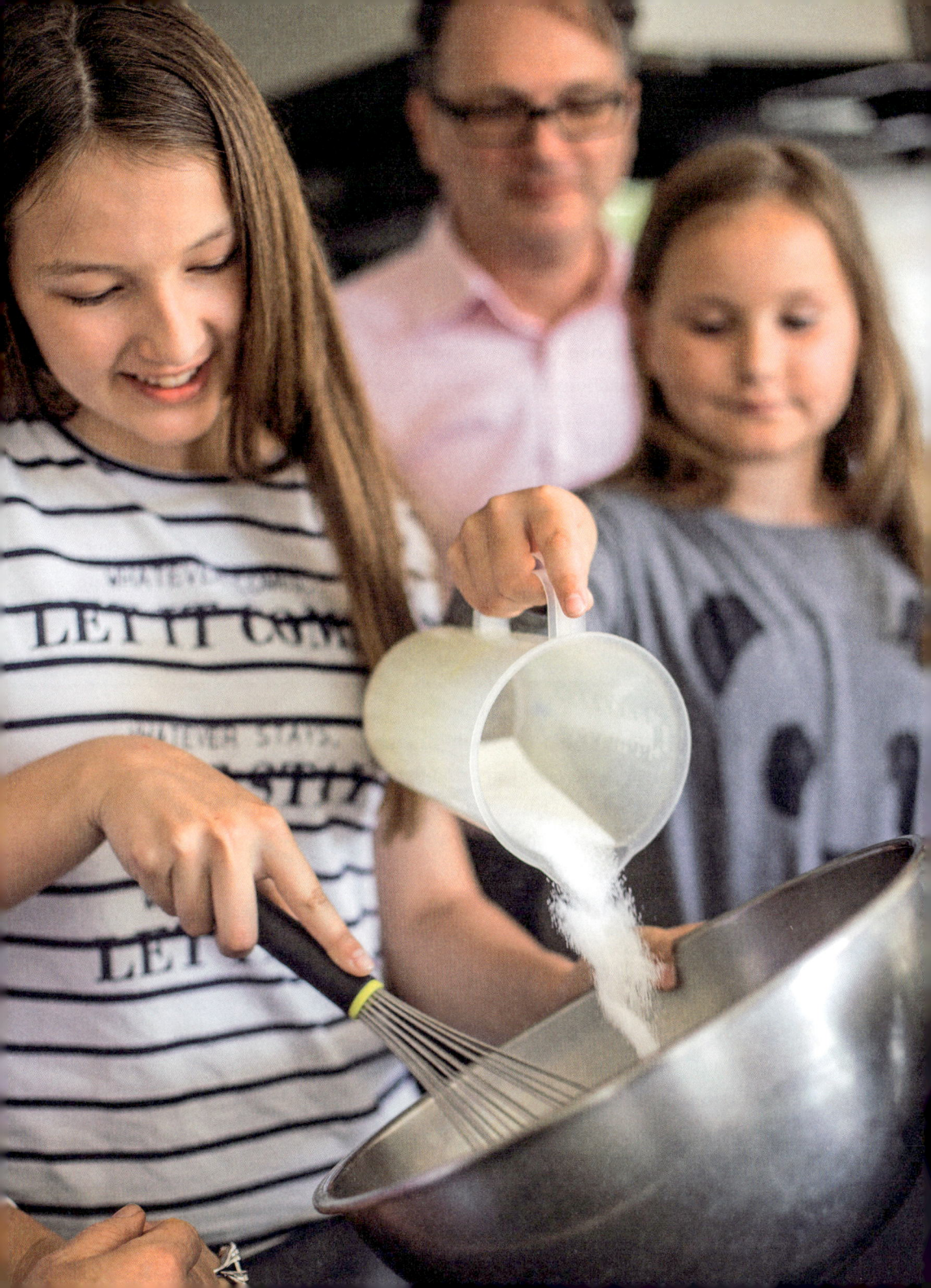

Doch dafür brauchen Sie Zugang zu Originalrezepturen, sonst können sie keine eigenen Erfahrungen sammeln, da ihnen sichere Rückkopplungen von Geschmack und Darmhirn fehlen. Ihr Appetitzentrum lernt kaum dazu. Sie können Imitate nicht als solche erkennen, weil ihnen die Vergleichserfahrung fehlt.

Es ist gut vorstellbar, dass sie als Erwachsene Originalrezepturen sogar ablehnen, obwohl sie dadurch Bekömmlichkeit, Zufriedenheit, Stimmung und Geschmackserleben steigern könnten. Kurz, man erschwert ihnen den Zugang zu kulinarischem Genuss, der einen Gutteil der Lebensfreude und unserer Lebenskultur ausmacht.

Deshalb sollten Kinder frühzeitig und regelmäßig Originalrezepturen kennenlernen und ausprobieren. Und da die Gelegenheit, dies zusammen mit Léa Linster zu praktizieren, zu verlockend war, habe ich meine zwei Töchter gefragt, ob sie uns beim Kochen helfen. Das musste ich nicht zweimal tun, es hat uns allen Riesenspaß gemacht. Zu Hause gibt es zwar keine Sternemenüs, aber dafür oft kindgerechte Evergreens wie Pizza, Pfannkuchen oder Geschnetzeltes mit Nudeln und brauner Sauce – meist ohne Maria-hilf. Kinder lernen so, sich Stück für Stück feineren Genüssen zu öffnen. Viele Eltern agieren hier vorbildlich. In anderen Familien sind Originalrezepturen jedoch leider eine Seltenheit, weshalb Kitas und Schulen gefordert sind. In diesem Zusammenhang finden wir es befremdlich, wenn die Kinder in den Schulen immer mehr theoretischen Ernährungsunterricht erhalten, aber der Zugang zu einem warmen Mittagessen in guter Qualität, mit echten Brühen und Saucen, nicht gesichert wird.

Wir dürfen es an dieser Stelle einmal feststellen: Es verblüfft, wenn Schulreformen den Nachmittagsunterricht immer weiter ausweiten, aber die Einrichtung einer funktionsfähigen Kantine samt handwerklich gut ausgebildetem Koch gar nicht in die Planungen miteinbezogen wird. Mit gutem Willen ließe sich das schnell ändern. Es lohnt sich. Wenn Geschmackstäuschungen die Ausnahme sind, dann erfahren Kinder etwas, das ihr gesamtes Leben bereichern wird: die Gewissheit, dass ihr Appetit ihr Freund ist, und dass sie sich auf ihn verlassen können.

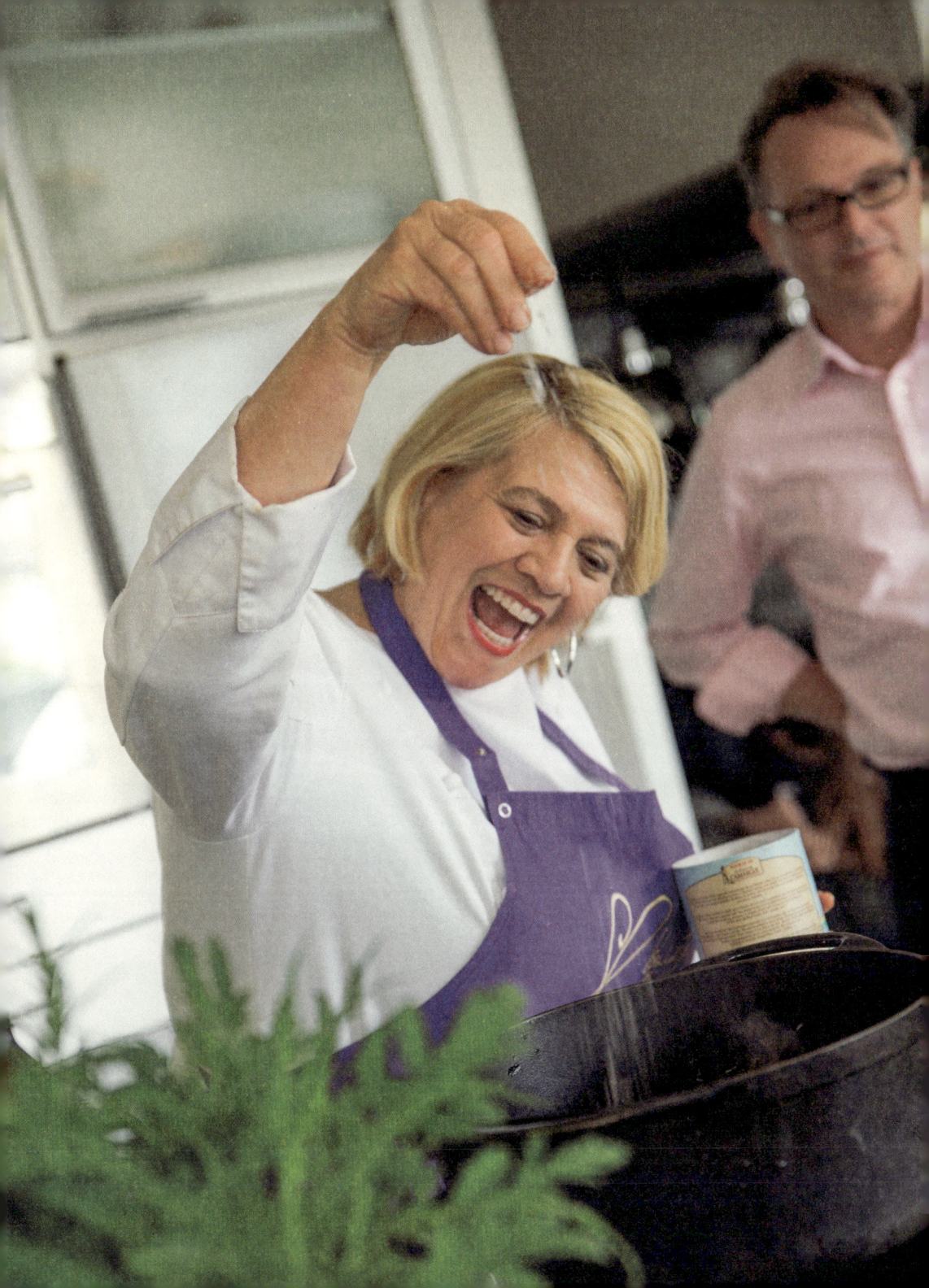

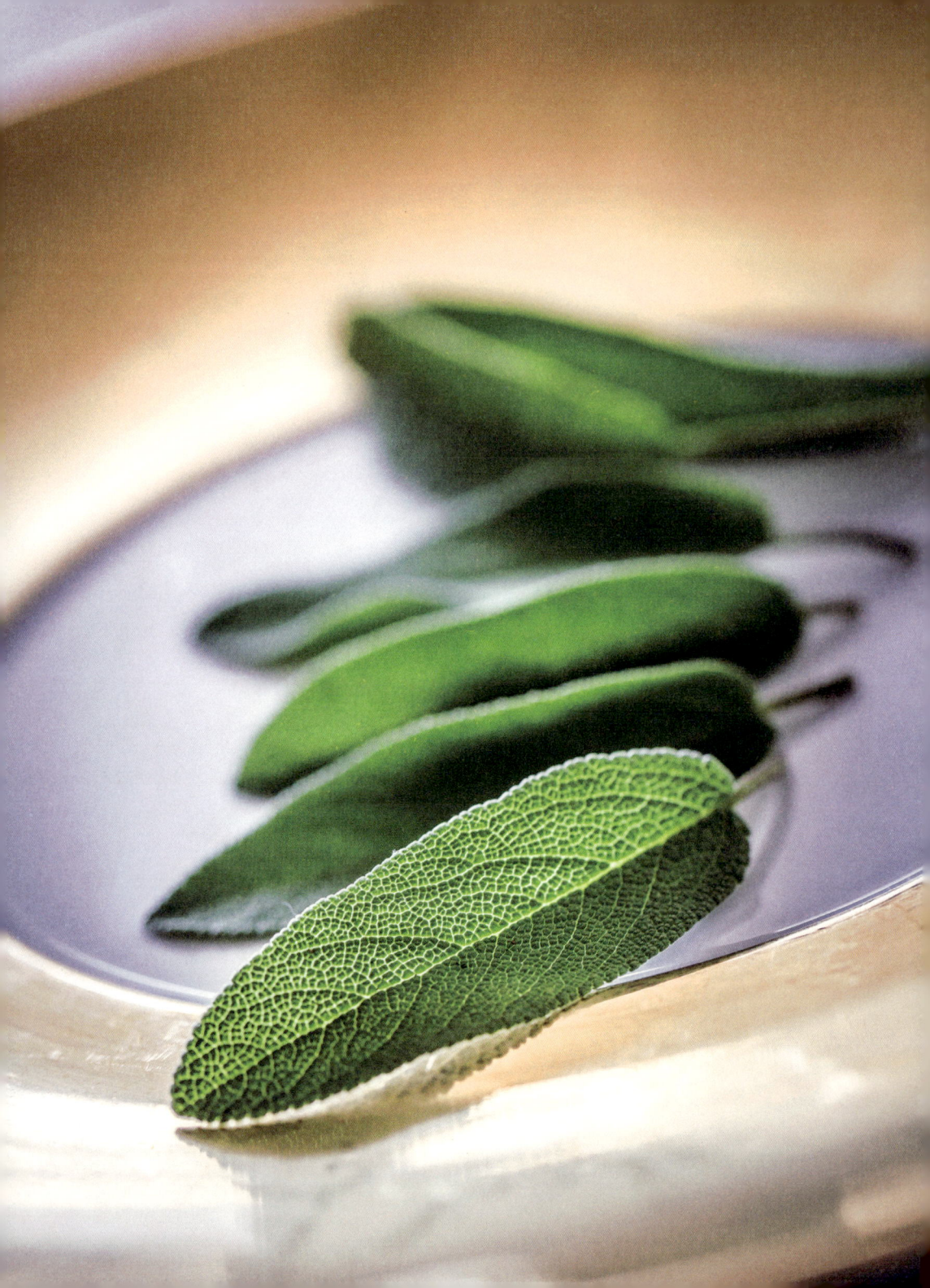

Kräuter und Gewürze

....

Die siebte Regel der guten Küche:
Gezielter Einsatz von Gewürzen und Kräutern –
aber: Die Dosis macht's.

....

Die Bereitstellung von Energie und Baustoffen für den Körper ist die Grundfunktion von Nahrungsmitteln. Deren bekömmliche Verfügbarmachung ist die Domäne der Zubereitung. Aber da Menschen neugierige Wesen sind, haben sie sich schon immer für neue Geschmäcker und Effekte über den Tellerrand hinaus interessiert. Dabei ist uns Menschen aufgefallen, dass Pflanzen Wirkungen über das reine Sattwerden hinaus besitzen, und wir begannen, diese gezielt zu nutzen.

Beispielsweise gab es früher keine Kühlkette, und Fleisch war immer mehr oder weniger Gammelfleisch. Da wirkte ein scharfes und aromatisches Gewürz geschmacklich und antimikrobiell Wunder. Oder wenn trotz bester Zubereitung nach einer Mahlzeit Verdauungsbeschwerden auftraten, halfen die ätherischen Öle in bestimmten Pflanzen, Krämpfe und Blähungen zu lindern. So fanden Gewürze und Kräuter wie Dill, Anis, Estragon, Kümmel, Salbei oder Minze ihren Weg in unser Essen. Und wenn sich dadurch das Wohlbefinden steigerte und eine angenehme Geschmackstönung erreicht wurde, wurden sie Bestandteil vieler traditioneller Rezepte.

Um Blähungen vorzubeugen, werden Kohlgerichte (vom Rotkohl bis zum Sauerkraut) fast immer mit Kümmel gewürzt. Weihnachtsgebäck ist ohne den wärmenden Anis undenkbar, er findet sich in Plätzchen, Leb- und Honigkuchen, auch in Glühwein und Punsch. Und der kühlende Pfefferminztee ist nicht nur in Marokko eine beliebte Erfrischung.

Eine ganz spezielle Sorte, mit der sich stets hohe Verkaufspreise erzielen lassen, sind Lebensmittel, die angeblich die Potenz steigern. Hier dürfte es sich in den meisten Fällen jedoch um Wunschträume halten. Beispielsweise Safran, er galt im Nahen Osten als Aphrodisiakum. In der Sterneküche wird ein Hauch Safran als idealer Begleiter zu Fischgerichten geschätzt, Léa nutzt ihn gern in ihrer Sauce zum Hummer. Ob die versprochene Wirkung dann auch eintritt, muss offenbleiben. Sicher ist nur, dass diese Sauce ganz hervorragend schmeckt.

Chili – ein Lebensretter

Michael erzählt davon, wie man falsch abbiegen und dennoch am richtigen Ziel ankommen kann. »*Wisst ihr, was der größte Siegeszug der letzten 500 Jahre war? Zumindest vor der Erfindung des Kühlschranks. Es war die blitzschnelle Verbreitung von Chili-Paprika in den Tropen, schon kurz nachdem die Spanier ihn aus Südamerika mitgenommen hatten. Der ursprüngliche Zweck der spanischen Entdeckungsreisen bestand darin, einen kürzeren Seehandelsweg nach Indien zu finden. Vor allem für den Handel mit Gewürzen, die im 15. Jahrhundert extrem teuer waren. Für 15 Muskatnüsse musste man einen ganzen Ochsen investieren, das entspricht heute einem Traktor. Nachdem vorher die Portugiesen unter Vasco da Gama die Route im Osten entdeckt hatten, wollten die Spanier unter Christoph Kolumbus eine kürzere nach Westen finden, über den offenen Atlantik. Obwohl Kolumbus nicht in Indien ankam, erreichte er dennoch sein Ziel. Er ›entdeckte‹ Amerika und traf dort auf eine für Europäer unbekannte Pflanzenwelt, die seitdem unseren Speiseplan ungeheuer bereichert. Spanien stieg dadurch tatsächlich zur führenden Weltmacht seiner Zeit auf.*«

Chili ist eine Paprikaart mit scharfem Geschmack. Chili wurde vor allem deshalb zum meistverwendeten Gewürz der Welt, weil es Speisen genießbar macht, die man sonst aufgrund mangelnder Frische nicht hätte essen können. Vor allem wird dies durch die Substanz Capsaicin bewirkt, die nicht nur scharf schmeckt und so jeden anderen Geschmack übertönt, sondern auch antibakteriell wirkt.

Michael erklärt weiter: »*Und jetzt kommt das Spannende. Wenn man Chili* zum ersten Mal isst, denkt man, oh Gott, der Rachen verbrennt. Wenn man ihn ein paarmal gegessen hat, werden die entsprechenden Nervenrezeptoren abgetötet und Schmerzkanäle im Mund komplett abgeschaltet. Wer also häufig Chili isst, nimmt es nicht mehr so scharf wahr und kann mit hohen Konzentrationen auch noch vergammeltes Fleisch retten.

Negative Nebenwirkungen von Chili sind nicht bekannt. Die eigene Wahrnehmung von Schärfe leidet natürlich, und deswegen schmeckt Lateinamerikanern unser Essen auch ziemlich fade. Umgekehrt, wenn ich nach Mexiko oder Thailand gehe und einheimische Küche esse, dann falle ich fast um.«

Auch Léa kennt das gut. »Wenn ihr ein Essen als viel zu scharf empfindet, dürft ihr niemals versuchen, die Schärfe mit Mineralwasser zu löschen. Es macht das Ganze noch schlimmer. Was wirklich hilft, sind Milch oder Joghurt. Deshalb reicht man in Indien zu einem scharfen Curry gern Raita, das ist eine leckere Mischung aus Joghurt und grüner Gurke. Oder man trinkt Lassi dazu, flüssigen Joghurt, zum Beispiel mit Mango angereichert. Das ist köstlich und hilft zugleich gegen übermäßige Schärfe.«

Michaels biologische Erklärung folgt auf dem Fuß, denn der Scharfstoff Capsaicin ist gut fett-, aber schlecht wasserlöslich. Daher löst Wasser die Substanz schlechter von den Rezeptoren ab als eine fettreiche Milch.

Wie die Pharmazie die Sicht aufs Essen prägte

Das erste Antibiotikum Streptomycin stammt aus dem Jahr 1943. Davor stellten Infektionserkrankungen, insbesondere Tuberkulose, die häufigste Todesursache dar. Umso wichtiger waren bis dato die antimikrobiellen Wirkstoffe sehr vieler Pflanzen. Beispielsweise halfen bei Harnwegsinfekten Wasabi oder auch Cranberrysaft. Gern wurde auch der Saft aus den Stängeln des Schöllkrauts eingesetzt.

Dazu erzählt Michael eine schöne, uralte Geschichte, die auf den römischen Naturhistoriker Plinius zurückgeht. Sie handelt davon, wie Schwalben ihre blinden Vogelkinder heilten. Die Eltern suchten die Stängel des Schöllkrauts und flogen damit zurück in ihr Nest. Dort tröpfelten sie den Saft in die Augen der Küken, und danach konnten diese wieder sehen. Wir kennen heute die Wirkstoffe im Schöllkrautsaft – es sind antibakteriell und antiviral wirksame Alkaloide. Bis vor wenigen Jahren konnte man in der Apotheke ein Augenheilmittel gegen Entzündungen kaufen, welches genau diese Inhaltsstoffe enthielt.

Mit der Zeit entdeckten die Menschen, dass Pflanzen noch ganz andere, sehr spezielle Wirkungen besitzen, und versuchten, diese außerhalb der Nahrungszubereitung rein medizinisch zu nutzen. So setzte man Tinkturen, hergestellt aus der Herbstzeitlose, gegen Gelenkschmerzen ein, aus dem Fingerhut bei Herzschwäche, aus dem Chinarindenbaum gegen Fieberkrämpfe und aus der Weidenrinde gegen Erkältung, Fieber und Kopfschmerzen. Es handelt sich bei diesen Wirkstoffen grundsätzlich um Sekundärstoffe, die die Pflanze in erster Linie zur Abwehr gegen Pflanzenfresser einsetzt, und sie sind deshalb giftig. Menschen waren jedoch schon immer experimentierfreudig und fanden den schmalen Grad zwischen Heilwirkung und Vergiftung, indem sie lernten, Pflanzenextrakte richtig zu dosieren.

Der Einsatz dieser Pflanzen blieb jedoch immer ein gefährliches Geschäft und wurde nicht ohne Grund nur von Heilkundigen ausgeführt. Der wohl streitbarste Medicus des Mittelalters mit Namen Theophrastus Bombast von Hohenheim, kurz Paracelsus, war einer der Ersten, dem es gelang, Wirkstoffe einzeln aus der Pflanze zu extrahieren, um eine besser Kontrolle über die eingesetzte Menge zu erreichen. Er nannte diese Verfahren Spagyrik und legte damit den Grundstein für die moderne Pharmazie. Sein Einfluss auf die moderne Medizin ist gar nicht hoch genug einzuschätzen – weltweit.

Vor rund 400 Jahren entstand auch eine neue, biochemische Sichtweise auf die Ernährung. Man versuchte, die einzelnen Inhaltstoffe der Zutaten zu erkennen und deren spezielle Wirkung in der Speisefolge zu berücksichtigen. Paracelsus prägte eine Grundregel für Wirkstoffe mit dem entscheidenden Satz, der sich wie ein rotes Band auch durch dieses Buch zieht: *Alle Dinge sind Gift, und nichts ist ohne Gift; allein die Dosis macht's, dass ein Ding kein Gift sei.*

Oder kurz: Die Dosis macht das Gift.

Viele der nützlichen Pflanzensekundärstoffe sind weniger giftig, und wir riskieren nicht unser Leben, wenn sie einer Mahlzeit im Rahmen traditioneller Rezepturen beigefügt werden. Im Falle des Kümmels kennen wir die winzigen Moleküle und ihren Wirkmechanismus genau, mit dem eine Entspannung der glatten Darmmuskulatur bewirkt wird. Eine Atemlähmung haben wir beim Genuss eines Kümmelbrots nicht zu befürchten. Doch viele dieser Arzneistoffe sind hochgiftig, und deshalb bedeuteten die Extraktion der reinen Einzelwirkstoffe und die Verabreichung in Form genau geprüfter und dosierter Medikamente einen Riesenfortschritt. So können wir heute das Colchizin der Herbstzeitlosen gegen Gicht, die Herzglykoside des Fingerhuts bei Herzinsuffizienz, das Chinin des Chinarindenbaums bei Malaria und die Acetylsalicylsäure (Aspirin), die sich von den Wirkstoffen der Weidenrinde ableitet, bei Schmerzen oder Erkältungen viel sicherer in Form von Tabletten einnehmen. Aber auch in Form von Medikamenten sollte man sich Überdosierungen hüten.

Salbei ist nicht gleich Salbei

Wir sind in der Endphase der Zubereitung für unser Lammgericht, es fehlen nur noch frittierte Salbeiblätter. Léa sieht drei Stück davon pro Teller vor. Michael bemerkt dazu, dass diese Menge nicht gefährlich sei. Das lässt Léa aufhorchen. »*Wieso kann Salbei gefährlich sein?*«

»*Wenn du jeden Tag mehr als 20 Salbeiblätter essen würdest, hättest du irgendwann ein Van-Gogh-Problem*«, meint Michael schmunzelnd.

»*Fallen Dir dann die Ohren ab...?*« Léa lacht.

»*Nein, aber du wirst verrückt. Jetzt muss ich etwas ausholen: Van Gogh malte ja wunderschöne, außergewöhnliche Bilder, die ein bisschen wirr scheinen. Die Pharmakologen haben darüber nachgedacht, warum seine Sonnen immer einen Halo, also einen runden Lichthof, aufweisen. Und warum sieht er überall nur Wellen? Er hatte ein Herzproblem und nahm Herzglykoside aus dem Fingerhut ein. Die führen überdosiert zu typischen Sehstörungen. Solche Patienten sehen dann diese Lichtkreise. Wäre er nicht krank gewesen, hätte er die Sonnen anders gemalt.*

Das zweite Geheimnis ist, er war ein Absinthtrinker. Absinth enthält eine Substanz, die neurotoxisch ist. Sie schädigt das Gehirn und die Wahrnehmung. Daher die Wellenlinien.« Diese Substanz heißt Thujon, und sie ist nicht nur in Thujahecken, sondern auch in Salbei enthalten.

Das lässt Léa aufhorchen, denn sie möchte ja ihren Gästen unbedingt nur Gutes tun. Aber keine Sorge, das tut sie auch. Denn Salbei in der Küche einzusetzen, hat nicht nur geschmacklich Sinn. Er hilft besonders gut, Fett zu verdauen – und genau wegen dieser Wirkung findet er sich auch in vielen Rezepturen mit und ohne Fleisch. Léa macht zum Beispiel ein wunderbares Schweinefilet mit frischen Pfifferlingen und Salbei, sie liebt eine Salbeibutter zu ihren Tortellini, die sie mit Spinat und verschiedenen Käsesorten füllt. Und sie steckt gern ein frittiertes Salbeiblatt in die Kürbiscrème ihrer Tartelettfüllung. *»Das sieht auch entzückend aus, darauf muss ich doch nicht wirklich verzichten?«*

Muss sie nicht. Der Name leitet sich aus dem lateinischen salvare ab, was heilen bedeutet. Bei uns wird Salbei medizinisch vor allem wegen seiner antimikrobiellen Wirkung als Tinktur oder Tee eingesetzt, zum Gurgeln bei Halsentzündungen und zum Spülen bei Entzündungen von Mundhöhle und Zahnfleisch. Bei innerer Anwendung befürchtet man giftige Nebenwirkungen, aber wie immer ist das eine Frage der Dosis. ein bis zwei Blätter sind überhaupt kein Problem, drei bis vier auch nicht. Aber mehr als 20 sollte man nicht regelmäßig zu sich nehmen, auch nicht in Form von Tees.

Nun bemerkt Léa etwas, was nachdenklich stimmt. Wenn sie zwei Blätter nimmt, dann übertreiben manche und verwenden 20 Blätter. Nach dem Motto: Mehr ist immer besser. Andererseits gibt es Gerichte mit sehr vielen Salbeiblättern wie Saltimbocca, einem Klassiker der römischen Küche. Hier liegen unter dem Schinken mindestens sechs Blatt. Sie werden mitgegessen, und die Italiener sind bekanntermaßen nicht ausgestorben.

Nun wird es interessant, denn bei uns in Mitteleuropa gibt es solche Traditionen nicht. Das liegt daran, dass es drei unterschiedliche Arten von Salbei gibt, die in verschiedenen Regionen wachsen und unterschiedliche Mengen des Nervengifts Thujon enthalten. Der bei uns angebaute Echte Salbei heißt *Salvia officinalis*, was bedeutet: als Arzneimittel zu verwenden. Er enthält besonders viel Thujon. Das ist der Salbei, den wir auf dem Teller vor uns haben. Ein anderer heißt Spanischer Salbei (*Salvia lavandulifolia*), und ein dritter ist der Griechische Salbei (*Salvia fruticosa* oder *Salvia triloba*), der ein lanzettartiges Blatt mit zwei Seitenblättern besitzt und im östlichen Mittelmeerraum wächst. Spanischer und Griechischer Salbei enthalten nur sehr wenig Thujon.

Deshalb stammen Rezepte, in denen der Salbei mitgegessen wird, aus dem Mittelmeerraum, während Salbei bei uns in den Klostergärten nur als Heilpflanze angebaut und zur äußeren Anwendung empfohlen wurde. Wurde Salbei dennoch mitgekocht, wurden die Blätter vor dem Servieren entfernt, ähnlich dem Lorbeer.

Leicht übermotivierte Léa-Linster-Fans aus Italien können also gern das Meisterlamm mit 20 Salbeiblättern garnieren, in Deutschland wäre dies keine gute Idee.

....

Tortellini in Salbeibutter

»Die Mühe lohnt sich – und eine Nudelmaschine ist hilfreich.«

Für ca. 35 Tortellini

Nudelteig:
300 g Mehl
3 Eier
3 EL Olivenöl
1 TL Salz

Füllung:
400 g Spinat
  (oder 150 g TK-Spinat)
Salz
60 g Emmentaler
30 g Parmesan

100 g Mozzarella
100 g Ricotta
2 Eigelb
Pfeffer
Cayenne-Pfeffer

Salbeibutter:
18 Salbeiblätter, von der
  dreilappigen Art!
50 g Butter
75 g Parmesan, frisch
  gerieben

In der Küchenmaschine verarbeite ich die Teigzutaten zu einem glatten Teig, knete ihn noch einmal ordentlich mit der Hand durch und verpacke ihn dann gut in Frischhaltefolie. So lege ich ihn für eine Stunde in den Kühlschrank.

Inzwischen wasche ich den Spinat und befreie ihn von den Strünken. Ich blanchiere ihn dann zwei Minuten in sprudelnd kochendem Salzwasser, schrecke ihn in Eiswasser ab, drücke ihn gut aus und hacke ihn fein.

Ich reibe den Emmentaler und den Parmesan. Den Mozzarella schneide ich in kleine Würfel, gebe den Ricotta und zwei Eigelb dazu und vermische alles gut mit meinem Spinat. Die Masse schmecke ich mit Salz, Pfeffer aus der Mühle und Cayenne ab und stelle sie erst einmal kühl.

Den Teig rolle ich in der Breite der Nudelmaschine dünn aus. Mit einem Ausstecher von acht Zentimeter Durchmesser steche ich den Teig aus, ich bekomme etwa 35 Tortellini. Mit einem Teelöffel gebe ich ein jeweils bisschen Füllung auf das untere Drittel der Teigkreise, klappe die andere Seite darüber und drücke alles rundherum gut fest. Aufgepasst: Alle Luft muss raus! Dann drücke ich zwei Zipfel nach hinten und drücke sie fest aneinander.

In einem großen Topf bringe ich ordentlich Wasser zum Kochen, gebe einen Esslöffel Salz hinein und gare die Tortellini etwa sechs Minuten darin, sie sollen nicht al dente, sondern ziemlich weich sein. Tortellini auf einem Sieb abtropfen lassen.

Ich schneide zwölf Salbeiblätter in feine Streifen, lasse 40 Gramm von der Butter in einer großen Sauteuse zerlaufen und dünste den Salbei an, bis die Butter aufschäumt. Ich ziehe die Sauteuse vom Feuer, gebe die Tortellini und die Hälfte vom frisch geriebenen Parmesan hinein. Alles vermischen und in eine vorgewärmte Servierschüssel geben.

In der restlichen Butter röste ich die sechs Salbeiblätter mit großer Hitze – aber nur für 30 Sekunden! Die Tortellini bestreue ich mit dem Rest Parmesan und übergieße sie mit der Salbeibutter. Geschafft! Jetzt müssen die köstlichen Tortellini sofort auf den Tisch – und auf vorgewärmte Teller natürlich.

Tipp: Eventuell stelle ich noch etwas frischgeriebenen Parmesan bereit.

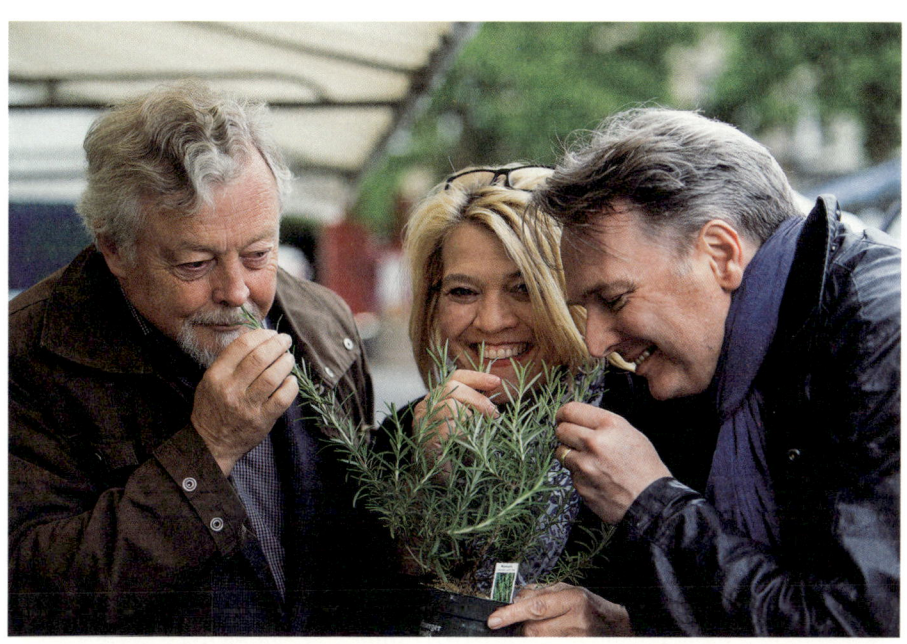

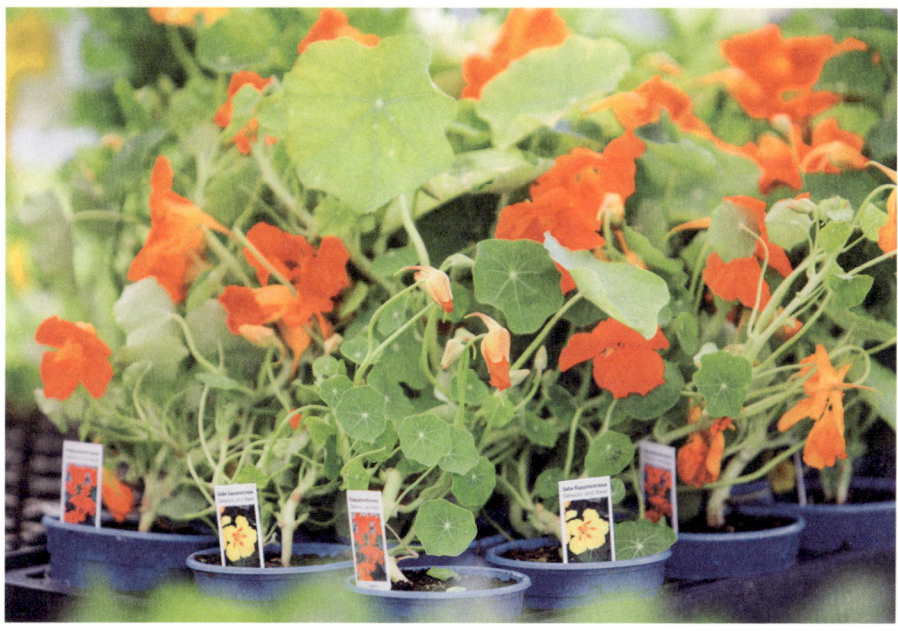

Kräuterbeigabe – sicher mit altem Wissen

Léa überlegt nun, ob sie in Zukunft den Salbei lieber weglassen sollte. Rosmarin wäre für sie eine Alternative. Rosmarin gilt als anregend und wird vorwiegend äußerlich zum Beispiel als Badezusatz genutzt. Er enthält ungefährliche Gerbstoffe wie die Rosmarinsäure und Terpene, die in Rezepturen ihr wohlschmeckendes Aroma entfalten. Léa kocht viel mit Rosmarin. Sie liebt es, wenn er mitgebraten wird und den Jus aromatisiert. Sie nutzt ihn sogar für ein leckeres Sorbet.

....

Limonensorbet mit Rosmarin

»Sorbet ist mit der Eismaschine schnell gemacht und eine wunderbare Erfrischung im Sommer.«

Für 6–8 Personen   *1 Rosmarinzweig*
250 g Zucker   *6 Limonen*

Ich gebe den Zucker mit 250 Milliliter Wasser in einen Topf. Den Rosmarin wasche ich, zupfe die Nadeln ab und gebe sie mit hinein. So koche ich den aromatischen Sirup, das dauert etwa eine halbe Stunde. Danach passiere ich ihn durch ein Haarsieb und lasse ihn abkühlen.

Bevor ich die Limonen auspresse und den Saft ebenfalls durch ein feines Sieb passiere, reibe ich die Schale von drei Limonen und gebe sie zum Saft. Das verstärkt den Limonengeschmack. Wenn Sie es lieber mögen, können Sie die Schale auch mit dem Zestenreißer abziehen und in feine Würfelchen schneiden.

Zum Gefrieren vermische ich Sirup und Limonensaft und gebe alles in die Eismaschine. Voilà!

Tipp: Auch andere Fruchtsorbets lassen sich ganz einfach herstellen: Mit dem Stabmixer 500 Gramm Sommerfrüchte (z. B. Erdbeeren, Himbeeren, Johan-

nisbeeren) mit 100 bis 120 Gramm Puderzucker und dem Saft einer Orange und einer halben Zitrone mischen und nochmals pürieren. Heraus kommen etwa 700 Milliliter Sorbetmasse. In die Eismaschine damit – und fertig ist das geniale Sorbet für heiße Tage.

....

Doch Michael und auch ich haben entschieden etwas dagegen, den Salbei wegzulassen. Denn wenn man anfinge, alles wegzulassen, was Gifte enthält, könnte man gar nicht mehr aufhören, und zum Schluss bliebe Wassersuppe übrig. Viel Gutes ginge verloren, und geschmacklich wäre dies eine fade Einbahnstraße. Die Kunst besteht darin, handwerklich kompetent damit umzugehen. Und genau das geschieht meisterlich in Léas Restaurantküche. Dort sind stets alte Traditionen, die dieses Wissen beinhalten, der Ausgangspunkt neuer Ideen.

Gefährlich wird es nur, wenn Leute sich dazu berufen fühlen, all dieses intuitive Wissen als alten Quatsch abzutun. Wenn sie stattdessen das machen, was ihnen gerade so durch den Kopf geht, zum Beispiel einen Salbeiblättersalat, und dann behaupten, dies sei jetzt die neue gesunde Küche. Das geht regelmäßig daneben, wie ich schon bei Hunderten Patientenbäuchen erlebt habe.

Das Beispiel Salbei zeigt allerdings, dass regional entwickelte Traditionen einen biologischen Hintergrund haben und deshalb Köche davon wissen sollten. Denn durch die Nutzung der dreilappigen Salbeiart aus Italien und dem östlichen Mittelmeer eröffnen sich kluge Ideen für Varianten von Traditionsgerichten nördlicherer Breitengrade.

Experten haben Nachholbedarf

Léa stellt nun die folgerichtige Frage, warum die meisten Köche keine Ahnung von solchen Zusammenhängen haben. Wer kennt schon den entscheidenden Unterschied zwischen Echtem und Dreilappigem Salbei? Ein solches Wissen ist aber in der Tat essenziell. Die Antwort ist ernüchternd. Nicht einmal akademische Ernährungsexperten lesen Bücher wie beispielsweise das Handbuch der Arzneipflanzen, geschrieben von Autoren wie Michael, in denen das alles drinsteht. Hier gäbe es dringenden Handlungsbedarf. Eine kleine Tabelle der wichtigsten Kräuter und Gewürze hat Michael für dieses Buch zum Einstieg im Anhang ab Seite 292 erstellt.

Wenn in den Ernährungsfächern an den Hochschulen diese biologischen und chemischen Hintergründe nicht vermittelt werden, wie soll man dann von Köchen verlangen, sich auszukennen? Sie sollten sich eigentlich auf vernünftige Vorgaben der Ernährungswissenschaftler verlassen können. Als praktischer Hausarzt geht es mir da nicht anders als den Köchen. Viele der von Universitätsprofessoren verfassten ärztlichen Behandlungsleitlinien fußen auf längst widerlegten Irrtümern. Das betrifft vor allem die Behandlung des Blutdrucks, des Diabetes oder des erhöhten Cholesterinspiegels – alles Diagnosen, bei denen die Ernährung in völlig übertriebener Weise als Risikofaktor dargestellt wird.

Familienplanung per Mittagessen

Überraschenderweise existieren aber auch nördlich der Alpen viele alte Rezepturen aus dem Mittelalter, die den Einsatz von Salbei und vielen anderen gifthaltigen Pflanzen zur inneren Anwendung explizit empfehlen, und zwar in hochgradig gefährlichen Dosierungen. Wir kommen nun zu einem der größten Tabus unserer Kulturgeschichte. Es wurde jahrhundertelang totgeschwiegen, obwohl das gesamte Wissen dazu komplett erhalten ist.

In dem großen Kräuterbuch des Tübinger Arztes Leonhart Fuchs aus dem 16. Jahrhundert kann man bei einem Drittel der beschriebenen Heilpflanzen lesen: *Bringt den Frauen die Blutung.* Damit will er sagen, bringt einer Schwangeren wieder die Regel. Es handelt sich also um Rezepturen für eine Abtreibung. Es klingt fürchterlich unromantisch, aber man kann über den Einfallsreichtum der Natur nur staunen. Denn durch die abtreibende Wirkung sorgt die Pflanze dafür, dass sich ihr Fressfeind nicht mehr vermehren kann. Die Biopille danach sozusagen. Viele Heilkräuter wurden im Mittelalter vor allem für die Familienplanung angepflanzt und eingesetzt, auch in den Klostergärten. Darüber durfte nicht offen geschrieben werden, und die damaligen Herren Medici machten offiziell einen großen Bogen um dieses Thema.

Die Frauen jedoch wussten schon immer solche Wirkungen zu nutzen, und zwar auch in der Küche. Denn den gleichen Hintergrund haben traditionelle Gerichte, in denen diese Kräuter exzessiv verwendet werden. Besonders wirksam: die Petersilie. Seit vielen Generationen das bevorzugte Kraut, mit dem Familienplanung betrieben wurde. Sogar heute noch. Es gibt ein beliebtes Gericht, traditionell aus dem Libanon kommend, das besteht aus Riesenmengen Petersilie, vermischt mit Couscous, und heißt Tabouleh. Dort kennen die Großmütter noch einen Spruch, der übersetzt lautet: Willst du Kinder haben, esse kein Tabouleh.

Michael betreut aktuell dort eine Forschungsarbeit. *»Ich war mehrmals beruflich im Libanon. Man bekommt traditionell einen Teller voll Petersilie, es ist unglaublich. Ich habe eine Doktorandin im Libanon. Sie ist in die Frauenarztpraxen gegangen und hat die Ärzte gebeten zu erfragen, ob es damit Probleme in den Schwangerschaftswochen gibt, wie beispielsweise Blutungen. Und da kam raus, dass Frauen, die ständig Tabouleh essen, tatsächlich häufig Schwangerschaftsprobleme haben.«*

Auch für mich als Arzt eine neue Information, die ich unbedingt wissen sollte. In Heidelberg eröffnen immer mehr arabische Restaurants. Das ist wunderbar, denn es bringt einen neuen Farbklecks in das kulinarische Leben. Aber meinen schwangeren Patientinnen werde ich mitteilen, lieber die Finger von Tabouleh zu lassen. Natürlich nicht ohne den Hinweis, dass auch sie in geringen Mengen Petersilie jederzeit genießen dürfen.

Wie ein Kraut Homer inspirierte

Inzwischen werfen wir schon einmal einen Blick auf die herrlichen Käse, die in Léas Kühlraum auf ihre Gäste warten. Léa lässt uns probieren. *»Schaut mal diesen wundervollen Schafskäse, es ist ein Saint Nicolas, er kommt aus dem Hérault. La Dalmerie ist ein Kloster orthodoxer Mönche, sie sind Selbstversorger und leben vor allem auch vom Verkauf ihres grandiosen Käses. Er wird ganz traditionell aus Rohmilch gemacht. Und weil die Schafe dort auf den Causses, den Hochebenen, sehr viel wilden Thymian fressen, bekommt der Käse seinen feinen Thymiangeschmack.«*

Léa lässt sich den Käse von ihrem lieben Freund und großartigem Affineur Wolfram Schreier liefern, aber den Saint Nicolas gibt es nicht immer. Deshalb ist sie besonders froh, dass sie ihn uns heute präsentieren kann.

Dass der Käse den Geschmack des jeweiligen Tierfutters annimmt, lässt sich biologisch gut erklären, denn viele Naturstoffe gehen nach dem Verzehr auch in die Muttermilch über. Ein Phänomen, welches jede stillende Mutter kennt, die Knobloch oder Kohl verspeist hat. Viele Kräuter, aber nicht alle, aromatisieren die Milch und machen sie schmackhafter. Einige Stoffe können auf diesem Weg auch einen erheblichen Einfluss auf das Kind vor und nach der Geburt ausüben. Dazu erzählt Michael eine sehr alte Geschichte.

»Erinnert ihr euch an das Kapitel aus der Odyssee, *in dem Odysseus ein Abenteuer mit dem einäugigen Riesen Polyphem bestehen muss? Riesen mit nur einem Auge heißen in der antiken Sagenwelt Zyklopen. Man stellt sich doch die Frage, wie Homer auf den Einäugigen gekommen ist. War es eine reine Erfindung?*

Die Antwort ist relativ einfach. Es gibt eine Pflanze in den Berggegenden Griechenlands, die enthält spezielle Abwehrstoffe. Wenn ein schwangeres Tier diese Pflanze in den ersten Schwangerschaftswochen frisst, kommt der Nachwuchs als Einauge zur Welt. Die Substanz wurde nach diesen Sagenriesen Cyclopamin benannt, und sie blockiert einen bestimmten Entwicklungsschritt des Embryos. Bei uns heißt die Pflanze Wilder Germer. Sie schmeckt scheußlich. Aber in den Gegenden, in denen sie häufig vorkommt, ist Ziegenhaltung verbreitet. Herrscht Trockenheit, fressen Ziegen und Schafe den Wilden Germer; einäugige Ziegen- und Schafsbabys können die Folge sein. Dazu gibt es mittlerweile auch Fotos. Cyclopa-

min gelangt in die Ziegenmilch, und wenn schwangere Frauen diese Ziegenmilch trinken, dann gelangt das Cyclopamin auch in den Stoffwechsel des Embryos. So kam es in diesen Gegenden vermutlich immer wieder zu Kindern mit einem Auge. Die moderne Pharmakologie kann also alte Mythen aufklären.«

Tipps für Schwangere und Stillende

Viele Schwangere und Stillende sind unsicher und suchen Rat, was sie essen dürfen. Inzwischen gibt es dazu Hunderte Ernährungsbücher, die viel über Vitamine, aber sehr wenig zum richtigen Umgang mit pflanzlichen Naturstoffen vermitteln. Unserer Meinung nach sollten Schwangere und Stillende alle Nahrungsmittel mit höherem Sekundärstoffgehalt um zwei Drittel reduzieren und dabei Folgendes berücksichtigen:

Übermäßigen Kräutereinsatz vermeiden.

Chili, Zwiebeln, Knoblauch und alle Kohlgewächse ganz weglassen.

Kartoffeln schälen, nichts Grünes dranlassen.

Alle Hülsenfrüchte sehr lange kochen.

Fleisch durchbraten.

Zitrusfrüchte in der Stillzeit meiden.

Diese Ratschläge werden nicht wenige Babys vor einem roten Popo bewahren. Und eines sollten Schwangere und Stillende ganz besonders nicht tun: sich ihre Nahrungspflanzen oder Pilze selbst im Wald sammeln.

Wildkräuter sammeln – nur was für Experten

Den Trend, auf eigene Faust Wildkräuter und Pilze zu sammeln, um sie für die Küche zu nutzen, sieht Michael folgerichtig als ziemlich problematisch an. »Die Fähigkeit, giftige Pflanzen zu erkennen, ist heute bei den meisten Menschen nicht vorhanden. Verleitet vom Küchentrend zur Nutzung von Wildpflanzen, beurteilen sie Wildkräuter emotional: Das sieht doch schön weich und lecker *aus. Das ist aber kein Kriterium. Trotzdem werden danach ganz viele Pflanzen gesammelt, und wer sich nicht auskennt, kann sich ganz schnell auch bei uns umbringen oder schwer erkranken.«*

Einige der Gefahren sind bekannt, wie die Verwechslungsgefahr von Bärlauch mit den tödlichen Blättern des Maiglöckchens oder der Herbstzeitlosen, die an denselben Standorten und zur selben Zeit vorkommen wie der Bärlauch. Dabei sind sie gut zu unterscheiden, wenn man an den Blättern reibt. Bärlauch riecht stark nach Knoblauch, Maiglöckchen und Herbstzeitlose nicht – ihre Blätter schmecken zudem sehr bitter.

Andere Gefahren sind den meisten Menschen jedoch unbekannt. Mit naiver Neugier kann man in Teufels Küche kommen. Wortwörtlich. Denn immer wieder bezahlen Menschen solche Torheit mit dem Leben. Auch die Landwirtschaft trägt dazu bei, wenn alles mitgeerntet wird, was am Rande der Felder wächst. So können giftige Blätter ungewollt mit ins Sortiment gelangen, wie beispielsweise das Geißkraut in Salatmischungen.

Léa fühlt sich bestätigt. *»In den Wald gehen, um Wildkräuter zu sammeln – das habe ich nie gemacht. Da muss man sich sehr gut auskennen, egal ob beim Bärlauch oder auch bei Pilzen. Und ich weiß, warum ich das nicht mache: Dafür liebe ich meine Gäste zu sehr!«*

Als Talkshowgast, und zwar der öffentlich rechtlichen Sender, habe ich mehrfach erlebt, wie Ernährungsgurus die Nutzung von selbst gesammelten Wildkräutern in höchsten Tönen priesen. Meist verbunden mit einer Wunderheilung, die möglichst emotional wirksam vorgetragen wird. Ich werde dazu eingeladen, um als fachliches Gegengewicht zu wirken. Aber welche Chance hat dann der nüchterne Experte, der sachlich davor warnt, wenn gleichzeitig der/die Kräutermann oder -frau von der wundersamen Krebsheilung erzählt, für deren breite Darstellung in solchen Talkshows immer erstaunlich viel Platz ist? Sicher, Emotionen bringen Quoten, aber verantwortlich informieren ist etwas anderes. Denn nach 20 Jahren Erfahrung in einer hausärztlichen Sprechstunde weiß ich, wie unwahrscheinlich derartige Wunderheilungen sind.

Was Antioxidanzien können

Michael stimmt mir zu, weist aber auch auf eine wichtige Schutzwirkung von Sekundärstoffen hin, wie sie unter anderem in vielen Wildkräutern vorkommen. »*Ich gebe dir da völlig Recht und möchte gar nicht wissen, wie viel Schaden solche Talkshows anrichten. Eine Sache jedoch ist nicht ganz aus der Luft gegriffen. In unserem Körper entstehen sogenannte Sauerstoffradikale. Stress oder auch Umwelteinflüsse können deren Menge ins Übermaß erhöhen und dadurch verschiedene Krankheiten begünstigen. Viele Pflanzen besitzen ein sogenanntes antioxidatives Potenzial. Damit inaktivieren sie überschüssige Sauerstoffradikale in unserem Körper. Unser Stoffwechsel kümmert sich durchaus auch allein darum, aber pflanzliche Antioxidanzien helfen ihm dabei.*«

Antioxidanzien (wie die Polyphenole) kommen in sehr vielen Pflanzen vor, von der Kaffeebohne, dem Wein, über Gemüse bis eben zu Kräutern. Auch die roten Karotinoide in Tomaten, Möhren und Paprika sind wirksame Antioxidanzien.

Wir sprachen über krebserregende Stoffe beim Grillen. Viele Kräuter können durch ihre Antioxidanzien diese Gefahr minimieren. Es sind die klassischen Kräuter, die jeder, der gern und passioniert grillt, gut kennt: Rosmarin, Thymian, Oregano, Senf, Salbei, Basilikum sowie auch Knoblauch. Besonders effektiv werden sie in Form einer Kräutermarinade eingesetzt.

Ich hätte gern von Léa ihr Lieblingsrezept für eine Marinade. »*Gunter, ich muss dich da ein bisschen enttäuschen. Denn ich brate nur ganz selten auf dem Grill. Weißt du, ein schönes T-Bone- oder ein Kalbsrückensteak, die gelingen in der Pfanne ganz wunderbar. Und was das Beste ist: Ich kann dann mit dem Jus auch noch eine köstliche Sauce machen, meine feine Madeira-Balsamico-Sauce zum Beispiel, oder eine Pfifferling-Sherry-Sauce.*«

»*Léa, vielleicht doch einen kleinen Tipp für eine schöne Marinade für's sommerliche Samstagabendgrillen für mich?*« So schnell lasse ich nicht locker.

»*Voilà, ich will nicht so sein. Nimm Lammchops und mariniere sie eine halbe Stunde lang in selbstgemachtem Knoblauchöl (Rezept Seite 154). Den Knoblauch streifst du ab, bevor du die Chops auf den Grill legst, und streust statt-*

dessen vor dem Braten Thymianblättchen auf das Fleisch. Du wirst sehen, das schmeckt fantastisch. Und wenn es dir gefällt, darfst du das dann auch mit anderem Fleisch machen, oder mit Zucchini und Paprika.«

Grüner Tee – Quintessenz aus 6000 Jahren

Michael untersucht seit ein paar Jahren grünen Tee an seinem Institut. Er ist begeistert von dem, was er mit seinem Team feststellt. Wenn die Teeblätter geerntet und vor ihrer Nutzung bei Raumtemperatur getrocknet werden, kommt es zu Prozessen, in denen die antioxidativen Wirkstoffe des Tees vermindert werden. Daher hat solcher Tee eine dunkle Färbung, es ist »schwarzer Tee«. Geht man dagegen hin und erhitzt die Blätter sofort nach der Ernte über 60 Grad, dann wird dieser Prozess gehemmt, und als Folge liegen die antioxidativen Wirkstoffe im ursprünglichen Zustand vor. Der Tee hat dann keine braune, sondern eine leicht grüne Färbung.

In Laborversuchen erweist sich der grüne Tee als eines der wirksamsten Antioxidanzien und wird derzeit auf seine positive Wirkung auf neurodegenerative Erkrankungen (Alzheimer) und auf Alterungsprozesse untersucht: *»Grüner Tee gehört zu den wahrscheinlich besten Dingen, die die Menschen erfunden haben. Für mich ist grüner Tee das Destillat von 6000 Jahren Kultur. Das Problem ist aber, wenn ich ihn zu Hause zubereite, mag ich ihn nicht. Ich weiß nicht, wie sie es schaffen, aber grüner Tee in China oder Japan schmeckt prima. Dort liebe ich ihn.«*

Léa wäre keine Meisterköchin, wenn sie das nicht neugierig machen würde. Und so sagt sie sofort: *»Lieber Michael, das trifft sich gut. Ein guter Freund von mir betreibt hier in Luxemburg ein wunderbares japanisches Restaurant. Morgen besuchen wir ihn und fragen nach dem Geheimnis der Zubereitung.«*

Folgendes haben wir bei diesem Besuch gelernt: In Japan wird der grüne Tee im Rahmen einer festgelegten Zeremonie zubereitet und getrunken, in einem speziellen Teehaus und mit viel Zeit. Hamjime Miyamae zeigt uns in seinem Restaurant Kamakura im Herzen der Altstadt von Luxemburg die

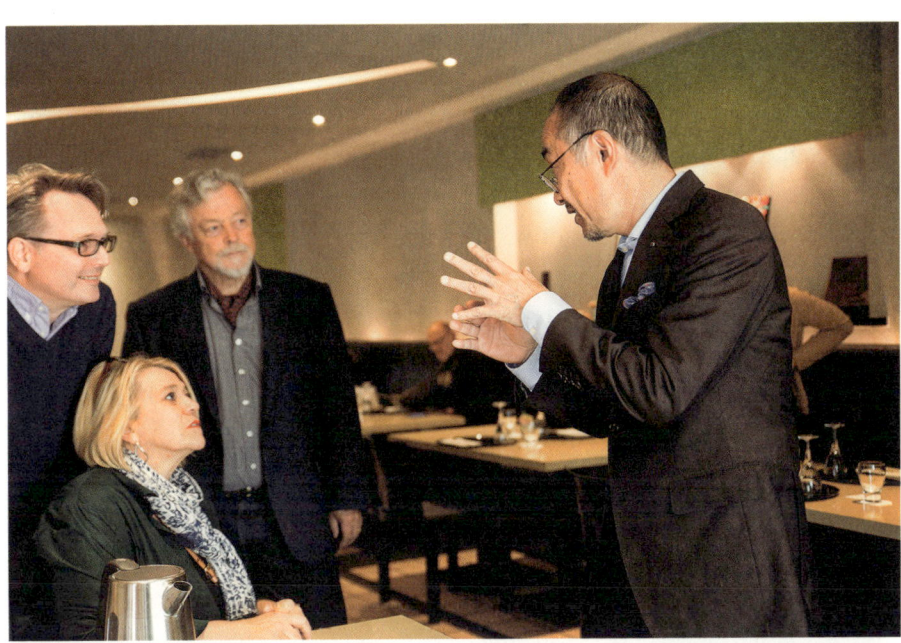

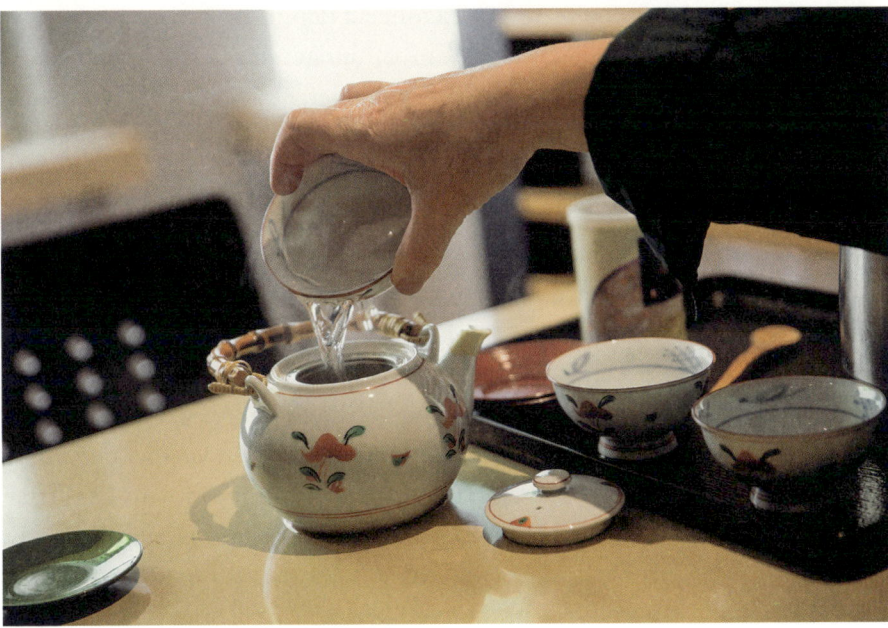

wichtigsten Schritte, mit denen man auch zu Hause mit ein bisschen Übung grünen Tee wirklich genießen kann.

Grüner Tee schmeckt je nach Sorte harmonisch, beruhigend, erfrischend und nach frischem Heu. Er regt sogar unsere Umamisensoren an und schmeckt somit auch kräftig, würzig. Schmeckt er dagegen dumpf, bitter algig oder fad, dann stimmt etwas nicht mit der Zubereitung.

Und die beginnt mit dem Wasser. Ideal ist weiches Bergwasser, und das gibt es auch in Flaschen. Kalkhaltiges, hartes Leitungswasser führt nicht zum gewünschten Ergebnis. Das Wasser vier bis fünf Minuten aufkochen und dann warmhalten. Am besten in einem Kessel aus Gusseisen, den man in Japan Tetsubin nennt, aus dem der Teemeister mit einer Bambuskelle das Wasser in ein Glas oder eine Tasse schöpft. Die Teeblätter werden in einem Edelstahlsieb zugefügt. Pro Tasse je nach Sorte ein bis drei gehäufte Teelöffel. Erfahrene genießen den Tee gern intensiver. Anfänger sollten ihn besser dünner zubereiten, bis sie sich an den Geschmack gewöhnt haben. In China und Japan wird immer wieder heißes Wasser nachgegossen, wenn man seinen Becher geleert hat. Auch nach mehrfachem Aufguss schmeckt der grüne Tee noch.

Je nach Sorte gibt es verschiedene Empfehlungen für Gartemperatur und Ziehzeit. Generell gelingt grüner Tee mit relativ geringer Ziehtemperatur besser, das Wasser sollte nicht über 80 Grad heiß sein, sonst wird der Tee bitter, und wichtige Inhaltsstoffe nehmen Schaden. Die Ziehzeit sollte meist zwei Minuten nicht überschreiten. Als Daumenregel gilt: Je höherwertiger ein grüner Tee ist, desto niedriger darf seine Ziehtemperatur sein.

Japanische Grünteemeister bereiten den Tee oft mit nur einer halben Tasse Wasser und drei bis vier gut gehäuften Teelöffeln Tee zu. Das betrifft vor allem die edlen Sorten wie Gyokuro und Senchas. Anschließend erzielen sie anhand genau getimter Aufgüsse innerhalb der kurzen Ziehzeit unterschiedliche Geschmacksnuancen. Grüner Tee sollte anschließend zügig genossen werden, und Liebhaber erzählen, dass sie regelrecht süchtig nach ihm werden. Eine Sucht, der man ohne Reue auch bei uns frönen darf.

Antioxidanzien gezielt einsetzen – in Form traditioneller Rezepturen

Als praktischer Arzt bin ich der Meinung, dass Laborergebnisse zwar oft faszinierend sind, wenn man sie jedoch ins wirkliche Leben überträgt, sieht es oft anders aus. Das Beispiel Karotin, die Vorstufe von Vitamin A, verdeutlicht das Dilemma. Karotin gilt als sehr wirksames Antioxidans, und könnte einer Krebsentstehung theoretisch entgegenwirken. Man empfahl deshalb Rauchern, regelmäßig Karotin einzunehmen. Erst Jahre später zeigten zwei große kontrollierte Anwenderstudien, dass die Gruppe, die Karotin eingenommen hatte, deutlich mehr Krebstote zu beklagen hatte als die Kontrollgruppe, die nur ein Scheinmedikament erhielt. Gut gemeint und nebenbei auch ein gutes Geschäft, das jedoch für viele tragisch endete.

Hier interveniert Michael. Es gibt dafür einen Grund, den man lieber vorher hätte berücksichtigen sollen. Auf Zellniveau ist Karotin ein Antioxidans. Es kann also gegen Krebsentstehung wirken. Essen wir beispielweise in Butter gedünstete Karotten, sorgen wir für eine ausreichende Menge. Nimmt man jedoch Tabletten mit einer hohen Dosis des Reinstoffs ein, wird ein anderer Effekt zu einem Problem. Ist bereits ein kleiner Tumor entstanden, dann sorgt ein Abbauprodukt des Karotins über einen bestimmten Stoffwechselprozess dafür, dass der Tumor schneller wächst. Zudem richten sich hochdosierte Antioxidanzien auch gegen Sauerstoffradikale, die der Körper produziert, um das Tumorwachstum zu bekämpfen. Ist demnach bereits ein Tumor im Körper vorhanden, den man gerade zu Beginn oft nicht bemerkt, sind hohe Dosen von Karotin problematisch.

Diese Klarstellung zeigt die Wunderheilungen in den Talkshows erst recht in einem anderen Licht. Bereits Erkrankte profitieren vermutlich nicht von der hohen antioxidativen Wirkung von Wildkräutern. Sie schaden sich sogar. Setzt man sich dagegen einer speziellen Gefahr aus, dann ist die Verwendung zusätzlicher Antioxidanzien sinnvoll. Beispiel Grillen. Hier helfen Antioxidanzien in der Kräutermarinade, die Risiken einer Krebsentstehung de facto zu eliminieren. Und in welcher Dosierung? Einfach an den klassischen Rezepturen und Traditionen orientieren, und schon liegen Sie richtig.

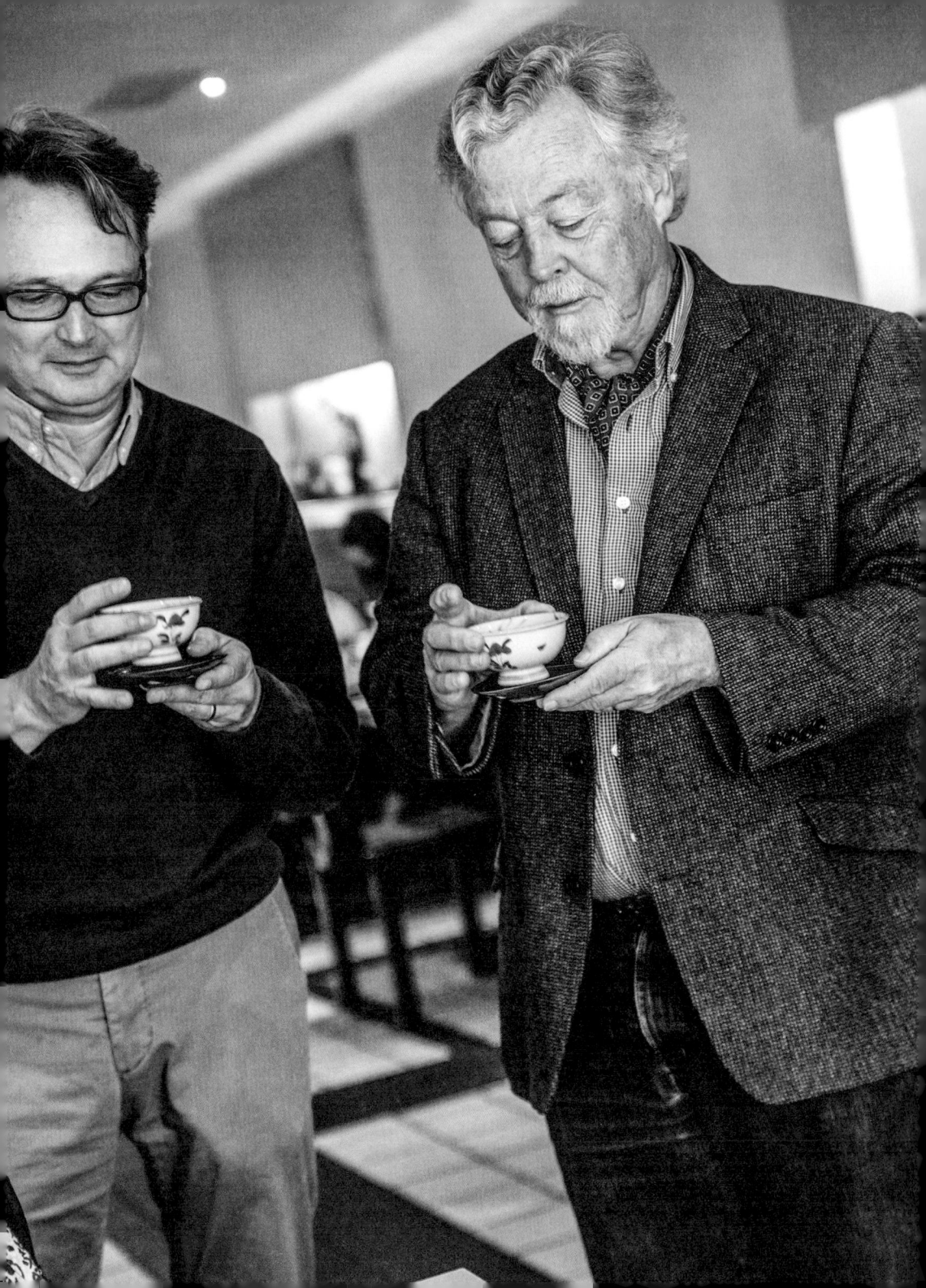

Das Geschäft mit der Angst

Der breite und häufige Einsatz von Produkten voll mit Antioxidanzien birgt demnach durchaus Risiken. Es ist problematisch, wenn Antioxidanzien ungeprüft und in großen Mengen in verschiedensten Formen als orthomolekulare Medizin, Vitaminpillen, Nahrungsergänzung oder -supplemente meist teuer und nicht selten in aggressiver Weise angeboten werden. Nach dem Motto: Wenn Sie das nicht kaufen, bekommen Sie Krebs.

Man sollte um solche Angebote einen Bogen machen. Außerdem steckt der Inhalt solch teurer Produkte oft in ganz gewöhnlichen Lebensmitteln. Beispiel Vitamin C: Es handelt sich dabei um Ascorbinsäure. Sie ist als Zusatzstoff mit der Nummer E 300 aufgelistet. E 300 hört sich nicht so gesund an wie Vitamin C, ist aber haargenau derselbe Stoff. Besonders häufig findet er sich in Produkten wie süßer Limonade – zugefügt als Konservierungsstoff. Vitamin E, chemisch Tocopherol, wird als Zusatzstoff unter E 306 geführt. Es ist vielfach als Konservierungsstoff in klassischen Speiseölen zu finden. Wer also teure Supplemente kauft, darf sich durchaus genarrt fühlen.

Unserer Meinung nach ist Ihr Geld in frischem Obst, Gemüse und einem guten Stück Fleisch viel besser angelegt, die natürlicherweise reich an Antioxidanzien sind. Wenn ernstzunehmende Wissenschaftler positive Wirkungen bestimmter Stoffen feststellen, sollte erst nach einer kontrollierten Anwendungsprüfung ein ganz gezielter Einsatz erwogen werden – am besten per Rezept.

Der Supermarkt ist keine Apotheke

Dem berühmten antiken Arzt Hippokrates wird folgendes Zitat zugesprochen: *Lass die Nahrung deine Medizin sein und Medizin deine Nahrung.* Das hören manche nur zu gern, denn dies nährt kühne Umsatzfantasien der Lebensmittelindustrie. Nahrungsmittel mit dem Versprechen auf medizinischen Zusatznutzen in Supermärkten verkaufen zu dürfen, ist das große Ziel der sogenannten Health Claims.

Das wäre das Ende des sorgenfreien und genussvollen Einkaufs. Wer könnte es schon verantworten, rein nach Geschmacks- und Qualitätskriterien auszuwählen, wenn gleichzeitig Marmeladen gegen Herzinfarkt oder Joghurt gegen Krebs im Regal stünden? Solche Produkte könnten selbstredend auch teurer verkauft werden, und deshalb baut die Industrie einen immensen politischen Druck auf, die juristischen Pforten für Health-Claim-Produkte zu öffnen.

Sie lässt dabei leider die Sorgfaltspflicht außer Acht, denn belastbare Nutzennachweise existieren für kaum eine dieser Möchtegernwohltaten. Auch nicht für deren bereits angebotene Vorläufer, wie die cholesterinsenkende Margarine. Erst nachdem sie mit wunderbaren Versprechungen im Fernsehen beworben wurde und schon längst zu kaufen war, wurden endlich die problematischen Daten veröffentlicht. Sie enthält zugesetzte Phytosterine, Bestandteile pflanzlicher Zellmembranen, die zwar den Cholesterinspiegel tatsächlich senken, aber vermutlich auch das Herz schädigen können. Sie steht übrigens immer noch im Regal.

Probiotische Joghurts werden ebenfalls mit vielen Gesundheitsversprechen beworben, aber auch hier gilt: Belastbare Belege für den Nutzen sind bisher Fehlanzeige. Eigentlich sind solche Produkte nach geltender Gesetzeslage ein Unding, denn aufgrund der zugesetzten Wirkstoffe handelt es sich nicht mehr um Lebensmittel, sondern um Medikamente, die erst nach teuren Zulassungsprüfungen, mit klarer Dosierungsvorgabe und nur in der Apotheke verkauft werden dürften.

Hippokrates soll übrigens auch gesagt haben, dass ein Gesunder keine Medikamente einnehmen soll. Ganz seiner Meinung. Und das gilt ganz besonders im Supermarkt. Hier sollte Qualität die einzige Richtschnur sein, und nicht die Angst um die Gesundheit. Informierte und selbstbestimmte Kunden werden Produkte mit Gesundheitsversprechen hoffentlich zu dem werden lassen, was sie verdienen zu sein: Ladenhüter.

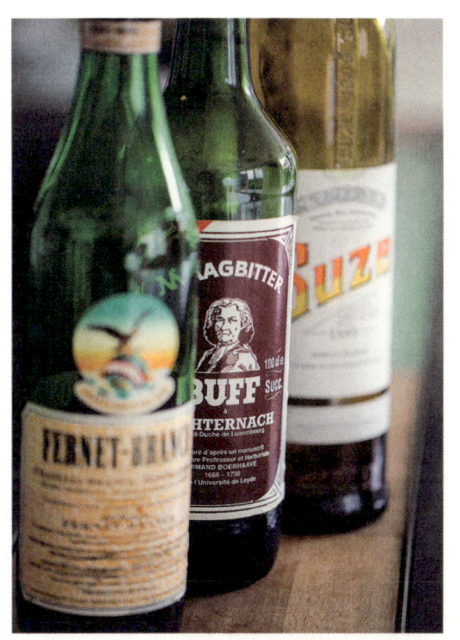

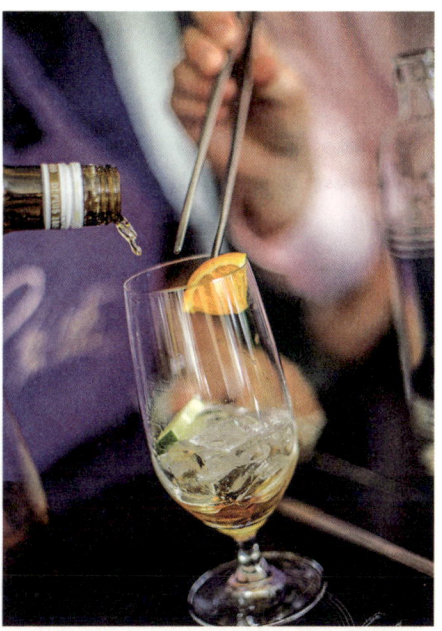

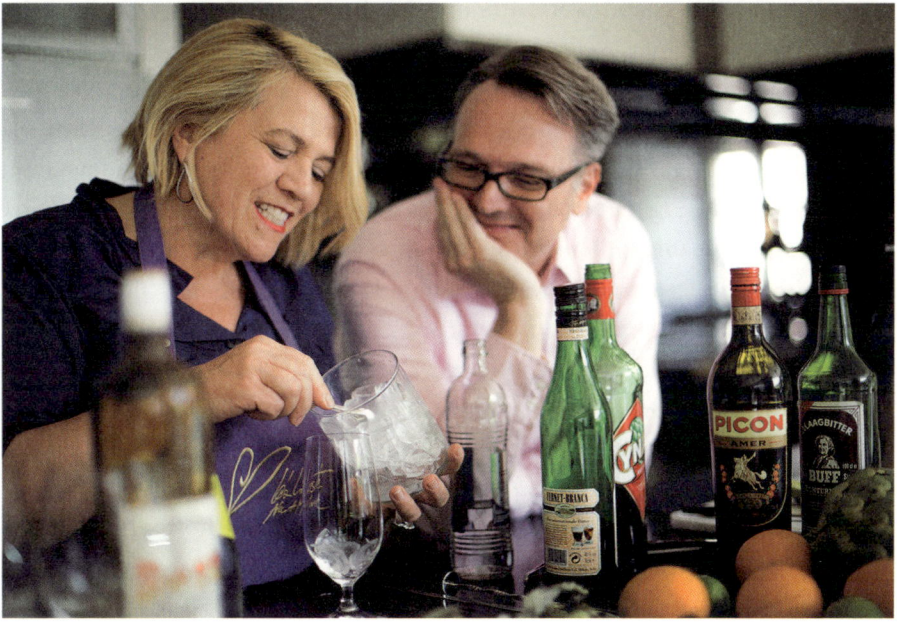

Aperitif: Wann bitter ausnahmsweise gut ist

»Wisst ihr, was wir nun tun sollten? Und zwar, bevor wir uns das Lamm in der Kartoffelkruste, die feine Sauce, die drei Blättchen Salbei und die Karotten in Butter schmecken lassen? Wir gönnen uns erst einmal einen schönen Aperitif!« Léa hat genau die richtige Idee.

Nach dem intensiven Gespräch über Kräuter, Waldgänger, Mittelalter, weise Frauen, Paracelsus, Antioxidanzien und unsinnige Industriefantasien ist eine kleine Erholung sinnvoll. Und vor allem ideal vor dem Essen, zur Anregung der Fettverdauung.

Wenn man flüssiges Fett in Wasser gießt, dann löst es sich nicht darin, sondern bildet Tröpfchen. In unserem Darm ist dies nicht anders. Fette sind dann kaum resorbierbar und liegen schwer im Bauch. Das gilt auch für Léas geliebte Butter. Um sie aufzulösen, brauchen wir eine Art Seife, die die Fetttröpfchen emulgiert, sprich auseinanderfließen lässt. Diese Funktion übernehmen für uns die Gallensäuren. Und jetzt kommen die pflanzlichen Bitterstoffe eines Aperitifs ins Spiel. Sie regen die Produktion von Gallensäure an. Und wie viel benötigen wir? Das ist eine Frage der Fettmenge.

Léa möchte von Michael wissen, welche Pflanzen sich für einen Aperitif oder Digestif besonders gut eignen. Er erklärt dies anhand der landestypischen Getränke, die zu fettreichen Gerichten getrunken werden. Um den Bauch zu briefen, gibt es zum und manchmal auch im schweizerischen Käsefondue einen Enzian- oder Kirschschnaps. In Skandinavien und Norddeutschland trinkt man nach fettem Essen gern einen Kümmel oder Aquavit, und in Bayern kommt nach der Schweinshaxe ein Obstler oder ein Enzianschnaps auf den Tisch. Apropos Enzian: Die Franzosen lieben ihren Suze, ein leicht bitter schmeckender knallgelber Enzianlikör.

»Wenn Enzian so gut ist, könnten wir unseren Crémant, der den Magen so schön öffnet, doch gleich einmal mit ein bisschen Suze aromatisieren, was meinst du, Michael?«, fragt Léa prompt.

Michael ist sofort dabei. *»Den Alkohol im Aperitif benötigt man übrigens, um die hohe Dosis an Bitterstoffen auch schlucken zu können, gern auf ex. Einen*

Tee mit einer solchen Dosis würde man nicht herunterbekommen.« Aber auch ein Verbenentee oder ein Espresso tun durchaus ihre Wirkung.

Léa erzählt von einem Bitter mit Namen Buff. *»Buff ist ein traditioneller Kräuterbitter aus Luxemburg, das Ding ist wirklich so bitter, dass du vor Schreck vom Stuhl kippst. Wenn wir als Kinder Bauchschmerzen hatten, sagte meine Mama, nehmt mal einen winzigen Schluck, dann geht es weg. Und es funktionierte, der Bauch wurde warm, und es ging uns gleich besser.«* Buff ist in Deutschland kaum bekannt, aber die vielen Kräuterbitter (wie Jägermeister) funktionieren ähnlich. Vor allem auch in Italien gibt es sie: vom Buff-bitteren Fernet Branca bis zu milderen Likören wie Cynar (die Basis ist Artischocke) oder dem sizilianischen Averna.

Auch Bitterorange wird zu diesem Zweck traditionell genutzt, besonders in Arabien. In der Pharmazie werden diese Stoffe als Amara oder Bitter-stoffdrogen geführt. Besonderes Exemplar: der Gin Tonic mit chininhaltigem Tonic-Water. Die englischen Kolonialherren mussten in den Tropen täglich ihr Chinin zur Malariaprophylaxe schlucken. Mit Gin zusammen schmeckte dies deutlich besser.

»Ja, die Engländer brauchen etwas besonders Effektives«, spottet Léa augenzwinkernd, und Michael weist darauf hin, dass manche moderne, trendige Gins sich der Bedeutung der Bitterkeit nicht mehr bewusst sind.

»Oft kommt dabei nur Schnaps mit ätherischen Ölen heraus. Muss nicht schlecht sein, aber ein Aperitif funktioniert nur über die Bitterstoffe. Erst dann ist das Ganze ernährungsphysiologisch spannend.«

Léa resümiert: *»Meine Gäste trinken gern einen Aperitif, meist ein Glas Champagner. Dann haben sie Appetit, und nach dem Essen fühlen sie sich wohl, weil alles passt. Das war schon immer so. Aber es ist spannend zu sehen, was wirklich abläuft, das erklärt die moderne Biologie. Grandios!«*

Am Ende dieses Kapitels, das einen Bogen von der Weisheit amerikanischer Ureinwohner über europäische Klostergärten bis hin zum klugen Umgang mit Teepflanzen geführt hat, bleibt noch die Frage zu klären, wie die siebte Regel der guten Küche lauten sollte. Eigentlich ganz einfach: *Gezielter Einsatz von Gewürzen und Kräutern – aber: Die Dosis macht's.*

Nun will Léa unbedingt einen neuen Aperitif kreieren. »*Ich habe gerade viele Ideen. Kommt, wir probieren mal etwas aus!*« Léa gibt dann ein bisschen Suze in ein Champagnerglas, fügt einen Spritzer Bitterorangenlikör dazu und füllt mit Crémant auf. »*So wird es harmonisch im Geschmack, denke ich.*«

Perfekt, Léa! Der spontan erfundene Aperitif schmeckt wunderbar. Das Lamm kann kommen.

....

Aperitif

»Die Kräuter öffnen den Magen. Und Crémant tut's sowieso.«

Für 1 Glas

2 cl Suze (Enzian-Likör)
1 cl Cointreau (Orangen-
likör) oder
Bitterorangensirup
(z. B. von Monin)

10–12 cl Crémant oder
Winzersekt

Suze ist im Osten Frankreichs und in der Schweiz als Aperitif sehr beliebt. Ich habe ihn hier einfach noch ein bisschen gemixt: Suze und Cointreau ins Sektglas geben und mit einem schönen Crémant auffüllen. Santé!

....

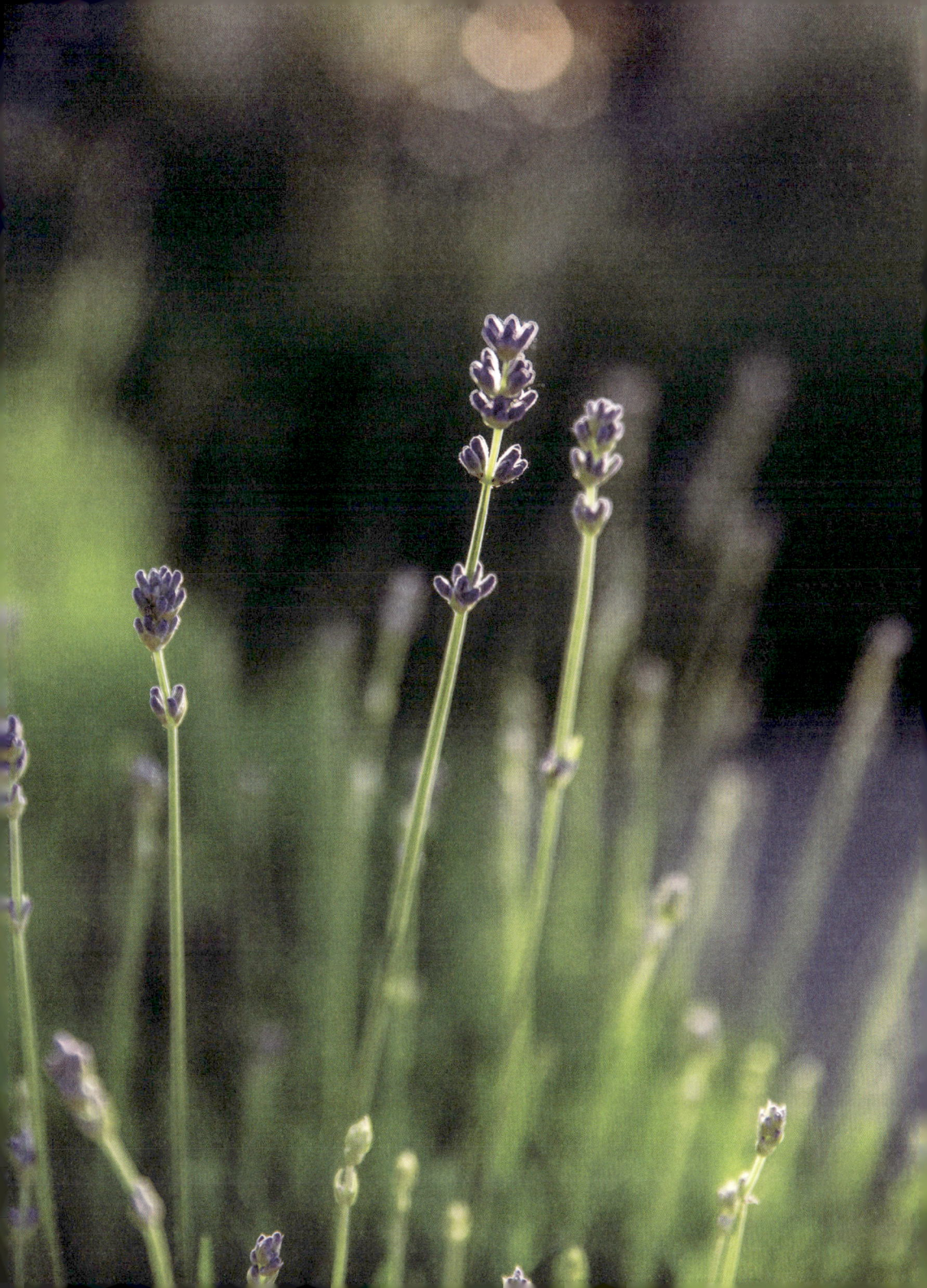

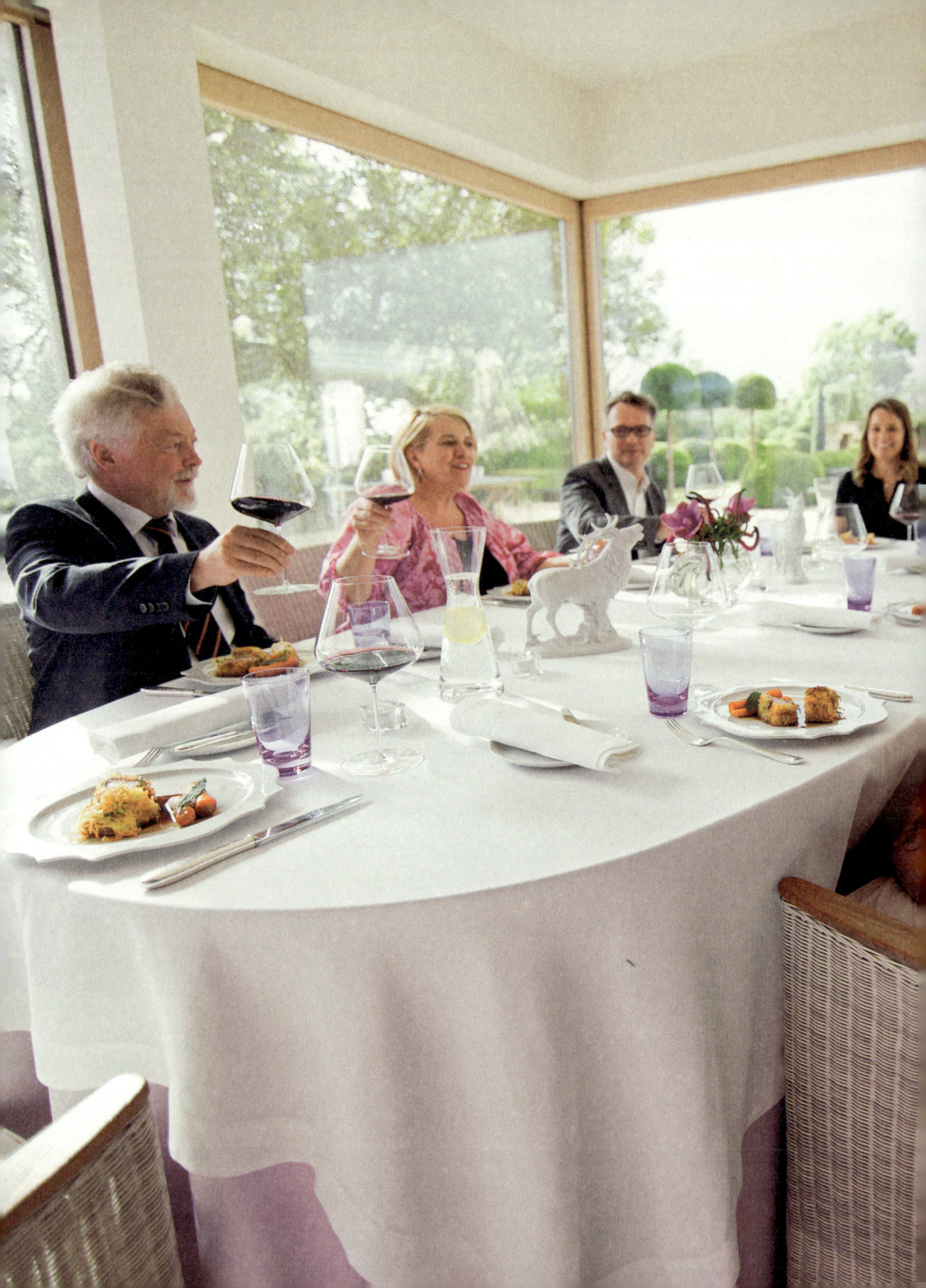

Kochkunst

Gutes Essen macht bekömmlich satt, und als Folge freuen wir uns über ein wohliges Bauchgefühl. Doch gutes Essen kann noch mehr. Woran liegt es, wenn nach einem guten Essen eine entspannte Stimmung entsteht und angenehme Gespräche geführt werden, in denen gern auch ein bisschen philosophiert wird. Wir sprachen bisher oft darüber, dass auf ein gutes Essen auch ein Lächeln folgen sollte. Doch was löst dieses Lächeln aus? Nach der Pflicht in Form der bekömmlichen Sättigung folgt also nun die Kür der guten Küche.

Der Rahmen

Es beginnt mit der Auswahl der Tischgäste, mit denen man sich gemeinsam auf das Essen freut. Man fängt zusammen an und wünscht sich bei uns einen »guten Appetit«, in Frankreich »bon appétit« und in England und den USA, wenn überhaupt gerade noch, ein nüchternes »enjoy«. *»Dort gab es bis vor 20 Jahren ja auch selten Grund dazu«*, merkt Léa trocken an. *»Da gab es diese Fish-and-Chips-Lokale, und jemand sagte: ›someone coffee please‹ – und dann gab es tatsächlich Kaffee zum Fisch! Das war zum Brüllen.«*

Ja, schon Obelix schaute traurig drein, als in »Asterix bei den Briten« über sein geliebtes Wildschwein eine grüne Minzesauce geschüttet wurde. *»Das Commonwealth wurde bestimmt nicht auf guter Küche aufgebaut. Aber man muss ehrlicherweise sagen, wenn man jetzt nach England, Irland oder Amerika geht, findet man auch dort meist eine super Küche«*, bemerkt Michael nebenbei.

Die Umgebung sollte ebenfalls passen, und ich möchte von Léa wissen, worauf es ihr dabei besonders ankommt. »*Weißt du, Gunter, wenn du dein Restaurant nicht schön machst, mit geschmackvoller Dekoration, feinem Porzellan, Tischdecken, Silber und angenehmer Atmosphäre, dann denkt doch der Gast: Was habe ich im Leben falsch gemacht, dass ich hier sitzen muss? Aber wenn die Gäste denken, ich habe im Leben alles richtig gemacht, dass ich hier in diesem wunderschönen Restaurant sitzen darf – das hilft enorm.*

Wenn das Design des Restaurants und des Tellers aber die Hauptsache ist, dann stimmt auch etwas nicht! Die meiste Energie sollte natürlich in die Auswahl der qualitativ hochwertigen Zutaten und der Zubereitung fließen. Das Wichtigste ist, egal ob Restaurant oder zu Hause, du musst spüren, dass alles mit dem Herzen gemacht ist. Avec amour – das ist meine Devise für jeden Handgriff. Weißt du, ich sage immer, sogar eine Zwiebel hat es verdient, mit Liebe geschnitten zu werden. Auch wenn sie sich ein bisschen wehrt, wie ihr mir das vorhin erklärt habt…«

Dann kann die Umgebung auch sehr einfach sein. »*Im Deutschen gibt es das schöne Wort kredenzen, da steckt schon Qualität drin. Kredenzen kann man auch in der Garage. Denn auch die Garage kann authentisch sein, wenn sie den Charme des finanzklammen Newcomers oder den Minimalismus des Erfahrenen repräsentiert. Aber wenn es einfach nur schlampig und lieblos ist, dann leidet auch der Essgenuss, davon bin ich überzeugt.*«

Die heiße Schlacht am warmen Büfett

Auch die Art und Weise, wie das Essen und in welcher Reihenfolge es serviert wird, spielt für Léa eine wichtige Rolle. »*Wenn ich in ein erstklassiges Restaurant gehe, dann habe ich ein abgestimmtes Menü. Manche Gäste erschrecken erst einmal, wenn sie die Karte sehen und lesen, dass sie fünf, sechs oder sogar mehr Gänge essen sollen. Aber in der Sternegastronomie sind die Portionen in solch einem Menü klein und genau aufeinander abgestimmt. Das ist schon die Kunst der Köchin oder des Kochs. Denn am Ende gehe ich als Gast zufrieden und gesättigt raus, ich habe aber kein Völlegefühl. Ich bin wirklich glücklich.*

Das genaue Gegenteil sind Buffets. Dort isst man alles durcheinander und

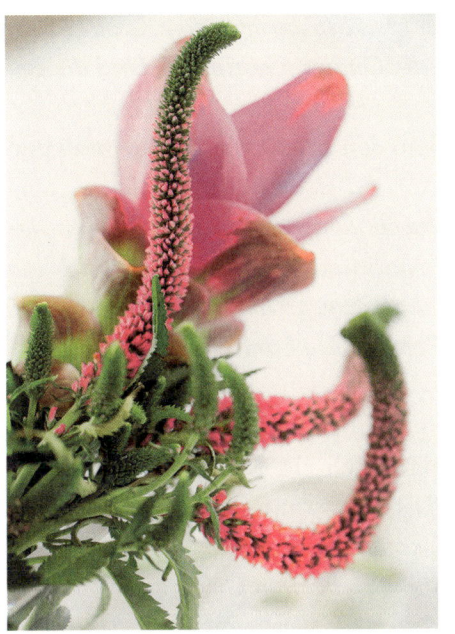
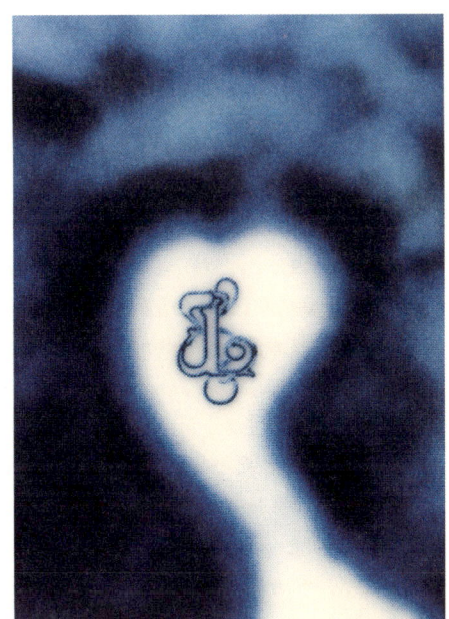
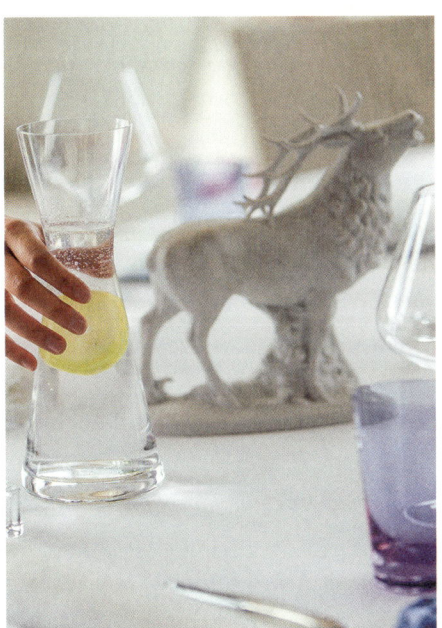
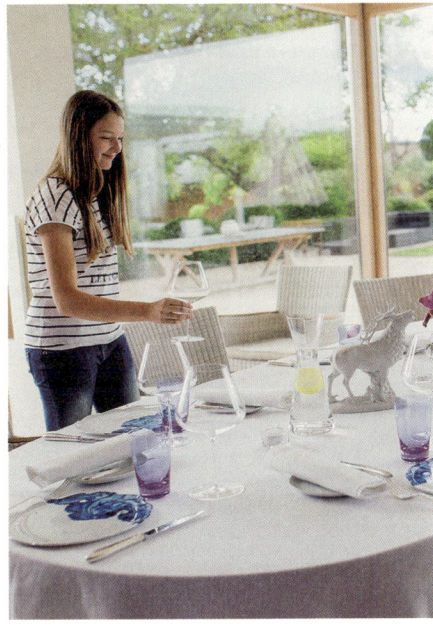

meist viel zu viel. Dann sind die Leute nur glücklich darüber, dass sie viel Masse für ihr Geld bekommen haben. Aber hat die Qualität gestimmt? Und die Bekömmlichkeit? Ich glaube nicht.«

Michael sieht bei einem Buffet vor allem den Effekt von Herdentrieb und Nahrungskonkurrenz: *»Das ist genauso wie bei einer Weindegustation, wenn etwas knapp wird, wollen alle davon, obwohl anderes noch im Überfluss dasteht. Und wenn es dann am Buffet fünf Nachtische gibt, nimmt man sich von jedem etwas. Ich lasse mich einfach von kurzfristigen Überlegungen leiten wie: Oh Gott, gleich leer, lieber die doppelte Portion. Und am Ende sagst du, verdammt noch mal, war eigentlich zu viel.«*

Léa und Michael sind sich einig: Die richtige Zusammenstellung eines Menüs ist eine Gesamtkomposition, eigentlich ein Kunstwerk. »Darüber habe ich schon sehr viel nachgedacht, wisst ihr warum?«, fragt Léa. *»In Sternerestaurants, vor allem in Deutschland, servieren sie inzwischen einen ganzen Brotkorb und so viele Amuse-Gueules, die berühmten Grüße aus der Küche. Wenn dann das eigentliche Essen kommt, was die Gäste ja bestellt haben und weshalb sie eigentlich in dein Restaurant gekommen sind, fehlt ihnen der nötige Appetit dazu – und damit verdirbst du deinen Gästen eigentlich die Freude.«*

Gutes Essen – guter Wein

Auch beim Wein gilt die Regel der Kochkunst – auf die Qualität kommt es an! Léa findet, *»ein Glas Champagner oder Crémant vor dem Essen ist etwas Wundervolles. Und ein schöner Wein kann ein Gericht ganz enorm verbessern. Aber die Harmonie muss stimmen.«*

Und worauf sollte man achten? Michael erklärt den biologischen Hintergrund: *»Wein wurde von uns Menschen entwickelt, weil er das berauschende Ethanol (meist vereinfacht als Alkohol bezeichnet) enthält, das von Hefen bei der Gärung produziert wird. Es gibt sehr viele billige Weine in den Supermärkten, die aber qualitativ enttäuschen. Kommt es dem Käufer nur auf den Rausch an, dann erfüllen sie ihren Zweck, mit den bekannten Nebenwirkungen. Wenn*

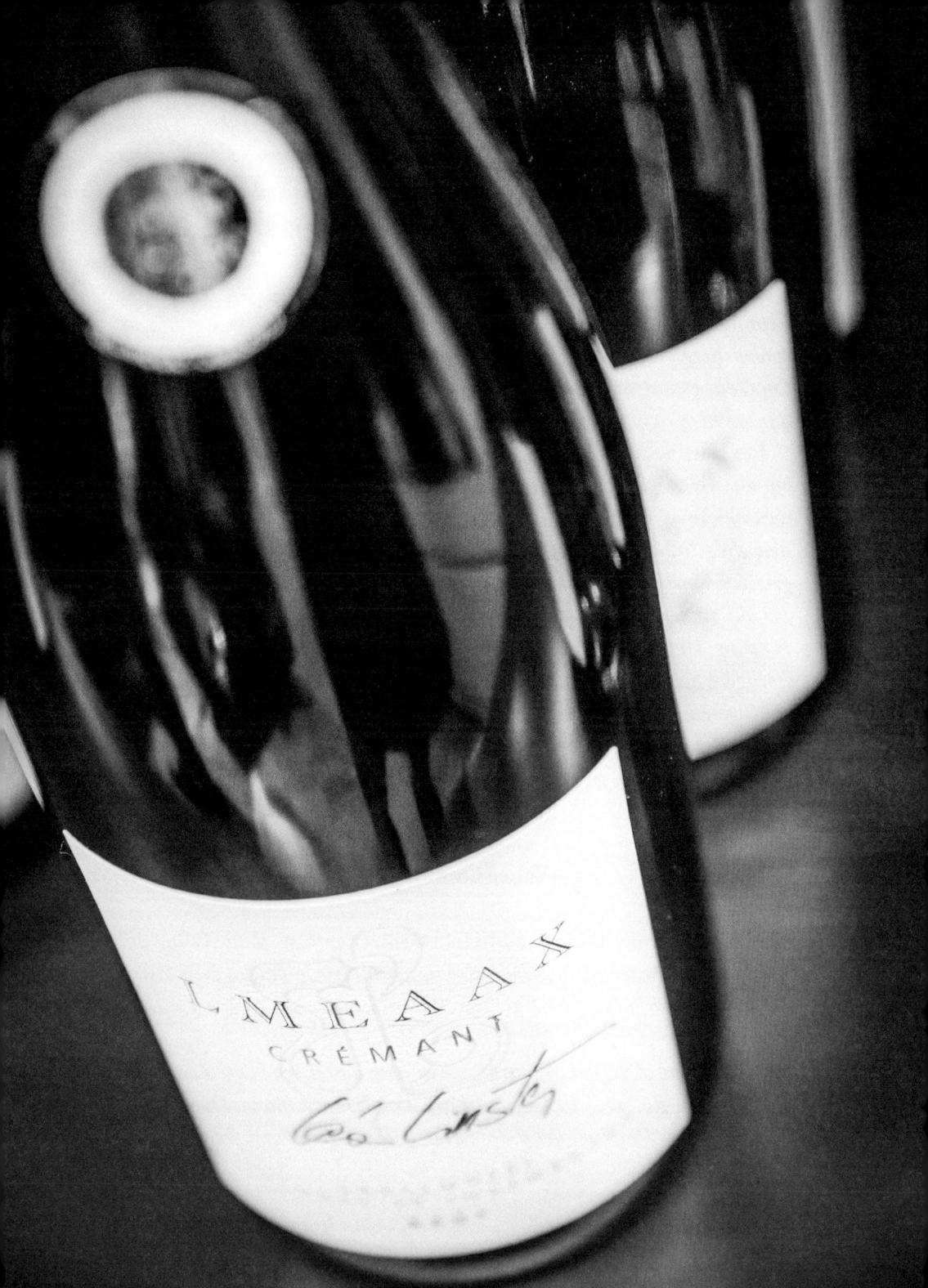

es jedoch um ein gutes Essen geht, brauchen wir Weine mit guter Qualität, die gewöhnlich ihren Preis haben.

Was macht den guten Wein so teuer? Es gibt viele moderne Rebsorten, die auf Ertrag hin optimiert wurden. Ihnen fehlt jedoch häufig ein charakteristisches Aroma, das Weine oft haben, wenn sie auf Hanglagen oder besonders sonnigen Plätzen produziert wurden. Die für den Winzer schwierigen Weinlagen erfordern deutlich mehr Arbeit und bringen weniger Ertrag. Ein Riesling von den steilen Berghängen von Saar oder Mosel ist etwas anderes als ein Massenprodukt, das industriell produziert wurde. Der Preis liegt entsprechend höher, aber das merkt man am Geschmack.«

Ich frage Léa, ob sie uns einen kleinen Tipp geben kann, welche Weine sie zu welchen Gerichten bevorzugt. Schließlich ist sie selbst Besitzerin eines kleinen Weinbergs, in dem ihre geliebten Riesling-Trauben wachsen. *»Riesling liebe ich wirklich ganz besonders: seine Leichtigkeit, seinen konzentrierten Geschmack und seine fröhliche Säure. Genau wie Michael sagte, gibt es bei uns an der Mosel hervorragende Lagen. Und gerade die trocken ausgebauten Riesling-Weine passen ausgezeichnet zum Fisch. Wenn du allerdings eine reichhaltigere Sauce hast, mit Butter oder mit Sahne, dann brauchst du auch einen kräftigeren Wein, einen weißen oder einen grauen Burgunder vielleicht. Zu deinem geliebten Steak passt ein Spätburgunder, das ist perfekt mit den Röstaromen. Und wenn du mich fragst: Ein schöner roter Burgunder geht eigentlich immer.«*

Woher kommt der Kater?

Hier ist wieder der Biologe und Hobbywinzer gefragt. *»Gute Weine sind meist ›trocken‹, dies bedeutet, dass man den Traubenmost so lange gären lässt, bis der Zucker weitgehend abgebaut wurde. Viele Konsumenten ziehen jedoch halbtrockene, liebliche oder sogar süße Weine vor. Um diese zu produzieren, wird die Gärung zu einem Zeitpunkt gestoppt, wenn noch ausreichend viel Zucker enthalten ist, oder man gibt nach der Gärung süßen Traubenmost hinzu. Damit schafft man aber ein neues Problem, denn der zuckerhaltige Wein kann jederzeit wieder zu* gären anfangen – eine Katastrophe für einen Flaschenwein, der im Laden oder zu Hause explodiert. Um dies zu verhindern, muss eine weitere Gärung verhindert werden. Das macht der Winzer durch Zugabe von Sulfit, das zusätzlich auch eine Oxidation verhindert. Ohne Sulfitzugabe würde ein Weißwein bald eine bräunliche Tönung annehmen und einen bitteren Nachgeschmack entwickeln.

Es kommt jedoch auf die Sulfitmenge an, die der Winzer vor der Gärung und vor der Flaschenabfüllung einsetzt. Wer kennt nicht das Gefühl, dass man nach einem moderaten Weinkonsum später Sodbrennen oder sogar kräftige Kopfschmerzen entwickelt? Dies liegt nicht am Alkoholgehalt, sondern meist an der Sulfitmenge. Ein trockener Wein benötigt deutlich weniger Sulfit als ein lieblicher oder süßer Wein. Daher sind trockene Weine in der Regel auch bekömmlicher.« Gute Qualität und maßvolle Mengen – in Italien trinkt man traditionsgemäß ein Glas zum Essen –, und der Kater kann zu Hause bleiben.

Auf Gutes lohnt es sich ein wenig zu warten

Léa findet auch, dass es gar nicht schlecht ist, auf etwas Gutes ein wenig warten zu müssen, denn »die Vorfreude gehört doch zum Genuss dazu. Der Feind der Qualität und des Genusses ist der Überfluss, davon bin ich überzeugt. Und der Freund ist das Warten auf etwas Gutes. Wenn ich beispielsweise unterwegs bin und Lust auf einen Kaffee habe, gehe ich nicht in den erstbesten Bäckerladen, wenn ich weiß, dass ich demnächst wieder zu Hause in Frisange bin. Dann warte ich lieber damit und trinke den Espresso bei mir. Da weiß ich, dass er schmeckt und von guter Qualität ist. Ich bin wirklich davon überzeugt, dass es sich lohnt, auf etwas Gutes auch ein wenig warten zu können.«

Diese Beobachtung entspricht alten Weisheiten, die durch moderne psychologische Forschungsergebnisse bestätigt werden: Wenn etwas Schönes zu leicht erreichbar ist und unbegrenzt zur Verfügung steht, verliert es schnell seinen Reiz. Der Mensch sollte sich für seine Ziele auch anstrengen oder auf ein Vergnügen warten können. Sonst drohen Langeweile und ein Boreout, ein Zustand, in dem man an nichts mehr Freude hat.

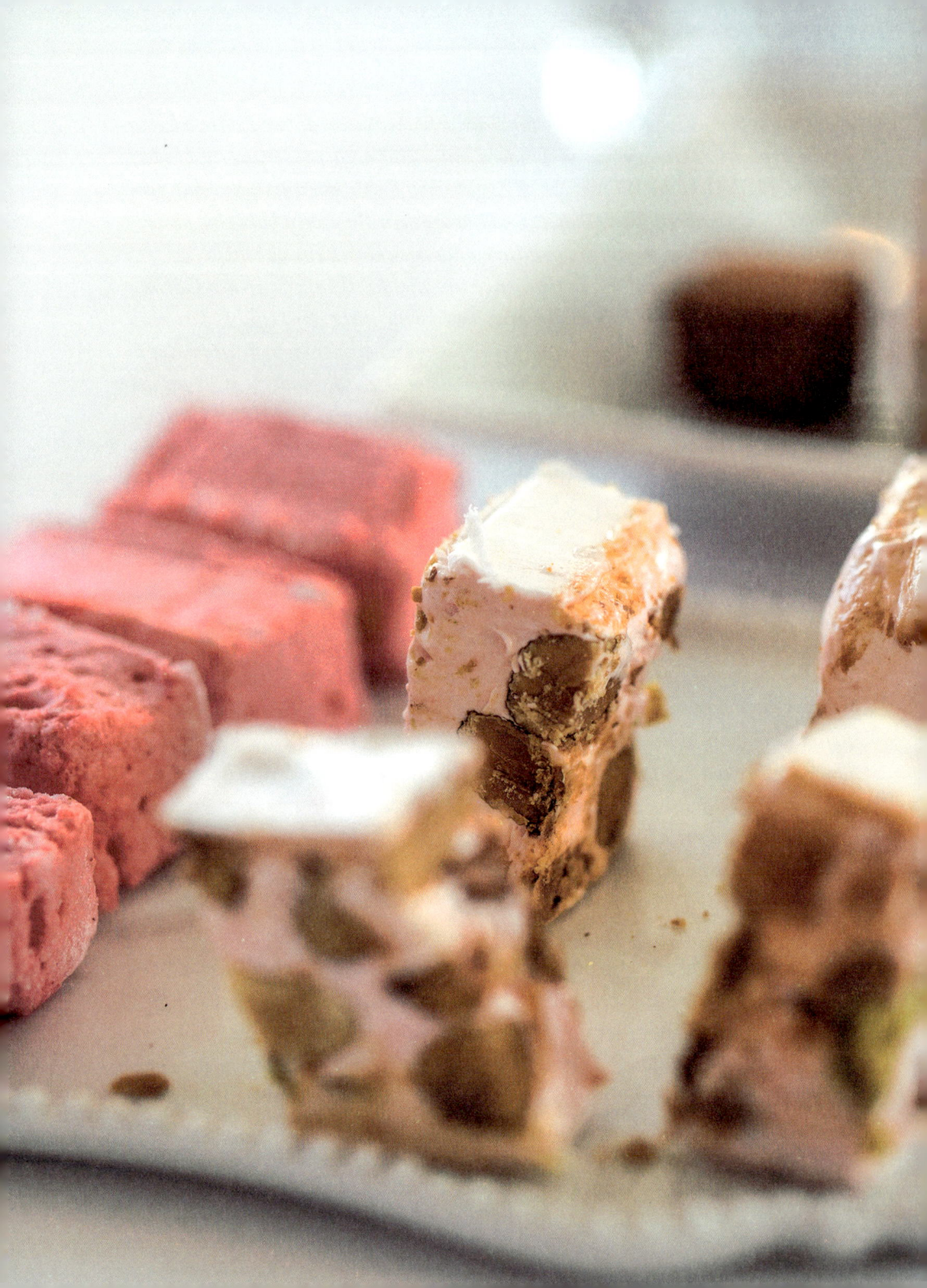

Marshmallows mit Cassis

*»Kinder lieben die fluffige Süßigkeit. Hier kommt die edle Variante.
Gut, wenn Sie ein Zuckerthermometer haben.«*

Für ca. 50 Stück

*550 g Zucker
  (für den Zuckersirup)
20 g weiße Gelatine
  (12 Blatt)
220 g Cassis-Fruchtpüree*

*(schwarze Johannisbeere)
  oder Fruchtaufstrich
  mit wenig Zucker
75 g Eiweiß
  (von 2–3 Eiern)
20 g Zucker*

Den Zucker bringe ich zusammen mit 225 Milliliter Wasser zum Kochen und koche alles so lange weiter, bis der Sirup eine Temperatur von 130 Grad auf dem Zuckerthermometer hat. Das dauert eine ganze Weile.

Wenn Sie kein Zuckerthermometer haben, müssen Sie aufpassen: Der Sirup ist richtig, wenn er ganz leicht Farbe annimmt und sprudelnd mit vielen Blasen kocht. Er ist dann auf zwei Drittel seiner ursprünglichen Menge reduziert.

Die Gelatineblätter weiche ich inzwischen in reichlich kaltem Wasser ein und drücke sie aus. Ein Viertel des Fruchtpürees erhitze ich auf etwa 50 Grad (aufgepasst: Es darf nicht kochen!) und löse die Gelatine unter Rühren darin auf. Die Masse rühre ich anschließend unter das restliche Fruchtpüree.

Das Eiweiß schlage ich mit dem Zucker zu einem steifen Schnee. Mit dem Schneebesen hebe ich den Zuckersirup unter das Cassis-Püree und rühre es glatt. Ich gebe die Cassis-Mischung in den Eischnee und vermenge alles zu einer leichten, homogenen Masse. Diese Masse streiche ich gleichmäßig in eine rechteckige Form (etwa 30 x 24 Zentimeter) und decke sie sorgfältig mit Frischhaltefolie ab. Wenn die Masse ganz fest ist, schneide ich sie in etwa 50 Würfel.

Tipps: Die Marshmallows serviere ich im Restaurant zum Espresso.
Sie halten sich abgedeckt im Kühlschrank etwa eine Woche lang frisch.

Tischgebet

Auch eine kleine Entspannung und Besinnung vor dem Essen ist keine schlechte Idee. Denn sie verbessert die Leistungsfähigkeit unserer Verdauung. Tiere auf der Flucht, also unter Stress, stellen die Verdauung ein, um Energie für die Muskulatur zu sparen, und lassen alles Schwerverdauliche schnell hinter sich. Der Magen und der Dünndarm werden gelähmt, und der Dickdarm wird angetrieben. Dazu passend beschreibt der Volksmund eine Stressverdauung mit Redewendungen wie »schwer im Magen liegen« und »Schiss haben«. Sind wir stressfrei und entspannt, arbeiten der Magen und der Dünndarm wieder ordentlich, und der Dickdarm wird gebremst, damit er mithilfe der Darmflora aus Schwerverdaulichem noch etwas Brauchbares herausholen kann. Dies ist der medizinische Sinn eines Tischgebets oder anderer kleiner entspannender Rituale vor dem Essen.

Wer zaubert das Lächeln auf die Lippen?

Über Léas Lamm ist schon viel geschrieben worden. Zuletzt in einer Restaurantkritik in der Frankfurter Allgemeinen im Oktober 2017. *Es ist ein Teller, der sich mit derselben Selbstverständlichkeit zum Klassiker krönt wie einst Napoleon zum Kaiser und der alle Vergänglichkeit mit derselben Souveränität an sich abperlen lässt wie ein Vers von Racine.* Opulenter kann man es wohl nicht beschreiben. Wir haben nun das große Vergnügen, ihr Meistergericht genießen zu dürfen, in einer Umgebung, wie sie nicht schöner sein könnte. Es ist der pure Geschmack, und nach jedem Bissen spürt man die wohlige Sättigung und die steigende Laune. Ja, das berühmte Lächeln nach einer wahrhaft gelungenen Mahlzeit ist kein Mythos.

Doch auch eine einfache Mahlzeit lässt Léa ins Schwärmen geraten. *»Es muss nicht immer Luxus sein, es muss nicht immer ein mehrgängiges Menü sein. Stellt euch doch einfach mal einen schlicht gedeckten Tisch vor, ein knuspriges Baguette, ein schönes Stück Käse, vielleicht einen wunderbar gereiften Comté,* *und dazu ein gutes Glas Rotwein oder vielleicht sogar ein Vin Jaune, der genau wie der Käse aus dem französischen Jura kommt. Ihr braucht nur noch ein Messer – und fertig ist der perfekte Genuss.«*

Diese Kombination ist ein gutes Beispiel dafür, wie Nahrungsmittel nicht nur auf eine bekömmliche Sättigung zielen, sondern auch darauf, unsere Stimmung zu heben. Unser Körper produziert selbst Substanzen, wie die Botenstoffe Serotonin, Dopamin und auch Endorphine, die Beruhigung, Begeisterung, Glücklichsein oder auch Schmerzstillung auslösen können. Um diese Wirkung zu entfachen, aktivieren diese Stoffe im zentralen Nervensystem entsprechende Andockstellen (Serotonin-, Dopamin- oder Opiatrezeptoren).

Auch in Nahrungsmitteln gibt es Substanzen, die diese Rezeptoren aktivieren können. Zum Beispiel können sogenannte Exorphine, die den körpereigenen Endorphinen ähneln, ebenfalls Schmerz stillen, beruhigen und den Hunger stillen. Exorphine finden sich beispielsweise in der Milch. Jede stillende Mutter kennt den Effekt, wenn Säuglinge sich beim Trinken entspannen und oft sogar einschlafen. Bei der Käseherstellung ist es gelungen, diese kleinen Opiate im Käse zu konzentrieren, während in der Molke (dem anfallenden Rest) diese Stoffe kaum zu finden sind. Sicher auch ein Grund, warum Menschen für guten Käse immer noch gutes Geld ausgeben und Quark bei vielen so beliebt ist. Über den Umweg der Blutzuckeranhebung können auch Kohlenhydrate, von Süßspeisen, Broten bis zu Nudeln, indirekt Serotoninrezeptoren anregen, die dann ein zufriedenes Sättigungsgefühl auslösen.

Mit Raffinesse und Einfallsreichtum

Pflanzliche Nahrungsmittel sind voller Stoffe, die unsere Stimmungsrezeptoren aktivieren können. Der ursprüngliche Gedanke ist jedoch ein völlig anderer. Es geht wieder einmal um Abwehr. Eigentlich sollen die pflanzlichen Schutzstoffe uns Pflanzenfresser abschrecken. Zunächst erscheint es wie ein Widerspruch, dass es auch Sekundärstoffe gibt (beispielsweise Rauschmittel), nach denen wir süchtig werden können und die daher einen Pflanzenfresser dazu bringen, eine Rauschpflanze bevorzugt zu fressen. Wer jedoch in freier Wildbahn bekifft herumläuft, der überlebt nicht lange. Entweder fällt er von einem Baum oder Fels oder er wird leichte Beute von Raubtieren. Auf diese Weise sind Rauschgifte letztendlich doch Abwehrstoffe.

Rauschgifte in Pflanzen reichen von Meskalin in Kakteen bis hin zu Morphin in Mohnpflanzen. Aber auch das täglich konsumierte Koffein in Tee oder Kaffee oder das Nikotin im Zigarettenrauch sind Anregungsmittel, von denen wir abhängig werden können. Menschliche Neugier und Einfallsreichtum haben dazu geführt, dass wir die meisten Pflanzen mit Rausch- und Anregungswirkung kennen und so nutzen, dass der angenehme Effekt überwiegt und unangenehme Nebenwirkungen minimiert wurden.

Aber auch in Pflanzen, von denen man es nicht erwartet, gibt es Substanzen, die einen Einfluss auf unser Wohlbefinden haben. Sogar die Tomate enthält solche Stimmungsstoffe. Sie werden aber erst durch langes Köcheln (Simmern) freigesetzt, und erst dann schmeckt eine Tomatensauce richtig gut. Léa kennt den Effekt. »*Natürlich kann man eine Tomatensauce auch auf die Schnelle machen, am besten mit Kirschtomaten. Aber die italienische Küche hat recht: Die gute Tomatensalsa braucht Zeit. Sie schmeckt einfach intensiver, wenn sie lange leise köchelt und langsam einkocht.*« Es gibt solche Stimmungssubstanzen auch im Hopfen, in Bananen, im Wein, im Weihnachtsgebäck, im Muskat und vielen anderen Gewürzen … die Liste würde endlos werden. Das führt uns zur achten Regel der guten Küche: *Gutes Essen fördert eine entspannte Stimmung.*

Schokolade – die Speise der Götter

Der Name Schokolade leitet sich vom *Chocolatl* der Azteken in Mittelamerika her und bedeutet: »Speise der Götter«. Als die spanischen Eroberer vor 500 Jahren Mexiko entdeckten, wurden sie schnell auf Chocolatl aufmerk-

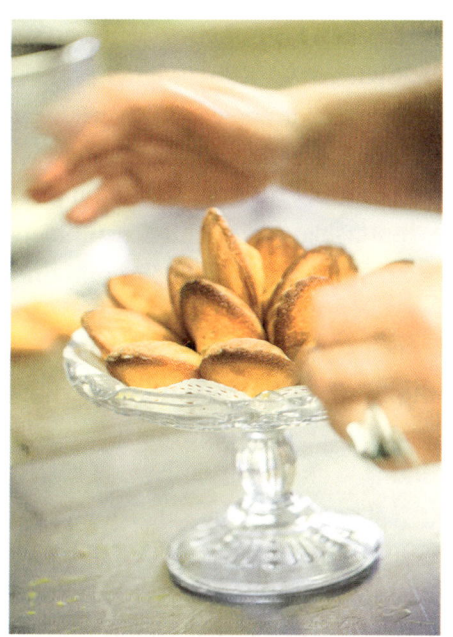
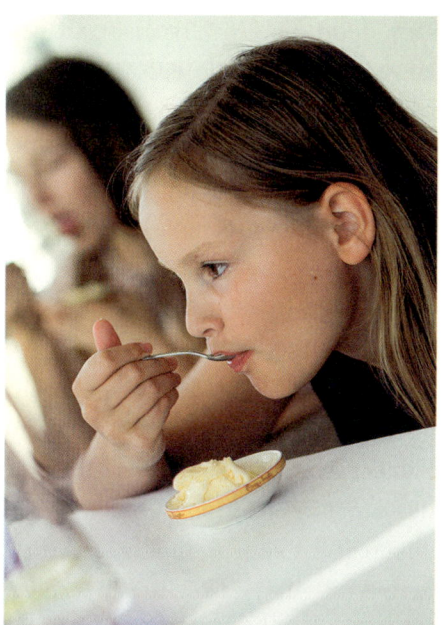
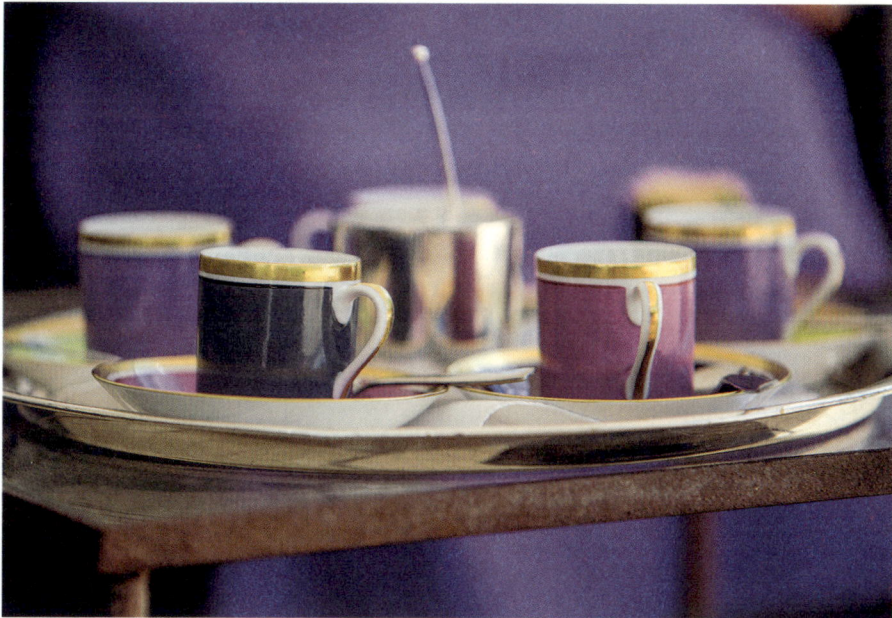

sam, denn die Götterspeise galt bei den Azteken als potentes Aphrodisiakum. Zurück in den europäischen Heimatländern kam es zu einem regelrechten Run auf Schokolade, deren Zubereitung immer weiter verfeinert wurde.

Die potenzsteigernde Wirkung hält sich zwar in Grenzen, aber dafür enthält die moderne Schokolade eine regelrechte Melange verschiedenster kleiner Drogen, angefangen mit der Kakaobohne, die mit viel Theobromin und etwas Koffein stimulierende Substanzen enthält. Durch die Fermentation der Kakaobohne entstehen weitere stimmungsaufhellende Stoffe, biogene Amine und Aldehyde. Durch die Röstung werden Aromastoffe frei (Maillard-Reaktion). Serotonin-, Dopamin- und Opiatrezeptoren werden durch Zucker und Sahne aktiviert und die Bildung weiterer Stimulanzien durch das lange Verrühren (Conchieren) von Kakaopulver, Zucker und Milch angeregt. Es ist wahrlich kein Wunder, dass Schokolade als regelrechter Seelentröster gilt. Léa meint scherzhaft, dass eine Tasse gute heiße Schokolade, zusammen mit einer frischen Madeleine, sogar Leben retten könne.

Die vergleichenden Kulturwissenschaften decken dabei Faszinierendes auf. Überall auf der Welt fanden Menschen solche Stoffe, die man ungefährlich zur Stimmungsaufhellung nutzen kann. Und zwar ähnliche Stoffe, aber in ganz unterschiedlichen Pflanzen. Die einen lernten Kaffee zuzubereiten, die anderen Kakao. Die nächsten nutzen Mate, wieder andere Cola oder Tee. Allen gemeinsam ist das Vorhandensein von Koffein, Theobromin oder Theophyllin, die pharmakologisch sehr ähnlich wirken. Michael erkennt darin die universelle Fähigkeit der Menschen, durch Versuch und Irrtum nutzbare Pflanzen und deren Inhaltsstoffe zu finden. Ganz ohne Globalisierung, völlig unabhängig voneinander, auf verschiedenen Kontinenten, auf ganz unterschiedlichen Wegen – aber mit sehr ähnlichen Ergebnissen.

Feine Trüffelpralinen

»Die Trüffelmasse muss einen Tag kalt gestellt werden,
und für die Pralinen brauchen Sie Platz im Kühlschrank.«

Für ca. 50 Stück
600 g Schokolade (200 g
Zartbitter/50 % und
400 g Edelbitter/70 %
Kakaoanteil)

300 g Sahne
1 Zimtstange
außerdem:
Kakaopulver zum
Bestäuben

Für die Trüffelmasse hacke ich die Schokolade mit einem Messer klein und gebe sie in eine feuerfeste Schüssel.

Die Sahne erhitze ich zusammen mit der Zimtstange bis zum Siedepunkt. Ich nehme sie vom Herd und lasse sie zehn Minuten abkühlen. Dann wird die Sahne noch einmal bis zum Siedepunkt erhitzt und durch ein Haarsieb auf die gehackte Schokolade gegossen. Das wird einige Minuten so stehen gelassen, damit die ganze Schokolade gleichmäßig schmelzen kann. Nun verrühre ich alles kräftig und stelle die Masse im Kühlschrank kalt.

Am nächsten Tag lasse ich die Trüffelmasse über dem Wasserbad leicht schmelzen und schlage sie mit den Quirlen des Handrührers cremig. Die Masse wird in einen Spritzbeutel gefüllt. Mit der ungezackten Tülle dressiere ich kleine runde Häufchen auf ein Blatt Backpapier, ziehe dieses auf eine Platte und stelle die Platte an die kühlste Stelle im Kühlschrank.

Sobald die Trüffel fest geworden sind, bestäube ich sie einfach mit etwas Kakao, den ich durch ein Sieb gebe. Ein perfekter Genuss zum Espresso!

Die sprichwörtliche High Society

Als besondere Anekdote erzählt Michael die verrückte Geschichte eines ganz besonderen Erfrischungsgetränks. Sie fängt in den Anden an, als Indios entdeckten, dass das Kauen der Blätter des Kokastrauchs gegen Müdigkeit, Schmerz und Hunger hilft. Nach der Einführung von Kokablättern in die westliche Welt entdeckte man, dass das in den Blättern enthaltene Kokain für die Superkräfte verantwortlich war. Man begann Kokablätter in vielfacher Weise zu nutzen. Der Korse Angelo Mariani produzierte beispielsweise um 1860 eine Mischung aus Rotwein und Kokaextrakt. Eine unwiderstehliche Verbindung, wie auch Papst Leo XIII. fand, der diesem Getränk mit Namen »Vin Mariani« eine Goldmedaille verlieh. Kein Wunder, denn das Red Bull der damaligen Zeit verlieh nicht nur Flügel, sondern gleich einen Turbo mit dazu.

In den USA gab es schnell Nachahmerprodukte, und in Zeiten der Prohibition kam John Smith Pemperton aus Atlanta 1886 auf die Idee, ein Erfrischungsgetränk ohne Alkohol, dafür mit Kokablattextrakt und mit Kolanussextrakten mit viel Koffein anzubieten, die Geburtsstunde von Coca-Cola. Doch die Nebenwirkungen wie Abhängigkeit, Paranoia oder Aggressivität wurden schnell offensichtlich, sodass aus der Originalrezeptur das Kokain entfernt wurde. Später verzichtete man noch auf das Koffein und heute auf den Zucker, sodass eigentlich nur eine langweilige, braune Süßstoffsuppe als trauriger Rest übrig geblieben ist.

Mit einer kleinen Pointe. Während trotz anderweitiger Behauptungen keine belastbaren wissenschaftlichen Daten existieren, die belegen, dass Zuckerkonsum zu einer dauerhaften Gewichtszunahme führt, nehmen Versuchstiere, die man mit Süßstoffen füttert, regelmäßig zu. Süßstoffe sind deshalb in der deutschen Futtermittelverordnung als Masthilfe zugelassen und werden Tierfutter in rauen Mengen beigemischt – damit die Tiere über die Maßen zunehmen. Es ist einer der vielen rätselhaften Widersprüche moderner Ernährungsratschläge, warum wir Menschen dagegen ausgerechnet mit Sugar-Zero-Produkten, die Zucker durch Süßstoffe ersetzen, abnehmen sollen.

Schadet ein Zuviel an kleinen Drogen?

Eher nicht, wenn man sich an traditionelle Regeln hält. Die Indios beispielsweise kauen Kokablätter zusammen mit Kalk. Damit wird eine chemische Reaktion eingeleitet, die den Gehalt an Kokain reduziert und somit das Abhängigkeitspotenzial sehr stark mindert. Hätten die Vin-Mariani-Fans mal lieber diejenigen gefragt, die aus Erfahrung wussten, wie man mit solch heiklen Substanzen umzugehen hat. Gefährlich für uns Menschen werden diese Stoffe oft dann, wenn sie pharmakologisch als Reinstoff gewonnen werden und so in hohen Dosen verabreicht werden können. Kontrolliert im Rahmen einer Operation und Narkose sind Kokain, Scopolamin oder Morphin ein Segen, unkontrolliert durch Drogenmissbrauch ein Fluch, da es zu Abhängigkeit kommt. Der Umgang mit Drogen war schon immer eine Gratwanderung.

Das gilt auch für die leichter wirksamen Stimulanzien in unseren Nahrungsmitteln und Gewürzen. Denn ein Zuviel kann zu Kopfschmerzen oder Unwohlsein führen. Hält man sich an die Dosierungsvorgaben in klassischen Rezepten und die richtige Zubereitung, ist man jedoch auf der sicheren Seite. Wie genau die angenehme Wirkung im Wechselspiel der Zutaten und deren Zubereitung entsteht, ist wissenschaftlich noch weitgehend unbekannt. Industrielle Fertigprodukte sind jedoch ganz sicher weit von dieser Raffinesse im Umgang mit solchen Substanzen entfernt. Vermutlich ein weiterer Grund, warum wir sie meist als fad und langweilig empfinden.

Ein besonderes Problem stellt der Alkoholmissbrauch dar. Ich habe beruflich sehr eingespannte Patienten, bei denen eine ganze Flasche Wein am Abend, auch während der Woche, keine Seltenheit ist. Dies ist kein Zeichen gehobener Lebenskultur, sondern eher von schlechtem Stressmanagement. Da ein Nervensystem, das durch Stress dauerhaft aktiviert ist, ein entspanntes Einschlafen verhindert, wird versucht, mit Alkohol das Chaos im Kopf zu dämpfen oder vielmehr zu narkotisieren. Denn Alkohol aktiviert den GABA-Rezeptor, der wiederum die Aktivität aller anregenden Neurorezeptoren dämpft.

Täglich ein Glas eines alkoholischen Getränks ist normalerweise kein Problem, wenn man über funktionierende Abbausysteme verfügt. Hier spielt die Alkohol-Dehydrogenase (ADH) eine entscheidende Rolle. Wird dieses Enzym nicht gebildet (wie bei vielen Asiaten), wird Alkohol nur sehr langsam abgebaut, und schon geringe Mengen führen zu Benommenheit und Unwohlsein. Aber ganz davon abgesehen, dass erhöhter Alkoholkonsum als Einschlafhilfe dringend dazu motivieren sollte, über das eigene Leben nachzudenken, kann der regelmäßige Konsum mehrerer Gläser direkt in eine Abhängigkeit münden. Mit allen katastrophalen Folgen, gesundheitlich (Leberschäden) und vor allem auch sozial. Ungefährlicher lässt sich Stress auch mit Schokolade dämpfen. Geht es darum, gelegentliche emotionale Belastungen abzumildern, ist das sprichwörtliche Betthupferl eine gute Idee. Léa lacht. »*Gilt es auch dann, wenn es zwei Beine hat?*« Am besten beides, ein geliebter Mensch für das Gefühl und Schokolade für die beruhigende Opiatwirkung – und schon sieht die Welt deutlich schöner aus.

Comfort Food und Stressbewältigung

Wenn Nahrungsmittel vor allem für die Stimmungsaufhellung genutzt werden, bezeichnet man sie als Comfort Food. Wird es zur täglichen Regel, mit Comfort Food Anspannung oder schlechte Stimmung zu kompensieren, wird dies unter Umständen mit Unwohlsein erkauft. Beispielsweise, wenn nach der achten Tasse Kaffee im Büro vermehrt Beschwerden wie Herzrasen, Sodbrennen oder leichte Übelkeit auftreten. Dann sollte eine Ursachenanalyse stattfinden. Die kann zu einem ganz einfachen Ergebnis führen: nämlich Mangel an Tageslicht und an Bewegung.

Das Phänomen ist bekannt. Skandinavier konsumieren im Winter viel mehr Kaffee und Schokolade als Bewohner der Mittelmeerländer. Wer die Erfahrung macht, dass er besonders viele Naschereien und Kaffee konsumiert, obwohl es ihm körperlich nicht guttut, kann sich nicht einfach zwingen, davon abzulassen, sondern er muss die Ursachen angehen. Ein regel-

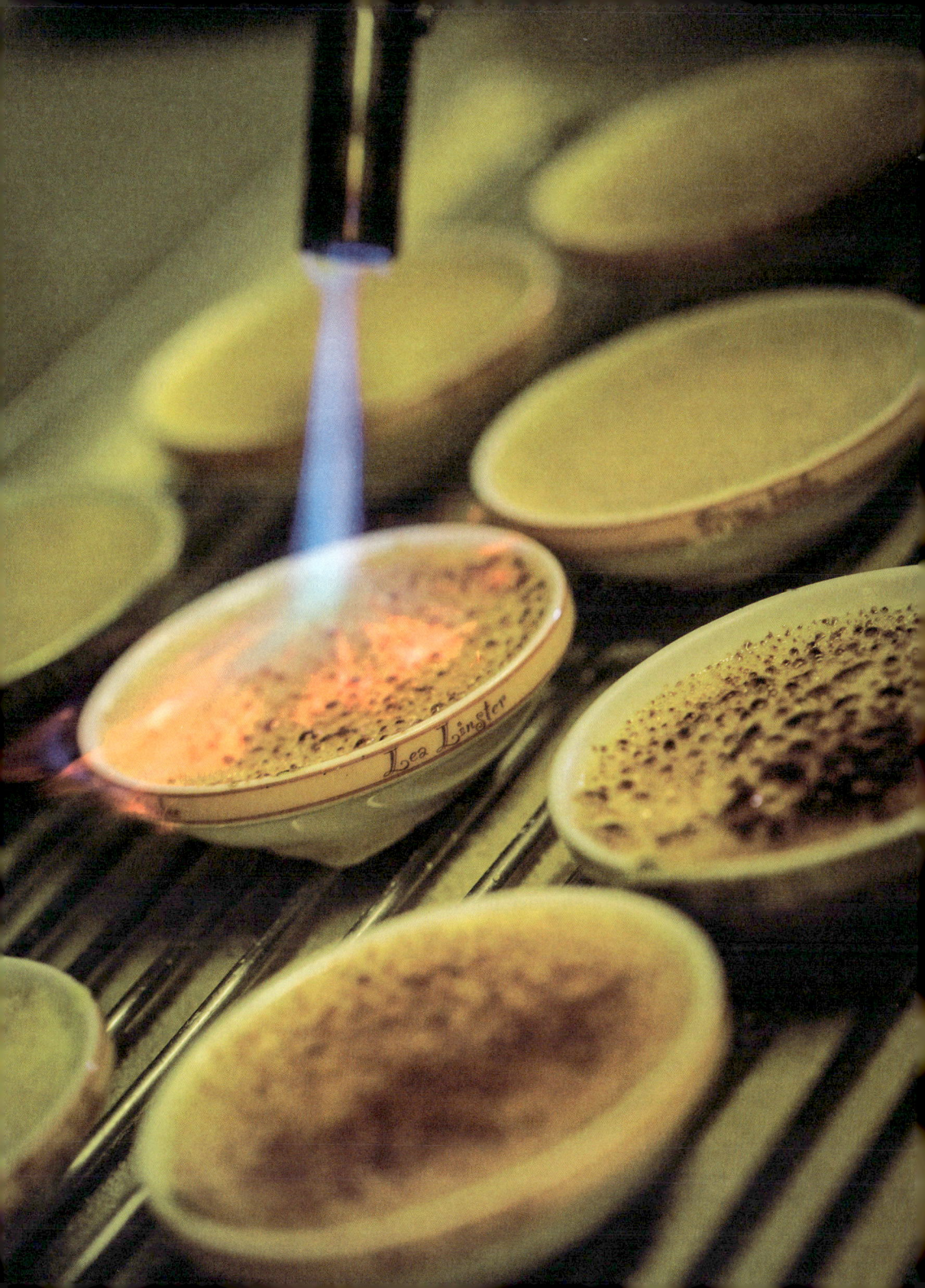

mäßiger Spaziergang im Freien während der Mittagspause, eine nette E-Mail, sich wieder einmal etwas Schönes gönnen, um aus dem Hamsterrad auszubrechen, können Wunder wirken.

Naschen Kinder zu viel?

Viele Lehrerinnen und Lehrer berichten, dass Kinder selbst in der Schule sehr viel Süßes naschen. Ist das ein Problem? Schwierig zu sagen, denn in qualitativ hochwertigen Studien lässt sich dies nicht eindeutig belegen.

Wir alle drei finden es jedenfalls nicht optimal, wenn Kinder den ganzen Tag nur naschen. Aber warum tun sie das?

Wir glauben, das passiert vor allem dann, wenn es nichts G'scheites zum Frühstück und zum Mittagessen gibt. Dann bekommen Kinder nämlich schnell Hunger. Wenn sie kein kindgerechtes Mittagessen vorfinden, versuchen sie, Hunger auf die effektivste und ungefährlichste Weise zu bekämpfen, und das ist Zucker. Statt Kindern nun ständig vorzuhalten, wie ungesund das sei, sollte man diese Energie lieber dafür verwenden, wieder regelmäßig gutes und energiehaltiges Essen in den Schulen und zu Hause auf den Tisch zu bekommen, so wie es manche schon vorbildlich praktizieren. Dann würde sich für die meisten Kinder ganz automatisch der Gebrauch von Süßigkeiten auf ein vertretbares Maß reduzieren.

Von der Theorie zur Praxis

Léa erinnert nun daran, dass es an der Zeit wäre, Taten folgen zu lassen. Sie hat drei Anwendungsbeispiele vorgesehen: Crème brûlée, Schokoladenpralinen und Marshmallows, die sie selbst herstellt und ihren Gästen zum Espresso serviert.

Michael und ich sowie das gesamte Team stellen uns gern als Versuchspersonen zu Verfügung, und dieses Experiment wird gelingen – ganz sicher.

Auch hier noch ein paar Infos aus der Biologie: Vanille ist die einzige Orchidee, die wir für die Ernährung nutzen. Sie stammt ursprünglich aus Mexiko und hebt die Stimmung anhand vieler Wirkmechanismen, die zum Beispiel auch unsere Dopamin-Rezeptoren aktivieren. Verarbeitet in der Crème brûlée kommt ein ganz besonderer Trick dazu: das Karamellisieren des Zuckers. Mittels Hitze bringt man Zucker zum Schmelzen, und es entsteht das typische Karamellaroma, und weil auch ein wenig Milcheiweiß in der Crème mitreagiert, zusätzlich leckere Maillard-Röststoffe. Wieder ein schönes Beispiel, wie traditionelle Gerichte mehrere positive Effekte zu einer Gesamtwirkung potenzieren. Léa beginnt mit ihrer Crème brûlée.

....

Crème brûlée

*»Einfach und genial. Aber auch hier brauchen Sie ein bisschen Geduld.
Der Genuss ist umso größer.«*

Für 4–6 Personen	*8 Eigelb*
160 ml Milch	*1 Vanilleschote*
300 g Sahne	**außerdem:**
80 g Zucker	*4–6 EL brauner Zucker*

Ich vermische Milch, Sahne, Zucker und Eigelb gut miteinander. Die schöne Vanilleschote halbiere ich längs, kratze das Mark mit einem kleinen Messer heraus und rühre es unter die Sahnemischung. Dieser Mix muss mindestens eine Stunde, am besten aber über Nacht, bedeckt im Kühlschrank ruhen.

Den Backofen heize ich auf 90 Grad vor. Inzwischen gieße ich die Sahnemischung durch ein Haarsieb und verteile die Crème in vier bis sechs ofenfeste Förmchen oder Schalen. So darf die Crème im Ofen etwa 45 Minuten stocken. Ich nehme sie heraus und lasse sie im Kühlschrank etwa zwei bis drei Stunden durchkühlen.

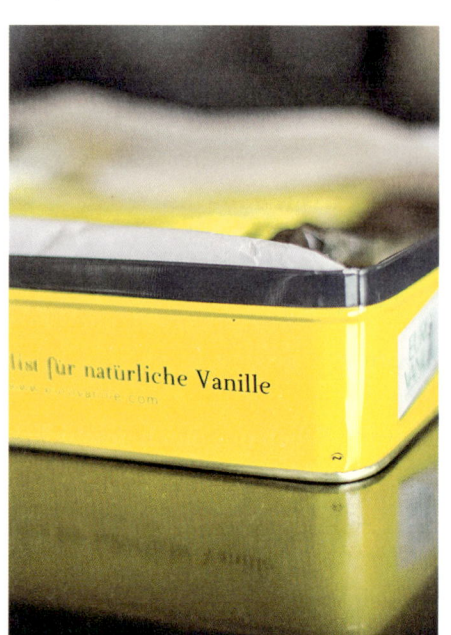

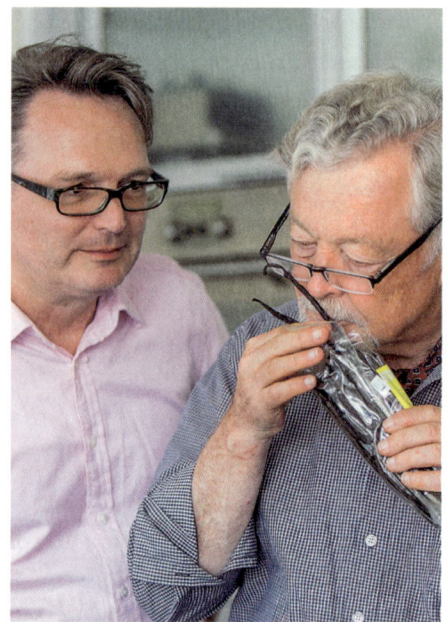

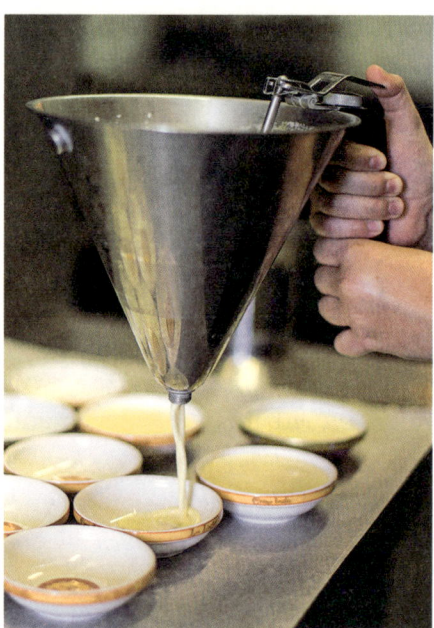

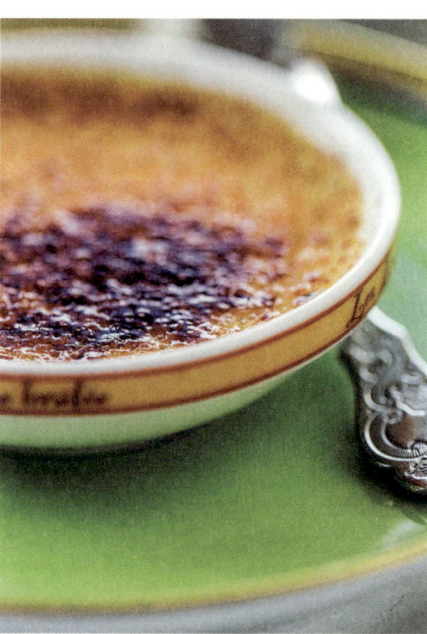

Kurz vor dem Servieren bestreue ich die Oberfläche der Crème gleichmäßig mit braunem Zucker und karamellisiere ihn mit einem kleinen Bunsenbrenner zu einer knusprig-knackigen Schicht. Bitte sofort genießen!
Tipp: Die Förmchen sollten nicht zu hoch sein, damit die Crème die perfekte Konsistenz erhält.

Tischphilosophen

Traditionelle Rezepturen und gute Köche ermöglichen uns durch geschickte Dosierung und raffinierte Zubereitung, stimmungsaufhellende Stoffe ungefährlich zu nutzen. Dies erklärt die entspannte und angenehme Atmosphäre nach einem meisterlichen Mahl. Man führt angenehme, tiefsinnige Gespräche, philosophiert ein wenig und entwickelt gute Ideen. Warum? Die Gehirnforschung kann heute gut erklären, wieso wir erst im entspannten Zustand einen Zugang zu den eigenen tieferen emotionalen Bewertungssystemen erhalten. Das bedeutet, nur im entspannten Zustand kann ich tiefgründiger über mich und die Welt nachdenken.

Ungefährliche Sättigung und Bekömmlichkeit ist die Pflicht der guten Küche und erfordert gutes Handwerk. Die Kür besteht darin, mit gutem Essen zusätzlich das Leben zu bereichern, indem es einer schönen Mahlzeit die stimmungsvolle Krone aufsetzt oder uns hilft, eine belastende Situation etwas leichter zu nehmen. Das erfordert jedoch wahre Kochkunst. Sie macht im Alltag aus einer Bratensauce, aus einem Kartoffelsalat oder einem Selleriesüppchen eine kleine Offenbarung und aus einem Festmahl ein unvergessliches Erlebnis mit wunderbaren Gesprächen und schönen Erinnerungen.

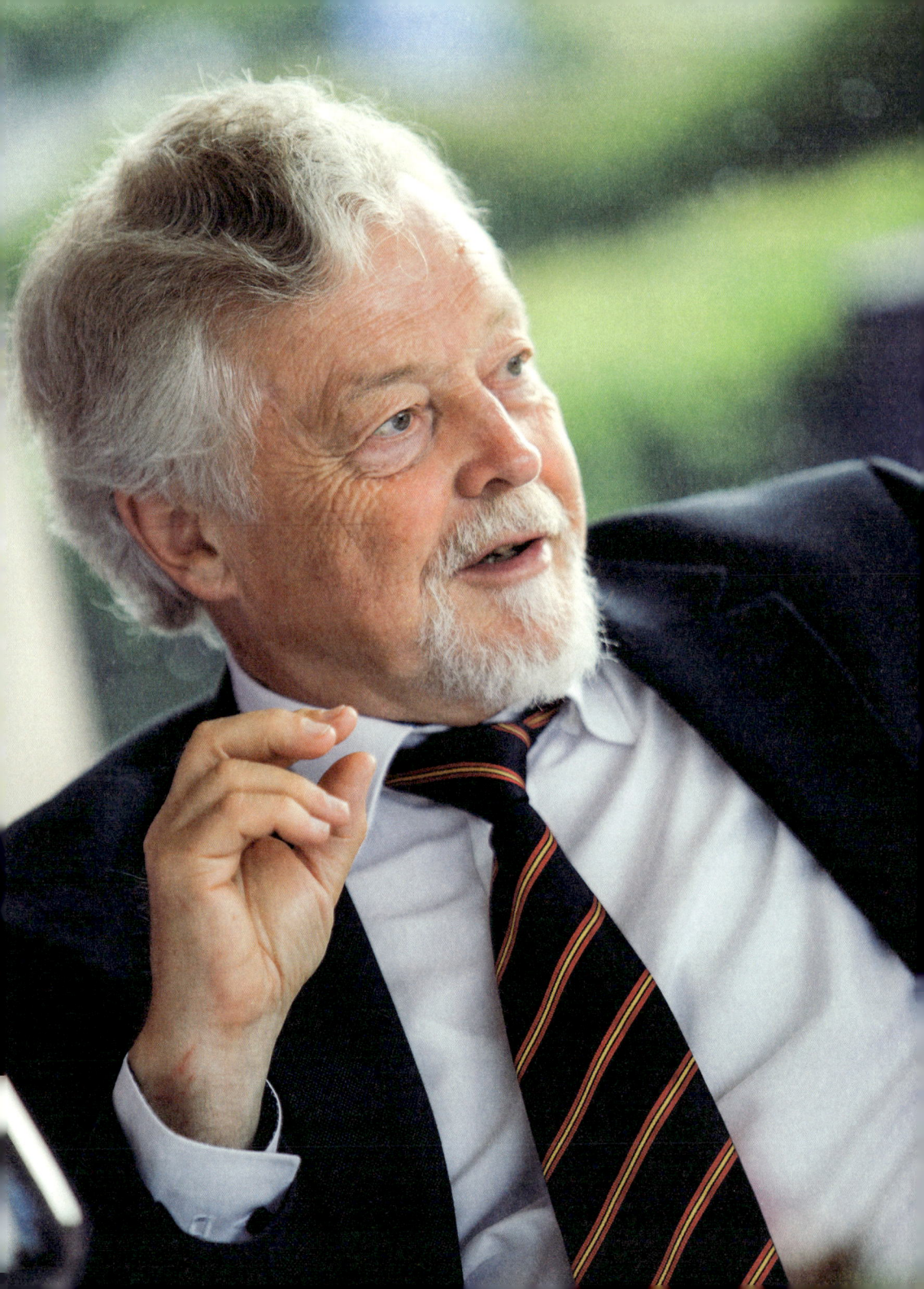

Wissenschaftliche Empfehlungen

....

Die neunte Regel der guten Küche:
Empfehlungen für eine gesunde Ernährung nur dann ernstnehmen,
wenn sie auf Respekt vor Traditionen und
verlässlicher Wissenschaft aufbauen.

....

Liebe Leserinnen und Leser, wenn Sie unsere bisherigen Ausführungen und Argumente überzeugend, stimmig und sinnvoll finden, dann freut uns das natürlich sehr. Manche von Ihnen werden jedoch zu Recht feststellen, dass sie durchaus im Widerspruch stehen zu dem, was uns tagtäglich an Meldungen und Empfehlungen zum Thema gesunde Ernährung erreicht. Als Arzt werde ich besonders häufig mit diesen Widersprüchen konfrontiert und bin mir heute sicher, dass moderne Ernährungsempfehlungen für unsere Gesundheit meist keinen Nutzen bringen, sondern sogar schaden können.

Michael als erfahrener Biologe und Pharmakologe kennt die Probleme der Medizin und der Ernährungswissenschaften im Umgang mit Laborwissen und Studien nur zu gut. Und Léa vertraut als Köchin zuallererst auf ihr handwerkliches Geschick, erstklassige Zutaten sowie ihre langjährige Erfahrung und wundert sich, warum sich die Empfehlungen oft verändern, zum Teil sogar widersprechen und es immer neue Moden gibt.

Wir haben bereits an mehreren Stellen aufgezeigt, dass die wissenschaftlichen Warnungen vor klassischen Grundnahrungsmitteln und Verarbeitungstechniken auf extrem wackligen Füßen stehen. Doch die jahrelangen Fehlinformationen tun ihre Wirkung, so dass es vielen schwerfällt, die Angst vor Fett, Zucker, Weißmehl oder Kalorien einfach abzulegen, um sich unbelastet wieder um gute Zubereitung klassischer Rezepturen zu kümmern. Deswegen möchten wir nun mit Ihnen einen Blick hinter die Kulissen der real existierenden Ernährungswissenschaft werfen, um Ihnen die Gewissheit zu erleichtern, warum Sie viele der modernen Ernährungsempfehlungen nicht zum Maßstab Ihres Ernährungsverhaltens machen müssen.

Eine Welt, in der Störche die Babys bringen

Was macht Wissen und Erkenntnis zu einer Wissenschaft? Darauf gibt es eine klare und eindeutige Antwort. Die entscheidende Voraussetzung ist vor allem die objektive Nachprüfbarkeit ihrer Aussagen. Das unterscheidet die Wissenschaft von einer Weltanschauung. Um etwas objektiv nachzuprüfen, gibt es zwei bewährte Möglichkeiten. Im Falle der experimentellen Forschung, die meist im Labor stattfindet, ist es die Wiederholbarkeit (Reproduzierbarkeit) der Ergebnisse. Im Falle der empirischen Ernährungsforschung, die ihre Aussagen über die Realität durch Befragung und Beobachtung gewinnt, ist es die kontrollierte Anwendungsstudie.

Da die Ernährungswissenschaft ihre Empfehlungen vor allem aus reinen Beobachtungsstudien herleitet, wird ihr Kardinalfehler schnell offenbar. Sie überprüft ihre Empfehlungen meist nicht durch kontrollierte Anwendungsstudien. Ein schweres Versäumnis, denn durch Beobachtungsstudien allein kann man alles »beweisen«, auch dass Störche die Babys bringen.

Klingt verrückt? Geht aber ganz einfach. Eine Beobachtungsstudie würde dazu folgendermaßen vorgehen. Man bestimmt die Zahl der Störche beispielsweise in Bulgarien und die dortige Zahl der Geburten pro Jahr. Das Gleiche macht man in Deutschland. Dann werden die Ergebnisse verglichen. Heraus kommt, dass es in Bulgarien mehr Babys und mehr Störche gibt. Wenn ich jetzt behaupte, das sei der Beweis, dass Störche die Babys bringen, dann erkennt jeder den Unsinn dieser Aussage. Wenn man in einer anderen Studie statt der Anzahl der Störche das Vorkommen von Darmkrebs und statt der Geburtenzahl die Menge des Fleischverzehrs misst und dann behauptet, Fleisch würde Darmkrebs verursachen, klingt das für viele dagegen überzeugend, obwohl in dieser Aussage genau die gleiche »Beweiskraft« wie in der Storchenstudie liegt, nämlich gar keine.

In Beobachtungsstudien ist es immer sehr gut möglich, dass, wie im Fall der Storchenstudie, die einzelnen Messergebnisse nichts miteinander zu tun haben. Das Gleiche gilt für den Vergleich von Salzkonsum mit Herzinfarktraten oder von Zuckerverzehr mit Diabetes. Da die allermeisten Ernährungsempfehlungen auf dieser Storchenlogik beruhen, handelt es sich dabei um reine Spekulation. Dennoch werden sie auch in der Medizin kritiklos übernommen.

Wären Ernährungsempfehlungen wirklich wissenschaftlich überprüft, müssten sie durch eine, besser mehrere Anwendungsstudien belegt sein. Bleiben wir bei den Störchen. Suchen wir uns zwei Bundesländer aus, zum Beispiel Hessen und Schleswig-Holstein. In beiden werden Geburten- und Storchenzahl ermittelt. Nun wird in Hessen ein Storchansiedlungsprogramm gestartet, Nester werden gebaut, Jungstörche angesiedelt und so weiter. Die Zahl der Störche steigt. Nach einem bestimmten Zeitraum schaut man nach, ob auch die Geburtenzahl gestiegen ist. Und zwar höher als in Schleswig-Holstein ohne Storchansiedlungsprogramm. Erst wenn das der Fall ist, hat man einen wertvollen Hinweis, dass an der Hypothese Storch-bringt-Babys etwas dran sein könnte. Dazu kommen viele weitere Einflussfaktoren, die sorgfältig berücksichtigt werden müssen, bevor man von einem objektiven Nachweis sprechen kann.

Die verschwundenen Kinder der Kurpfalz

Nun fehlten entweder jahrelang diese Nachweise, oder falls doch einmal Anwendungsstudien durchgeführt wurden, kam heraus, dass man falschlag. Allerdings führte dies so gut wie nie zu einem Nachdenken über die eigenen Irrtümer, sondern eher darüber, wie man zukünftig in Anwendungsstudien positive Ergebnisse herbeizwingen könnte. Infolgedessen gibt es heute zwar einige positive Anwendungsstudien, bei denen aber oft ein kleiner Blick genügt, um die manipulative Absicht zu erkennen.

Beispielsweise zeigte eine im Rhein-Neckar-Raum durchgeführte große

Anwendungsstudie, dass Schulklassen mit Extragesundheitsunterricht nach einem Jahr schlanker waren als Schulklassen ohne diesen Extraunterricht. Dieses Ergebnis wird als Beweis für die gesundheitsfördernde Wirkung eines zukünftigen Schulfachs Gesundheit genutzt, in dem dann Kindern fett- und fleischarme Ernährung besonders nachdrücklich nahegebracht werden kann. Schaut man genauer hin, erkennt man jedoch, dass am Ende des Jahres nur zwei Drittel der teilnehmenden Kinder gemessen wurden. Wo war das andere Drittel, haben diese Kinder die Schulen verlassen? Wohin sind sie verschwunden? Die Mitteilung einer Kollegin an mich, deren Tochter an dieser Studie teilnahm, lässt erahnen, was wirklich passierte. Die Tochter zeigte nicht die gewünschte Gewichtsentwicklung und wurde deshalb nicht zur finalen Messung eingeladen, weil sie das anvisierte Ergebnis gefährdet hätte. Mein Hinweis auf diese Unregelmäßigkeiten, adressiert an die verantwortliche Universität und das Oberschulamt, wurde lediglich als störende Einmischung behandelt.

Das Dummchen ist in Wirklichkeit die Schlauste

Wie wirkt sich dies alles in der Praxis aus? Ich war einmal zu einem Expertenkreis der Stadt Heidelberg eingeladen, um das Thema gesunde Schulernährung zu diskutieren. Im Raum befanden sich ca. 30 Theoretiker aus Ernährungswissenschaft und Medizin sowie eine Köchin als Praktikerin. Nachdem einige Zeit mit der Diskussion vergangen war, wie man Kinder dazu bringen könnte, rohe Selleriestreifen mit Magerquark zu mögen, machte ich den Vorschlag, auf dem Marktplatz ganz entspannt einen Kaffee zu trinken. In der Zwischenzeit könnte ja die Köchin einen vernünftigen Essensplan schreiben. Denn sie war die Einzige, die wirklich wusste, wie man Kinder satt und zufrieden macht.

Für diesen Vorschlag erntete ich von den akademischen Hütern der gesunden Ernährung böse Blicke und wurde auch nicht mehr eingeladen.

Das Beispiel zeigt, wie weit sich die wissenschaftlichen Ernährungsfächer von der Realität entfernt haben. Doch sie geben den Ton an.

Léa kennt solch ignorante Haltungen. Praktiker werden von abgehobenen Experten oft als Dummerchen dargestellt. Was sollen Koch oder Köchin denn schon wissen? Unserer Überzeugung nach deutlich mehr, als viele wahrhaben wollen.

Hinter den Kulissen von Ernährungsschlagzeilen

Die Medien als vierte Kraft im Staate sollten eigentlich solche Fehlleistungen aufdecken. Doch sie machen die Sache sogar noch schlimmer. Im Jahr 2015 half ich einem Journalistenteam bei einer Reportage über die Fragwürdigkeit heutiger Ernährungsschlagzeilen. Für ein Experiment wurden Freiwillige aufgeteilt in eine Kontrollgruppe, bestehend aus vier Personen, und eine fünfköpfige Versuchsgruppe, die wir baten, drei Wochen lang abends ein Stück Bitterschokolade zu essen. Wir wogen alle Teilnehmer vor und nach diesen drei Wochen. Mit der in der Ernährungswissenschaft üblichen »Kreativität« im Umgang mit Daten »bewiesen« wir dann, dass die Schokoladengruppe mehr Gewicht verlor. Das Ganze wurde hübsch verpackt, als Urheber ein Institute of Diet and Health frei erfunden, und tatsächlich: Dieser Quatsch wurde von einem wissenschaftlichen Journal als wissenschaftliches Ergebnis publiziert – für die Zahlung von 600 US-Dollar.

Und prompt titelten bekannte Zeitungen, Magazine und Fernsehsender weltweit: *Forscher haben gezeigt, Schokolade hilft beim Abnehmen.* In Europa, Russland, den USA, Brasilen, Australien, Japan, einfach überall. Nachdem die Auflösung des Schelmenstücks auf Arte und ZDF gesendet wurde, war die Betroffenheit groß. Niemals hätte diese grottenschlechte, dilettantisch durchgeführte »Studie« von einem wissenschaftlichen Fachblatt publiziert und von den Medien als Grundlage für eine Ernährungsmeldung genutzt werden dürfen. Doch schon kurz danach herrschte wieder business as usual, und die Falschmeldungen dominieren wieder die Schlagzeilen.

Wes Brot ich ess …

… des Lied ich sing. Diese alte Weisheit gilt auch heute. Letztlich ist die Ernährungswissenschaft durchdrungen von Fremdinteressen. Bei der Butterverteufelung handelte sie zugunsten der industriellen Margarineherstellung. Die aktuellen Zuckerwarnungen begründen sich über einen Verteilungskampf zwischen der Rübenlobby (Haushaltszucker) und der Maislobby (Fruchtzucker) sowie über die Interessen der Pharmalobby (Ausweitung der Diabetesdiagnostik) und der Politik (Hoffnung auf eine einträgliche Zuckersteuer). Die Autoren der Behandlungsleitlinie für Übergewicht, meist medizinische Professoren, stehen fast alle auf der Payroll der Diätindustrie. Auf diesem Weg erschafft die Ernährungswissenschaft seit 60 Jahren eine Welt, in der die Störche die Babys bringen und die Realität nicht gilt.

Doch was wird damit in letzter Konsequenz bezweckt? Stellen Sie sich ein nach allen Regeln der Kunst hergestelltes Cordon bleu vor. Bestehend aus einem Schnitzel von einem anständig gefütterten Schwein ohne Hormonbehandlung, aus traditionell hergestelltem Schinken und einem Käse aus Rohmilch, angebraten in guter geklärter Butter. Dazu braucht es Kompetenz der Züchter, der Hersteller und des Kochs sowie ausreichend Zeit. Ein solches Qualitätsprodukt hat seinen Preis. Laut moderner Ernährungsberatung beinhaltet es aber auch zu viel Fett, Salz und Kalorien.

Ein industrielles Fertig-Cordon-bleu kann dagegen auf Knopfdruck glänzen mit weniger Fett, Salz und Kalorien. Darüber hinaus kann es nach Belieben angereichert werden mit allerlei Gesundheitsgoodies wie Vitaminen (eigentlich Konservierungsstoffen) oder Omega-XYZ-Fettsäuren. Man kann es billig produzieren aus gepresstem und mit Wasser verdünntem Fleischbrei, bestehend aus den Muskelendstücken der Sehnenansätze (das billigste Fleisch), zusammengeklebtem Schinken aus Fleischresten und Analogkäse aus Rapsöl. Oder man macht gleich alles aus Sojapampe. Für die Panade oder den Käse können Reste verwertet werden, die in der traditionellen Produktion aus gutem Grund stets verworfen werden, da sie unsere Verdauung irritieren. Zu diesem Zweck wird auf Schokostudienniveau

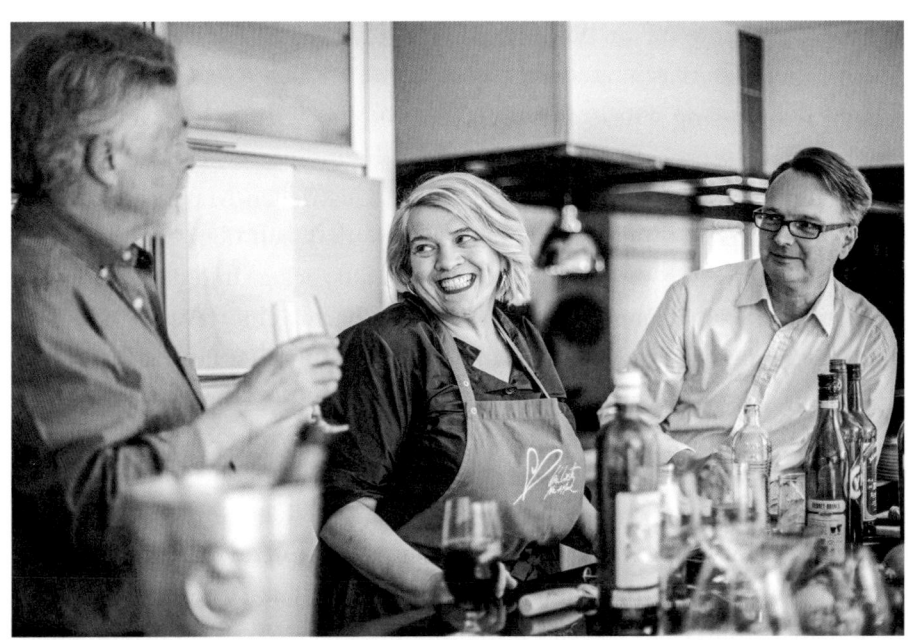

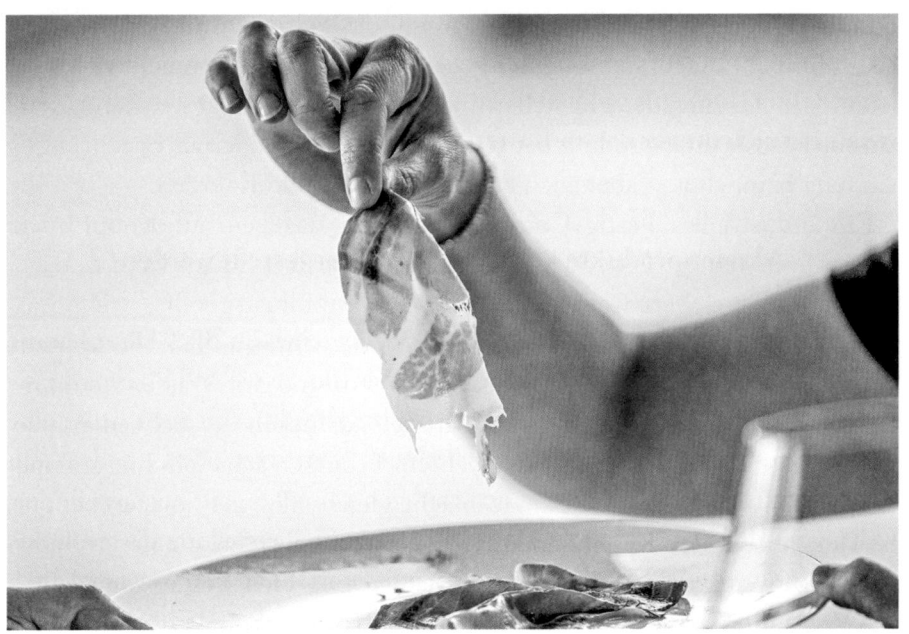

behauptet, Kleie wäre ein gesunder Ballaststoff und Molkeproteine würden uns vor dem Altern schützen. Auf diese Weise können Reststoffe durch den Magen des Kunden entsorgt werden, der auch noch dafür bezahlt.

Warum die klassische Küche diskreditiert wird

Welches Cordon bleu wollen wir auf dem Teller, und wem wollen wir dafür unser Geld geben? Bei vernünftiger Betrachtung hätten billig zusammengepanschte Fertiggerichte keine Chance gegenüber traditionellen Qualitätsprodukten. Aber was machen Sie, wenn Ihnen der Arzt, das Gesundheitsmagazin, die Experten in Talkshows ständig erklären, fett- oder salzarme Kost wäre besser für Sie? Und außerdem sollten Sie abnehmen?

Die unbegründeten Warnungen vor vitaminzerstörenden Garzeiten, dem Schälen, vor Weißmehl, Zucker, Fett, Salz und vielem mehr lassen traditionelle Qualitätsprodukte plötzlich ungesund wirken. Mit Storchenlogik und kreativer Studienhandhabung wird letztlich versucht, die klassische Küche zu diskreditieren, um den Verbraucher zum Kauf von gepanschten und billig hergestellten Industrieprodukten zu verleiten. Und die Ernährungswissenschaft hat sich oft vor diesen Karren spannen lassen.

Massenprodukte könnten besser hergestellt werden

Wenn die Ernährungswissenschaft unser Wohlergehen im Blick hätte, könnte sie viel Sinnvolles leisten. Laborexperimente der Biochemie und Pharmazie geben genügend Hinweise darauf, dass Ernährungstraditionen auch heute eine wichtige gesundheitliche Bedeutung besitzen. Statt wertvolle Grundzutaten zu verteufeln, wären qualifizierte Forschungen vonnöten, um herauszufinden, welche Schritte der hochtechnisierten Lebensmittelherstellung das evolutionäre Zusammenspiel von Nahrung und Verdauung stören und welche nicht.

Denn an Massenprodukten führt in Zeiten von Megastädten kein Weg vorbei. Solche Forschungen könnten helfen, es zukünftig besser zu machen, als es heute der Fall ist. Doch dazu müsste die Ernährungswissenschaft die Leistungen unserer Vorfahren und ihre von Generation zu Generation überprüften Traditionen respektieren sowie die Erfahrungen der Praktikerinnen und Praktiker, Köche, Konditoren, Metzger oder Bäcker wertschätzen.

Aufbauend darauf ließen sich Ernährungsempfehlungen entwickeln, die keine Tricksereien benötigen, um positive Effekte auf unser Wohlbefinden zu belegen. Und wir hätten endlich Experten, die für eine gute Küche zu Hause, in Schulen und Betrieben eintreten, anstatt sie zu bekämpfen.

Lieber sich selbst vertrauen

Bis es so weit kommt, haben Sie allen Grund dazu, über den nächsten Ernährungsnonsens in Radio oder Tageszeitung zu schmunzeln, der Ihnen gutes Essen verleiden möchte. Dahinter stecken so gut wie immer schlechte Wissenschaft und ein Journalismus, der darauf hereinfällt. Denn es gilt die neunte Regel der guten Küche: *Empfehlungen für eine gesunde Ernährung nur dann ernstnehmen, wenn sie auf Respekt vor Traditionen und verlässlicher Wissenschaft aufbauen.*

Vertrauen Sie lieber Ihren körperlichen Rückmeldungen, und die fallen bei jedem von uns ein klein bisschen anders aus. Wir unterscheiden uns nun mal in unseren Verdauungsmöglichkeiten und unserem Stoffwechselbedarf. Wenn Ihnen Ihr Körper mitteilt, das Essen war zu fettreich, zu versalzen oder zu süß, und Ihnen nicht wohl ist, dann reagieren Sie entsprechend. Wenn Ihnen etwas gut bekommt, egal wie ungesund es theoretisch sein soll, und das Wohlgefühl auch nach Stunden anhält, dann vertrauen Sie Ihrem Körper, dass er für Sie ganz persönlich das Richtige gefunden hat. Und die Wahrscheinlichkeit, dass diese Auswahl zu einem traditionellen Qualitätsprodukt geführt hat, welches mit Kompetenz und Liebe hergestellt wurde, dürfte ziemlich hoch sein.

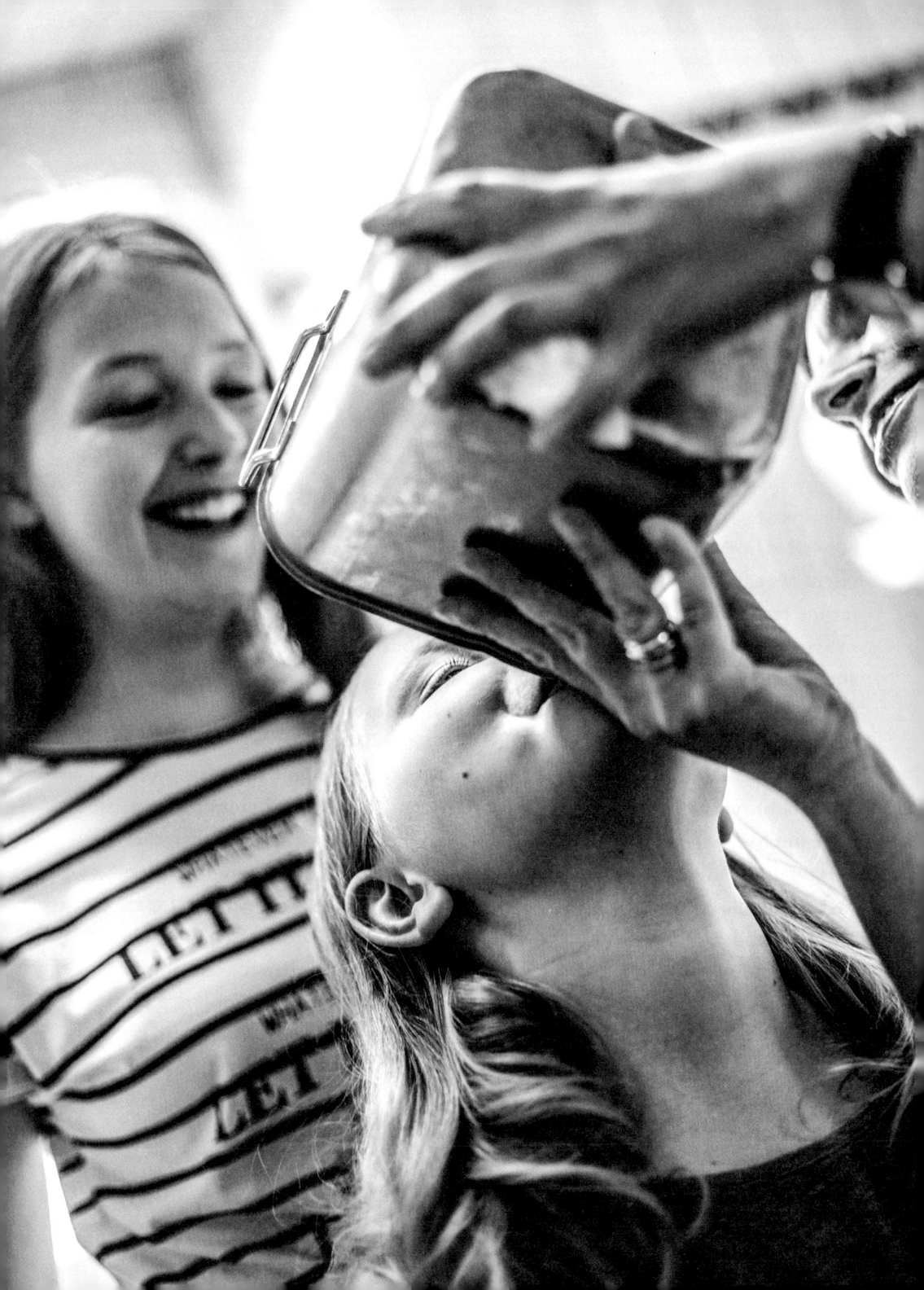

Genuss statt schlechtes Gewissen

Die zehnte Regel der guten Küche:
Genießen ist gesund.

Kann denn Essen Sünde sein?

Alles passt. Unser Essen wurde kompetent nach bewährten Rezepturen zubereitet. Die Menüfolge stimmte, denn wir sind angenehm satt, aber nicht übersättigt. Der Bauch fühlt sich wohl, und die Laune steigt dank kleiner raffinierter Stimmungsaufheller, die nach allen Regeln der Kunst von einer so wunderbaren Köchin wie Léa Linster zubereitet wurden. Es sprechen auch keine wissenschaftlichen Daten dafür, dass irgendetwas von dem, was wir gerade gegessen haben, im Entferntesten ungesund sein könnte.

Was könnte uns jetzt hindern, dies alles in vollen Zügen zu genießen? Etwas sehr Mächtiges. Etwas, mit dem Menschen schon immer davon abgehalten wurden, einfach das Leben zu genießen: Schuldgefühle und schlechtes Gewissen, weil man gegen moralische Gebote verstoßen hat, die aufgestellt wurden, um in richtig oder falsch, gut oder böse einzuteilen. Wer sie einhält, darf sich rein und unschuldig fühlen, wer aber dagegen verstößt, gilt als Sünder und wird ausgegrenzt. Kategorien wie Moral, Schuld und Erlösung waren immer die Domäne der Religionen oder der Staatsideologien, doch heute ist gesunde Ernährung fast Religionsersatz geworden, und viele Menschen empfinden grundsätzlich Schuld beim Essen und versuchen, ihr Essverhalten entsprechend zu kontrollieren.

Moderne Zwangsstörungen

Essen ist ein Trieb, noch essenzieller als die Sexualität. Denn ohne Essen würden wir schnell verhungern. Regelmäßiges, lustvolles Ausleben elementarer Triebe, ohne dabei anderen zu schaden, unterstützt die mentale Gesundheit. Das ist eine psychologische Binsenweisheit. Der ständige Versuch, sie zu kontrollieren, mündet dagegen oft in Zwangsverhalten. So wundert es nicht, dass der heute übliche Druck, sich gesund zu ernähren, nicht etwa die Gesundheit fördert, sondern den Boden für Essstörungen bereitet.

Die ständige Angst, falsch zu essen, bezeichnet man als Orthorexia nervosa. Gefährlich wird es dann, wenn sich eine Bulimie (Ess-Brechsucht) oder eine Anorexia nervosa (Magersucht) manifestiert. Magersucht ist mit 20 Prozent tödlichem Ausgang die gefährlichste psychosomatische Erkrankung.

Es stimmt bedenklich, wenn Patienten berichten, dass ihre Kinder nach einer Unterrichtseinheit über gesunde Ernährung, beispielsweise in Grundschulen, plötzlich anfangen, sich zu wiegen. Sie beginnen Diäten, ernähren sich vegan oder werden gar wegen ihres Gewichts auf dem Schulhof gehänselt. In meinem persönlichen Umfeld erlebte ich selbst diese Folgen moderner schulischer Ernährungsaufklärung.

Auch Michael stört sich sehr am ideologischen Überbau der aktuellen Ernährungssicht. »*Wenn wir über Ernährung reden, dann reden wir im Grunde über Biochemie. Aber viele wollen das nicht wahrhaben. Viele Menschen wollen Ernährung lieber in Gut und Böse einteilen. Das ist vermeintlich einfacher, stellt aber nicht die Wirklichkeit dar.*« Doch wenn die heutigen Vorstellungen einer gesunden Ernährung tatsächlich gar nicht so gesund sind, wieso wird dennoch fanatisch daran festgehalten, und das in einer Gesellschaft, die von sich behauptet, eigentlich aufgeklärt zu sein? Die Antwort führt uns wieder einmal in evolutionäre Vorzeiten.

»Ich ernähre mich besser als du, also bin ich besser«

Schon früh lernten Menschen, dass sie als Teil einer starken Gruppe besser überlebten denn als Einzelkämpfer. Doch was macht eine Gruppe stark? Auf psychologischer Ebene entsteht ein starker Zusammenhalt durch gemeinsame Werte, die moralisch aufgeladen werden. Die Mitglieder können nun an den richtigen Gott glauben, die richtige Kleidung oder Frisur tragen, die richtige Hautfarbe haben oder das richtige Schuhwerk anbeten (Monty Python lässt grüßen). Ganz egal was es ist, Hauptsache es ist das Richtige.

Wer sich nicht daran halten will oder kann, wird von der Gruppe als minderwertig betrachtet und hat mit Sanktionen zu rechnen. Die Evolutionssoziologie bezeichnet dieses Phänomen als Gruppenmoral. Sie ermöglicht eine moralische Überhöhung, die im Konfliktfall den Tötungsskrupel senkt. Auf diese Weise wird der Gegner besonders aggressiv bekämpft. Eine Erfolgsstrategie, aber eine ziemlich primitive, würde man meinen.

Doch unsere Geschichte ist voll davon. Ob Inquisition, Hexenjagd, Diskriminierung aufgrund der sexuellen Orientierung, des Glaubens, der Hautfarbe, all diese Exzesse folgen dem Muster einer Gruppenmoral. Sigmund Freud brachte es auf den Punkt mit der Aussage, es sei möglich, eine große Zahl an Menschen in Liebe zu vereinen, wenn nur genügend übrig blieben, auf die sich die gemeinsame Aggression bündeln lasse. Und dieser psychologische Mechanismus lässt sich auch auf die Art und Weise anwenden, wie Menschen sich ernähren.

Woher die Vorstellung einer vollwertigen Ernährung stammt

Halte ich einen Vortrag über gesunde Ernährung, beginne ich gern mit einem kleinen Schock. Ich lese Ernährungsempfehlungen vor, die sich an junge Menschen richten, und frage dann, von wem sie stammen. Die Antworten reichen von Krankenkassen, den Grünen bis hin zum Gesundheitsministerium. Kein Wunder, denn sie klingen bis aufs Komma genauso wie die heute üblichen Empfehlungen: vollwertig, wenig Fett, Salz und Fleisch, dafür viel Wildkräuter und Gemüse.

Folgt die Auflösung, ist das Erstaunen groß: Sie sind der offiziellen Ernährungsfibel der Hitlerjugend entnommen. Doch die Wurzeln dieser Ernährungssichtweise sind noch älter, sie liegen in der Mitte des 19. Jahrhunderts. Damals suchten viele Menschen einen Gegenentwurf zu der sich abzeichnenden Industriegesellschaft. Viele gute Ideen wurden entwickelt. So forderte man die Abkehr von steifen Umgangsformen, eine bequemere Kleidung, sodass Frauen endlich kein Korsett mehr tragen mussten, man unterstützte das Handwerk und forderte mehr Grün in den Städten. Diese Bewegung wird heute als Lebensreform bezeichnet.

Gesunde Ernährung wird zur Ersatzreligion

Das Problem der Lebensreform ist ihr ideologischer Überbau. Durch die Idealisierung und Vergötterung der Natur galten menschliche Errungenschaften, die uns den Umgang mit der Natur erleichtern, nicht mehr als Fortschritt und Chance, sondern als Bedrohung. Man forderte: Zurück zur Natur. Um ideal zu leben, mussten sich alle Lebensbelange diesem Glaubenssatz unterordnen, ganz besonders Gesundheit und Ernährung.

Jahrhundertalte Traditionen, mit denen Nahrung verarbeitet und gekocht wurde, galten nun plötzlich als unnatürlich. Man forderte stattdessen die gesunde Vollwertkost, sprich Vollkornprodukte, Rohkost und Vegetarismus. Ein zweifelhaftes Vergnügen, wie Mark Twain vor über 100 Jahren bemerkte: *Die einzige Methode, gesund zu bleiben, besteht darin, zu essen, was man nicht mag, zu trinken, was man verabscheut, und zu tun, was man lieber nicht täte.* Es entstand eine Art Naturreligion, die wie alle Religionen in Rechtgläubige und Sünder einteilt. Wer nach den neuen Geboten lebte, wurde belohnt mit einem gesunden und athletischen Körper. Wer dagegen verstieß, wurde bestraft mit Übergewicht und Zivilisationserkrankungen, so die Vorstellung.

Der Kardinalfehler besteht jedoch darin, dass Natur biologischen Geset-

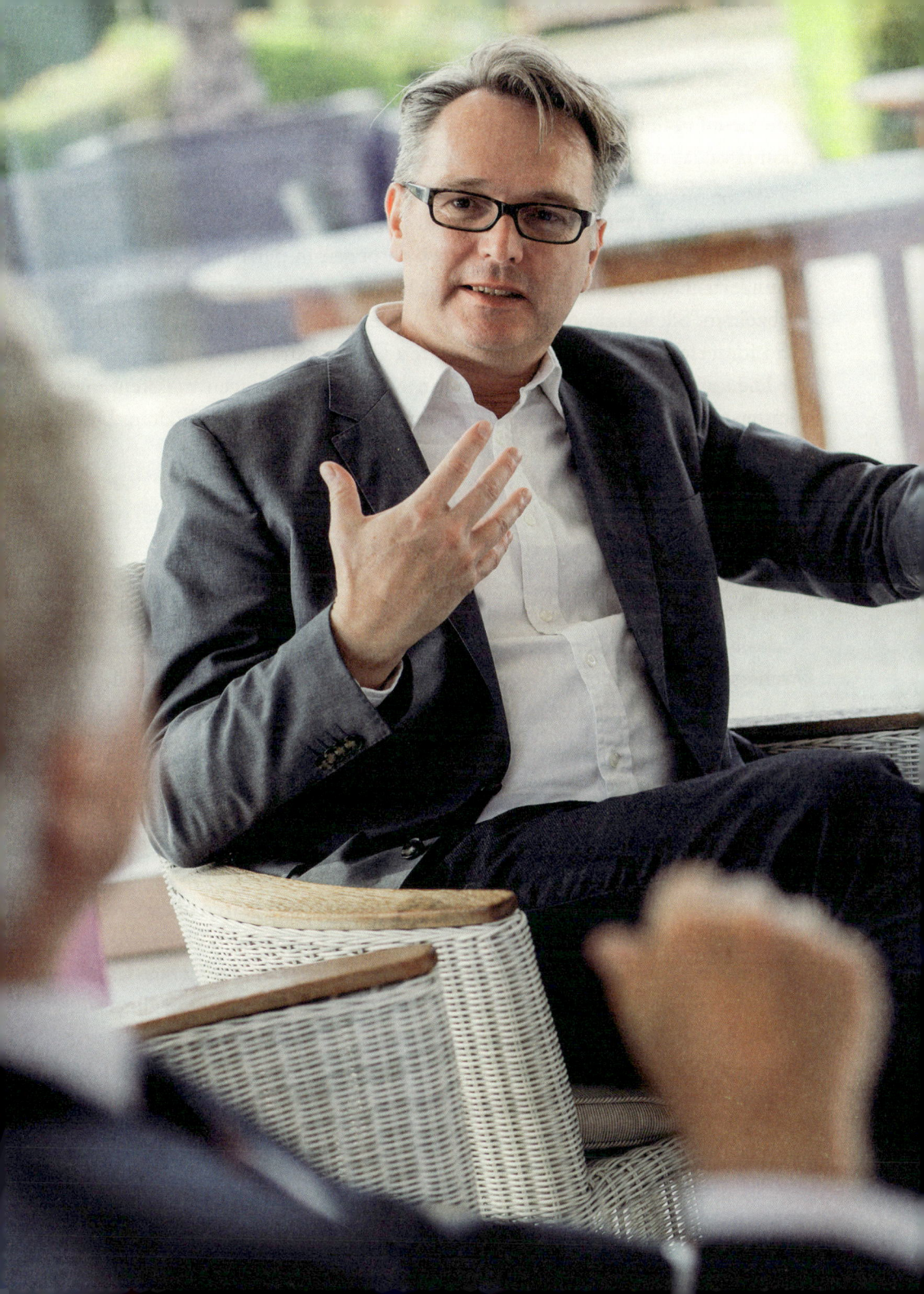

zen unterliegt und sich eben nicht intellektuell umdeuten lässt. Die Evolution lässt daran keinen Zweifel: Wer Nahrung nicht fachgerecht verarbeitet, sprich entgiftet, der setzt sich Gefahren aus. Ganz anders als es die lebensreformerischen Vorstellungen eines idealisierten Naturmenschen besagen, lernten Erdenbewohner, die tatsächlich direkt mit und von der Natur leben, vom Amazonasindianer bis zum Bergbauern, schon sehr früh diese Tatsache zu respektieren. Sie wissen, dass in der Natur zu überleben nur durch Anpassung, Erfindergeist und Nahrungsverarbeitung gelingen kann.

Die vollwertige Ernährung ist eine moderne Kopfgeburt, die viele Menschen aus biologischen Gründen nicht vertragen. Warum blieb sie dennoch attraktiv? Weil sie ihren Anhängern die Gelegenheit bietet, sich als die besseren Menschen zu fühlen und auf andere herabzublicken. Auf diese Weise definiert eine Gruppenmoral gesellschaftliche Sieger und Verlierer. Solche Ideen passen ganz hervorragend zu totalitären Systemen, und so pervertierten die ursprünglich sinnvollen Vorstellungen der Lebensreform während des Nationalsozialismus ins Extreme. Wer gegen die Vorgaben eines gesunden und natürlichen Volkskörpers verstieß, war minderwertig und machte sich schuldig. Krankheit wurde als Zeichen falscher Lebensweise umgedeutet. Die Folgen sind bekannt.

Von der Fresswelle zur Ökobewegung

Nach dem Zweiten Weltkrieg hatte die Bevölkerung genug von vollwertigen Irrläufern und kochte wieder wie Großmutter. Nach Jahren der Entbehrung und mit der besser werdenden Versorgungslage wollte man endlich wieder genießen, und das ohne lustfeindliche Gängelung.

Doch im Zuge der Ökobewegung erfuhren die Ideen der Lebensreform in den 1970ern eine Wiederbelebung. Auch hier war der zugrundeliegende Gedanke völlig berechtigt, denn industrielle Umweltverschmutzung und Tierquälereien erreichten einen Höchststand. Doch wie schon vor 150 Jahren verquickte man die Forderung nach einem sinnvollen Natur- und Tierschutz entgegen jedem Sachverstand mit einer moralisierenden Naturverklärung. Ein Grundproblem der ökologischen Bioproduktion, die viel Gutes möchte, aber sich dabei mit ihren Dogmen selbst im Wege steht.

In der Folge wurde die vollwertige Ernährung abermals etabliert und ist heute, nach dem Marsch durch die Institutionen, Staatsdoktrin. Genau wie im Dritten Reich stehen weißes Mehl, Fleisch, Fett und Zucker schon wieder für Degeneration und Krankheitsgefahr. Und dies ohne jede belastbare fachliche Begründung und vor allem ohne Reflexion, auf welchen problematischen Spuren man eigentlich wandelt.

Moraleliten verdrängen Fachleute

Der gesunde Lebensstil wird heute wie damals vor allem dazu benutzt, sich als eine Art Moralelite zu inszenieren, die anderen Menschen vorschreiben darf, wie sie zu leben haben. Menschen, die dagegen verstoßen, dürfen wieder pauschal diskreditiert werden. Die Situation ist besonders problematisch für dicke Menschen. Dicksein gilt als Beleg, dass man falsch lebt, denn würde man es richtig machen, wäre man schlanker. Jede Erfahrung und alle wissenschaftlichen Daten zeigen, dass dieses Vorurteil falsch ist.

Das Körpergewicht ist für die allermeisten Menschen nur kurzfristig über die Ernährung beeinflussbar. Langfristig viel entscheidender sind Gene, Hormone, Alter, Medikamente, auch Süßstoffe und in geringem Maße Stressbelastung. Dennoch bekommen dicke Menschen die gesamte Aggression der Gruppenmoral zu spüren. Dicke gelten als faul, undiszipliniert und als Belastung für die Krankenkassen. Dicke Führungskräfte können heute kaum noch in die Vorstandsebene großer Unternehmen aufsteigen. Mollige Patienten erzählen in meiner Sprechstunde, es sei völlig normal geworden, dass sie beim Eisessen von fremden, aber schlanken Passanten angesprochen werden, ob man sich dies denn leisten könne. Ähnliches passiert sogar in Restaurants, im Beisein von Familie und Kindern.

Setzt man Fakten dagegen, zum Beispiel dass dicke Menschen mitnichten automatisch gesundheitliche Nachteile haben (im Gegensatz zu den wenigen sehr fettleibigen), reagieren solche Aufpasser überheblich und arrogant. Fakten gefährden das Überlegenheitsgefühl, und deshalb werden sie in der öffentlichen Diskussion ignoriert. Und da sich die neue Ersatzreligion inhaltlich gegen traditionelle Rezepturen richtet und paradoxerweise billig produzierte, aber fett-, zucker-, fleisch- sowie kalorienarme Industrieware gut dabei wegkommt, sprang die Ernährungswissenschaft auf diesen Zug auf.

Zusammen bilden sie eine wirkmächtige Allianz, die selbst vor Meisterköchen nicht Halt macht. Beispielsweise möchte die Kampagne »Sterneköche gegen Darmkrebs« mehr gesunde Komponenten in die tägliche Ernährung bringen. Nichts gegen die Idee, das Kochen selbst zu fördern. Aber im Namen der Wissenschaft, obwohl man nichts anderes aufbieten kann als Storchenlogik, dann Meister ihres Fachs zu verleiten, ihre Rezepturen so zu ändern, dass sie vor Krebs schützen sollen, ist ein starkes Stück. Auf diesem Weg ziehen zwanghafte Gesundheitsängste sogar in die Gourmettempel ein.

Nocebo-Effekt

Die unnötigen Ängste vor ungesundem Essen haben eine ganz besondere gesundheitsgefährdende Wirkung: den Nocebo-Effekt. Er funktioniert genauso wie der Placebo-Effekt, nur umgekehrt. Wer ständig hört, dass Essen ungesund ist, wird sich nach dem Verzehr entsprechend schlecht fühlen. Dies führt zu einem Essverhalten, bei dem Speisen nicht mehr nach Genuss und Geschmack ausgewählt werden, und bei dem die Angst, sich ungesund zu ernähren, ständig mit am Tisch sitzt. Und da dies alles mit dem unhaltbaren moralischen Anspruch vermittelt wird, mit gesunder Ernährung könne man das Klima, die Umwelt, die Natur und die Tierwelt schützen, sind Kinder besonders leicht dazu zu motivieren. Es ist schließlich das Privileg der Jugend, die Welt retten zu wollen, ohne sie verstehen zu müssen. Doch Erwachsene sollten es besser wissen: Die Zusammenhänge sind nun mal komplexer. Es wird Fachwissen benötigt, damit nicht aus gutem Willen in Wirklichkeit ein Schaden entsteht.

Und der ist bereits entstanden. Denn der eigene Körper ist in vielen Dingen anderer Meinung als das, was Kinder heute über Ernährung lernen. Und wenn sich ein natürlicher, sprich gesunder, Appetit immer wieder durchsetzt, haben diese Kinder bereits gelernt, sich dafür schuldig fühlen zu müssen. Schaffen sie es auf eine Weise, die die Forschung noch nicht erklären kann, den eigenen Appetit dauerhaft zu unterdrücken, werden sie sogar schwer krank.

Der Heidelberger Philosoph Hans Georg Gadamer beschrieb Gesundheit als einen Zustand, in dem man sich selbstvergessen kraftvoll dem Leben widmet. Die heutige Ernährungsvermittlung bewirkt das Gegenteil. Sie suggeriert, sich permanent Sorgen um die Gesundheit machen zu müssen. Es wird Zeit, ihre Inhalte und ihre tatsächlichen Auswirkungen zu reflektieren und öffentlich darüber zu diskutieren, ob es nicht besser wäre, mehr Sachverstand statt weltfremder Moralisierung einzubringen.

Gesunder Genuss

Was ist nun gesund? Wer hygienische Vorschriften beachtet, hat die Hauptgefahr in der Ernährung im Griff. Wer fachgerecht einkauft und kocht, sorgt für eine gute Bekömmlichkeit. Wer zusätzlich seine Kochkünste einsetzt, um kleine Stimmungsaufheller entstehen zu lassen, fördert die Entspannung. Wer eine gelungene Mahlzeit ohne Schuldgefühle genießt, spürt mit allen Sinnen, wie er dem Wissen, der Erfahrung, dem unglaublichen Einfallsreichtum und dem Mut unserer Vorfahren vertrauen kann.

So wird der kulinarische Genuss zu dem Moment, in dem man sich im Hier und Jetzt an einem gelungenen Essen erfreut und an nichts anderes denken muss, auch nicht an Gesundheit. Sorgen und Beschwernisse haben Pause. Man darf innehalten im Trubel des Daseinskampfs und sich wohlfühlen. Und genau das *ist* gesund. Gute Küche und ein gutes Essen sind ein Geschenk an uns. Wir dürfen sie ohne schlechtes Gewissen wertschätzen und über die vielen unnötigen Ängste entspannt lächeln. Deshalb nun zum Schluss die zehnte Regel der guten Küche: *Genießen ist gesund!*

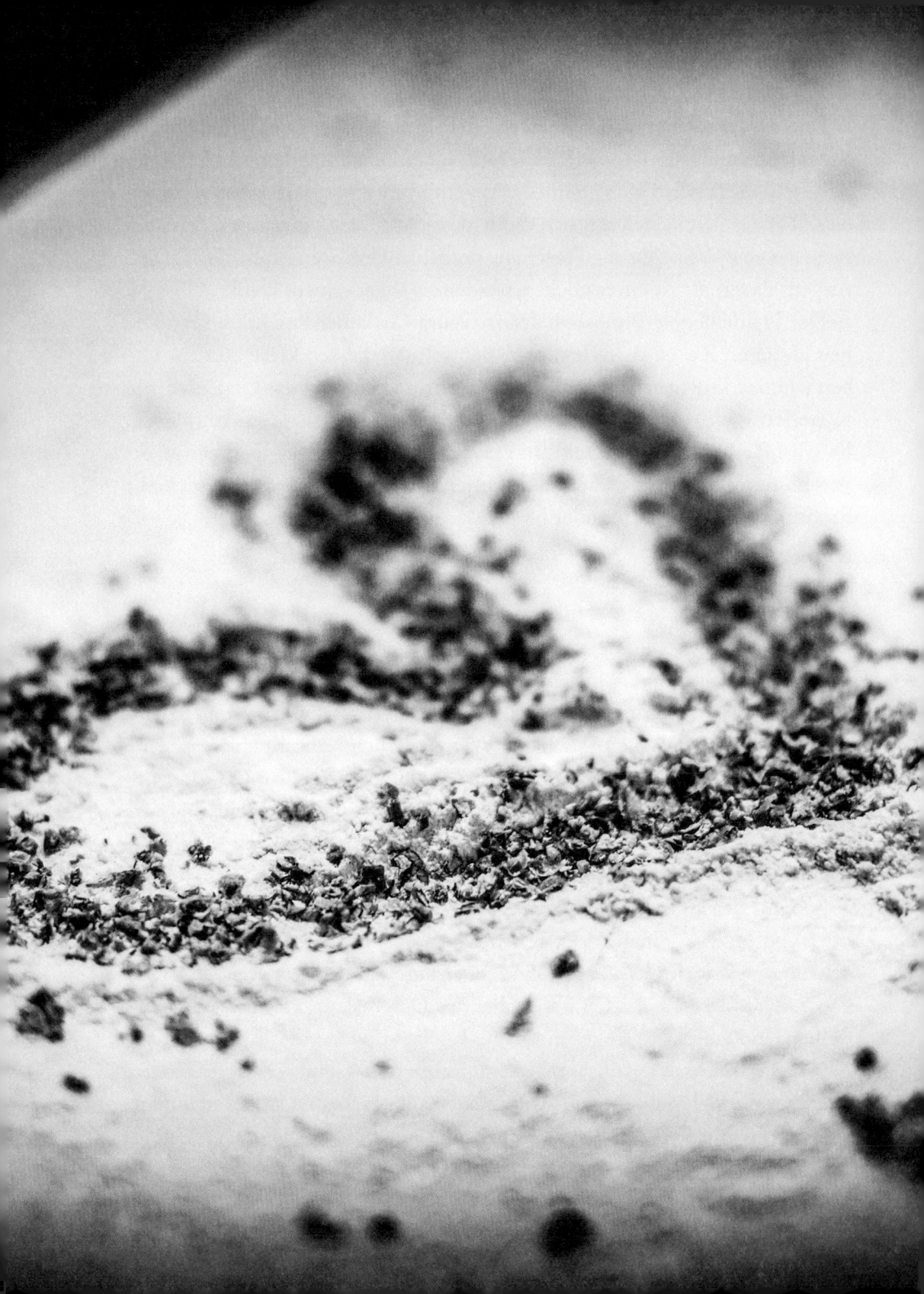

Schlussbetrachtung

Die zehn Regeln für eine gute Küche

Liebe Leser, wir sind am Ende unserer Reise zu den Grundlagen der traditionellen Küche und des gesunden Genusses angekommen. An zehn Stationen haben wir Halt gemacht, um bestimmte Themen zu erörtern.

Als Erstes haben wir die Bedeutung von Kochtraditionen ganz allgemein betrachtet. Sie fußen auf den Erfahrungen unserer Vorfahren, die mit viel Erfindungsreichtum und auch Risiko (trial and error) schließlich die Nahrungsmittel und Rezepturen gefunden haben, mit denen wir uns heute ungefährlich ernähren können. Sie kompensierten damit eine Entwicklung in der menschlichen Evolution: die Verkleinerung des Verdauungsapparats zugunsten eines immer leistungsfähigeren Gehirns. Die erste Regel der guten Küche begründet sich auf dieser biologischen Tatsache und lautet deshalb: *Traditionelle Kochverfahren wertschätzen und auf ihnen aufbauen.*

Anschließend besuchten wir den Markt auf der Place Guillaume II. in Luxemburg Stadt. Wir freuten uns über das reichhaltige Angebot, welches auf einer gewaltigen Kulturleistung der Menschen fußt: der Züchtung von Nahrungspflanzen. Im Ergebnis dieser Tausende Jahre alten Erfolgsgeschichte beinhalten Pflanzen, die wir heute essen, viel weniger Gifte und einen höheren Nährwert als ihre wilden, ungenießbaren Urahnen. Wer in diesem Angebot hohe Qualität sucht, beschränkt sich am besten auf einfache Grundzutaten, indem er bei deren Auswahl seine eigenen Sinne, Erfahrungen und Tradition zum Maßstab nimmt. Im Zweifel hilft es, sich zu fragen, was wohl Großmutter dazu sagen würde. Was wurde Teil eines Rezepts und was nicht?

Wenn man auf bereits fertig produzierte Produkte zurückgreifen möchte, gibt man einen Teil der Kontrolle ab und muss dem Hersteller vertrauen. Deshalb lautet die zweite Regel der guten Küche: *Nimm einfache Grund-*

zutaten in möglichst hoher Qualität. Wenn zusätzlich fertige Lebensmittel verwendet werden, dann von einem Erzeuger, der damit lange Erfahrung und Erfolg hat.

Der Besuch der ehrwürdigen Moulin Dieschbourg ließ uns fast schon sinnlich die faszinierende technische Leistung unserer Vorfahren erleben, mit der die Verarbeitung eines der wichtigsten Grundnahrungsmittel, des Mehls, über Jahrhunderte hinweg optimiert wurde. Zusammen mit der indirekten Teigführung, durch die störende Inhaltsstoffe wie Gluten abgebaut werden, haben wir die Voraussetzung für ein leckeres und bekömmliches Brot. Ein insgesamt zeitaufwendiges Verfahren, und so lautet die dritte Regel: *Gutes Brot braucht guten Teig, und der benötigt viel Zeit.*

Zurück im Restaurant begannen wir mit der Zubereitung des Gemüses. Dabei widmeten wir uns ausführlich der Tatsache, dass Pflanzen nicht gefressen werden wollen und sich mit chemischen Abwehrstoffen dagegen wehren. Die moderne Biochemie kann gut erklären, wie es klassische Rezepturen schaffen, diese vielfach nicht ungefährlichen Abwehrstoffe zu entgiften oder zu entfernen. Eine fachgerechte Zubereitung, vom Schälen bis zum Kochen, erhöht außerdem die Bioverfügbarkeit der Nährstoffe und vor allem die Bekömmlichkeit pflanzlicher Nahrung. Und so lautet die vierte Regel: *Nahrungspflanzen kompetent entgiften und ihren Nährwert erhöhen durch passende Zubereitung.*

Danach zeigte uns Léa, wie sie ihr Meistergericht, das berühmte und preisgekrönte Lamm in Kartoffelkruste, zubereitet. Fleisch hat den Vorteil, dass das Tier, von dem es stammt, die pflanzlichen Gifte bereits für uns unschädlich gemacht hat. Wenn wir für unsere Ernährung das Fleisch von Nutztieren verwenden, dann übernehmen wir eine besondere ethische Verantwortung für diese Tiere. Schließlich bestimmen wir über sie komplett, von der Zeugung bis zur Schlachtung.

Dringender Handlungsbedarf besteht in der Beseitigung unfassbar schlechter Fütterungspraktiken und Haltungsbedingungen. Solche Exzesse finden sich leider nicht selten in der Massentierhaltung, aber eine zu romantisierende Naturvorstellung kann auch in der Bioproduktion zu Tierquälerei führen.

Wichtig wäre es, die dogmatischen Gegensätze von Bio und konventioneller Produktion zu überwinden und mit Sachverstand nach den besten Lösungen zu suchen. Dabei unterstützt die Suche nach geschmacklicher Qualität in der Konsequenz sehr effektiv auch einen guten Tierschutz. Doch dies hat seinen Preis, und so ist Fleisch das Nahrungsmittel, dessen Qualität am meisten durch den Preis bestimmt wird. Wer dies berücksichtigt, kann Fleisch, wie generell tierische Fette, ohne gesundheitliche Bedenken genießen. So lautet die fünfte Regel: *Keine Angst vor Fleisch und Fett, vor allem wenn es schmackhaft zubereitet wird.*

Häufig scheitert der Versuch, gut zu kochen, am Thema Saucen und Brühen. Léa zeigte uns, wie man sie hochwertig herstellt, ganz ohne Geschmacksverstärker und künstliche Aromen. Wir diskutierten die biologischen Zusammenhänge unserer Appetitsteuerung und merkten, wie eng dabei Sinnesorgane, Darmhirn und Appetitzentrum zusammenarbeiten, um uns vor schlechtem Essen zu schützen. Doch leider kann moderne Technologie dieses bewährte Zusammenspiel täuschen. Dies bringt uns nicht um, mindert aber ganz sicher das Wohlbefinden.

Besonders widmeten wir uns der gesunden Appetitentwicklung von Kindern, die sich anfangs meist nur einfachen Speisen zuwenden. Werden sie regelmäßig an vielfältigere Gerichte herangeführt, merken sie jedoch mit der Zeit, dass die Welt der Kulinarik und der Esskultur deutlich mehr zu bieten hat. Sie erfahren dadurch die sechste Regel: *Der Appetit ist unser Freund, er möchte aber nicht betrogen werden.*

Im Kapitel »Kräuter und Gewürze« war Michael in seinem Element. Auf den Spuren von Kolumbus, mittelalterlichen Kräutergärten und anhand der traditionellen japanischen Teezeremonie erfuhren wir, dass Heilkräuter viele Naturstoffe mit Zusatznutzen beinhalten. Da es sich bei diesen Substanzen jedoch oft um Abwehrstoffe handelt, besitzen sie grundsätzlich auch schädigendes Potenzial. Deshalb muss man die richtige Dosierung gut kennen. Die beste Orientierung bieten wieder einmal alte Traditionsrezepturen.

Wer Kräuter und Gewürze kompetent nutzt, erzielt positive Gesundheitseffekte ohne Nebenwirkungen, und so lautet die siebte Regel: *Gezielter Einsatz von Gewürzen und Kräutern – aber: Die Dosis macht's.*

Das achte Kapitel widmeten wir der Kochkunst. Wahre Meister schaffen es bei der Zubereitung, kleine Minidrogen entstehen zu lassen, die uns ungefährlich entspannen und in eine gute Stimmung versetzen. Es ist kein Wunder, wenn im Anschluss an eine gelungene Mahlzeit in entspannter Runde oft die besten Gespräche geführt werden. Daraus ergibt sich die achte Regel: *Gutes Essen fördert eine entspannte Stimmung.*

Danach statteten wir den Ernährungswissenschaften einen kleinen kritischen Besuch ab. Denn sie ignorieren weitgehend die in diesem Buch beschriebenen evolutionären Tatsachen unserer Ernährung und die biologische Bedeutung von Traditionen. Es fällt dagegen auf, dass sie im Namen der Wissenschaft ständig klassische Nahrungsmittel und Zubereitungstechniken diskreditieren zugunsten eher minderwertiger Industrieprodukte. Und das meist mit plumpen, leicht durchschaubaren Fehlinformationen.

Solange sich dies nicht ändert, können wir mit Fug und Recht skeptisch sein und sollten erstmal unsere eigenen Körpersignale und Erfahrungen nutzen, um zu entscheiden, was für uns gesund ist und was nicht. Die dazugehörige Regel lautet: *Empfehlungen für eine gesunde Ernährung nur dann ernstnehmen, wenn sie auf Respekt vor Tradition und verlässlicher Wissenschaft aufbauen.*

Und zum Schluss suchten wir eine Antwort auf das Phänomen, warum heute das schlechte Gewissen so oft mit am Tisch sitzt. Ernährung ist leider zu einem Tummelfeld von lustfeindlichen Verboten und Gefahren geworden. Paradoxerweise fördert diese Gesundheitsfixierung psychologische Zwangsstörungen, wie wir sie sogar schon bei Kindern zunehmend beobachten können. Der Grund liegt darin, dass Ernährung als eine Art Ersatzreligion missverstanden wird, in der Moral stets Fachwissen verdrängt. Keine gute Idee, die letztlich aus dem 19. Jahrhundert stammt und auf die schon vor uns ganz andere hereingefallen sind.

Es wäre besser, dem herrschenden Moralismus eine Pause zu gönnen, um dem Sachverstand wieder eine Chance zu geben. Denn eines ist richtig,

Ernährung ist prinzipiell keine ungefährliche Angelegenheit, aber in ganz anderer Weise, als uns die ständigen Warnungen vor Fett, Zucker, Salz, und vielem mehr glauben machen wollen.

Wenn sich solides Wissen und Erfahrung aus Naturwissenschaften, Kochkunst und Medizin zusammentun, ergibt sich daraus die beruhigende Erkenntnis: Die klassischen Kochrezepturen schaffen es in faszinierender Weise, für uns schädliche Stoffe zu eliminieren, sodass wir ungetrübte Freude am Essen haben können. Der Weg dorthin führt über qualitativ hochwertige Zutaten, handwerkliche Kompetenz und die Wertschätzung alter Kochtraditionen.

So entstehen Gerichte, die nicht nur ungefährlich satt, sondern angenehm zufrieden machen. Bei einem solchen Essen brauchen wir ganz sicher nicht über Gesundheitsgefahren nachzudenken, sondern dürfen uns einfach nur wohlfühlen und entspannen. Und das führt zur zehnten Regel der guten Küche: *Genießen ist gesund.*

Schlussworte

Unsere muntere Diskussionsrunde war für uns Autoren ein besonderes Erlebnis, denn ein solches interdisziplinäres Gespräch auf Augenhöhe, bei dem jeder zu Wort kommt, erlebt man nicht häufig. Michael und ich sowie das gesamte Team wurden auf die wunderbarste Weise verköstigt und durften in die Kochtöpfe einer Sterneküche schauen. Zusätzlich erhielten wir eine Lehrstunde in der meisterlichen Zubereitung von der besten Kochlehrerin, die man sich nur vorstellen kann. Léa wiederum erfuhr in verblüffender Weise, wie die Sinnhaftigkeit ihrer eigenen Kochtradition mit moderner Biochemie erklärt werden kann und deshalb auch medizinisch deutlich mehr Wertschätzung erfahren sollte. Sie zieht für sich das Resümee:

»Ich fühle mich von diesem Projekt extrem bereichert. Ihr gebt mir das gute Gefühl, es richtig zu machen – und das ist mir sehr wichtig. Denn wenn ich so aufwendig koche und meine Gäste liebevoll bewirte, dann will ich ihnen etwas

Gutes tun. Ich möchte sie nicht zu etwas Ungesundem verführen, ich möchte sie zu ihrem Glück verführen! So habe ich meinen Beruf, meine Leidenschaft immer gesehen. Das macht mich wirklich froh. Und nun bekomme ich auch noch von euch die Bestätigung: Du machst mit deiner Art zu kochen alle glücklich, und du tust auch noch etwas Gutes. Das ist ein fantastisches Gefühl für mich. Merci!«

Am Ende möchte ich an mein eigenes Fach einen kleinen Appell richten: Vielleicht sollten alle Diskussionen über eine gesunde Ernährung zukünftig beim Zubereiten eines traditionellen Menüs unter Anleitung eines kompetenten Kochs oder einer kompetenten Köchin geführt werden und nicht in sterilen Institutszimmern. Dann wird vielleicht eine Erkenntnis noch einmal ganz anders sinnlich erfahrbar, nämlich welch grandiose Menschheitsgeschichte hinter unseren traditionellen Rezepturen steckt. Und wie viel Können, Disziplin und Leidenschaft in einer Küche wie der des Restaurants Léa Linster in Frisange notwendig sind, dieses Wissen so meisterlich umzusetzen. Wie unbedacht dagegen die Medizin und die Ernährungswissenschaften agieren, wenn sie auf höchst angreifbarer Basis dies alles einfach so infrage stellen. Ich würde mir wünschen, dass wir Mediziner wieder mehr Ehrfurcht und Respekt vor dieser Meisterleistung menschlicher Kultur entwickeln. Dass wir sie fördern, statt sie zu behindern. Die Verdauung unserer Patienten würde sich freuen.

Qualität ist der Schlüssel

Die zehn Regeln für eine gute Küche lassen sich auf einen Nenner bringen: *Suche Qualität bei allem, was du tust.* Man kann für ganz unterschiedliche Situationen kochen, für Kinder, für ältere Menschen, für Kranke, für den Alltag im Betrieb und für ein Festessen. Aber alles läuft letztendlich darauf hinaus: Qualität ist der Schlüssel für eine gute Ernährung. Qualität in den Zutaten und Qualität in der Zubereitung. Genauso wie es Léas Vater ausdrückte: *»Qualität ist, wenn es dann im Gaumen schmeckt und der Darm nicht die Rechnung zahlt.«*

Wer Qualität sucht, liebt das, was er tut. Qualität braucht keine lustfeindlichen und weltfremden Moralvorstellungen. Wer auf qualitativ hochwertiges Essen Wert legt, wird automatisch auf Zutaten achten, die mit Respekt vor Tieren und Umwelt hergestellt wurden. Qualität ist letztlich *die* Voraussetzung des gesunden Genusses.

Es macht uns glücklich, wenn wir Sie in Ihrer ganz persönlichen Suche nach einer guten Ernährung unterstützen konnten. Wir sind uns sicher, Sie werden belohnt mit Bekömmlichkeit, Lebenskultur, guter Laune und einem Lächeln nach jeder gelungen Mahlzeit.

Das ist, was gute Küche ausmacht, und dazu wünschen wir Ihnen von Herzen avec amour –

Bon Appétit!

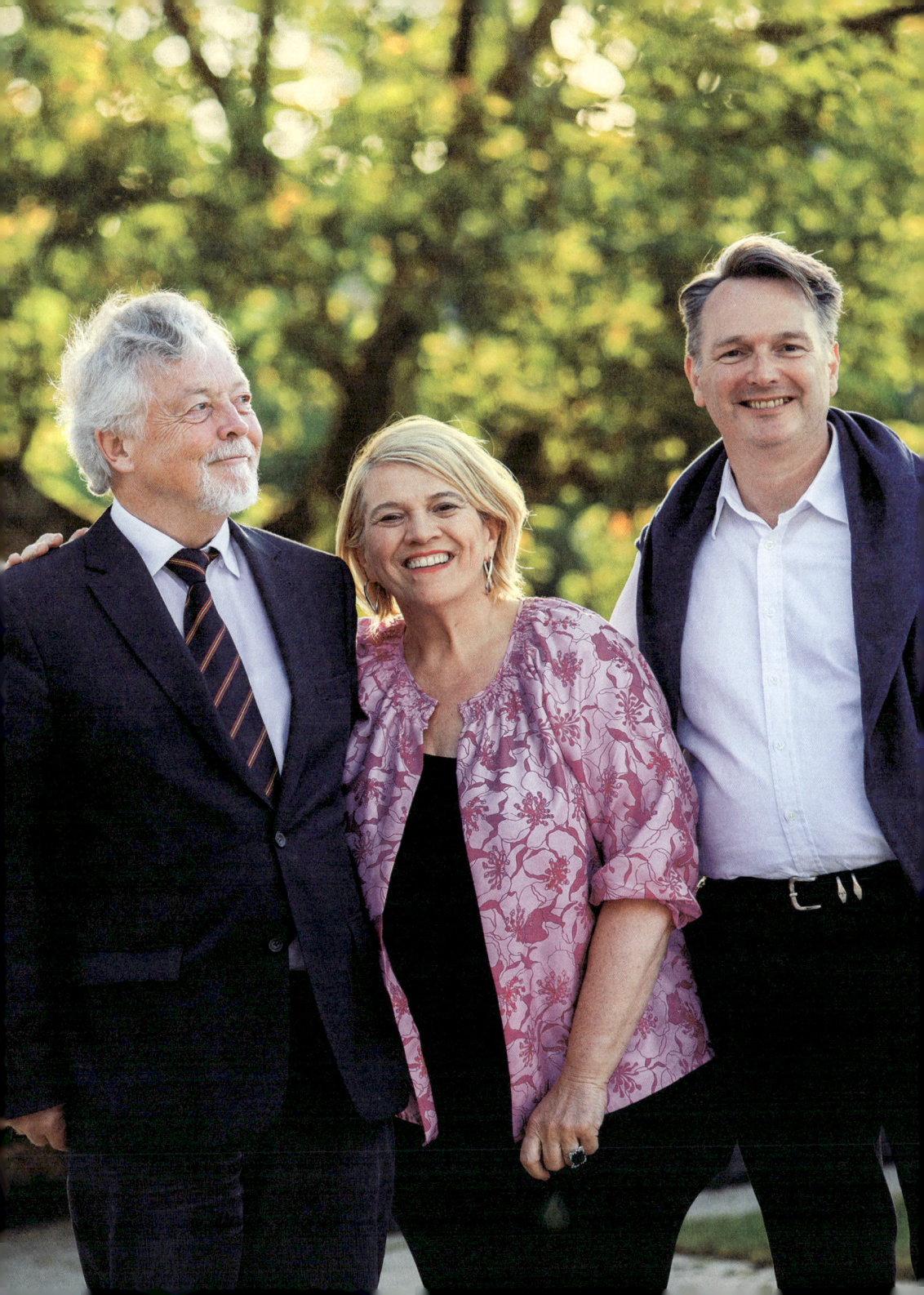

Anhang

Wirkung von Inhaltsstoffen pflanzlicher Nahrung

Gemüse und Getreide

Alle im Folgenden aufgeführten Gemüse- und Getreidesorten enthalten außerdem Vitamine und Mineralstoffe – ein Grund, warum wir sie essen.

Nahrungsmittel	Inhaltsstoffe	Wirkungen	Nutzung und Zubereitung
Artischocke	Bitter- und Aromastoffe (Sesquiterpenlaktone, Polyphenole)	Bitterstoffe wirken entzündungshemmend und senken Blutfettwerte; die Polyphenole sind gute Antioxidanzien.	Als Gemüse werden Sorten verwendet, die weniger bitter schmecken.
Bohnen (Feuerbohne, Buschbohne) (*Phaseolus*)	Proteinreiche Samen. Zellgifte (das Lektin Phasin) sowie schwerverdauliche Kohlenhydratverbindungen (Oligosaccharide)	Rohe Bohnen verursachen Magen-Darm-Beschwerden. Gekochte verursachen Blähungen.	Durch langes Kochen werden die Lektine inaktiviert. Entfernen der Samenschale reduziert Blähungen.
Buchweizen (*Fagopyrum esculentum*)	Proteinreiche Samen. Polyphenole	Polyphenole wirken antioxidativ und entzündungshemmend.	Verwendung als glutenfreie Kost.
Chicorée (*Cichorium endivia*)	Bitterstoffe (Sesquiterpene)	Bitter schmeckend, aber ungefährlich.	Bei Anzucht ohne Licht werden nur wenige der Bitterstoffe gebildet. Im Dunkeln lagern.
Getreide (Weizen, Hafer, Roggen, Gerste, Mais)	Stärkereiche Samen. Phytin, Amylase- und Protease-Hemmer, Lektine	Phytin entzieht Mineralstoffe, Amylase- und Protease-Hemmer sowie Lektine stören die Verdauung. Getreidesamen können Zöliakie hervorrufen.	Das Mahlen von Getreide führt zu Mehl, das weitgehend frei von den verdauungsstörenden Substanzen ist.

Nahrungsmittel	Inhaltsstoffe	Wirkungen	Nutzung und Zubereitung
Gurke Zucchini	Bitter schmeckende Zellgifte (Cucurbitacine)	Zellgifte der Wildpflanzen führen zu schmerzhaften Entzündungen, Magen-Darm-Störungen mit Erbrechen und blutigem Durchfall, Leber- und Nierenschäden, Abort und sogar Tod.	Wildpflanzen wurden früher als Durchfallmittel und zur Abtreibung verwendet. Durch Züchtung wurden die Bitterstoffe weitgehend reduziert. Da die Zellgifte in der Schale sitzen, können sie durch Schälen entfernt werden.
Karotte	Fettlösliche Pigmente (Karotinoide), Bitterstoffe (Polyacetylene) in grünen Teilen	Karotinoide sind Antioxidanzien und Vorstufen für Vitamin A und Retinolsäure. Grüne Teile enthalten Zellgifte und Bitterstoffe.	Keine grünen Karotten oder Stängel/Blätter verarbeiten.
Kartoffeln	Stärkereiche Knollen. Nerven- und Zellgifte (Steroidalkaloide), hoher Gehalt in allen grünen Teilen, auch in ergrünten Knollen. 100 g Speisekartoffeln enthalten 5 bis 20 mg Alkaloid.	Die Kartoffelalkaloide führen zu Nerven- und Magen-Darm-Störungen, Nieren- und Kreislaufproblemen und sind vermutlich fruchtschädigend.	Die meisten modernen Sorten haben nur geringe Alkaloidgehalte. Da die meisten Alkaloide in der Schale sitzen, können sie durch Schälen entfernt werden. Beim Kochen werden sie ins Kochwasser ausgewaschen. Die Alkaloide sind hitzestabil.
Kohlsorten	Scharfstoffe (Senfölglucoside) setzen bei der Nahrungszubereitung und -aufnahme scharf schmeckende Senföle frei.	Senföle sind haut- und schleimhautreizend; außerdem wirken sie antimikrobiell. Einige Kohlsorten (Brokkoli) gelten als vorbeugend gegen Krebsentstehung. Bei Jodmangel kann Kropfbildung ausgelöst werden.	Die meisten Kohlsorten wurden züchterisch so verändert, dass der Gehalt an Senfölglukosiden niedrig ist.

Nahrungsmittel	Inhaltsstoffe	Wirkungen	Nutzung und Zubereitung
Limabohne (Mondbohne) *(Phaseolus lunatus)*	Proteinreiche Samen. Bitter schmeckende Pflanzengifte (Cyanoglucoside) setzen bei der Nahrungszubereitung und -aufnahme Blausäure frei.	Blausäure hemmt die zelluläre Atmung, was zur Lähmung des Gehirns, vor allem des Atemzentrums führt. Ca. 1 mg HCN pro kg Körpergewicht (oder total 150-250 mg) ist die tödliche Dosis. HCN wird in niedriger Menge vom Körper entgiftet.	Limabohnen werden lange in Wasser gekocht und das Kochwasser entsorgt, dadurch werden die Pflanzengifte ausgewaschen.
Löwenzahn	Ballaststoff (Inulin) Bitterstoffe (Sesquiterpenlaktone), Polyphenole	Die Bitterstoffe haben eine stärkende Wirkung. Harntreibend (daher die Namen Pisse en lit, Bettseicher).	Der Bitterstoffgehalt ist bei Pflanzen, die ohne Licht angezogen wurden, niedriger.
Maniok	Stärkereiche Wurzeln. Pflanzengifte (Cyanglucoside) setzen bei der Nahrungsaufnahme Blausäure frei.	Blausäure hemmt die zelluläre Atmung, was zur Lähmung des Gehirns, vor allem des Atemzentrums führt. (siehe Limabohne)	Maniok wird lange in Wasser gekocht und das Kochwasser entsorgt; dadurch werden die Pflanzengifte ausgewaschen.
Pastinake Sellerie	Aromastoffe (Cumarine)	Cumarine sind fettlöslich und werden leicht aufgenommen. Größere Mengen führen zu Kopfschmerzen, Schwindel, Schläfrigkeit, Übelkeit und eventuell Leberschäden.	Kultursorten von Pastinake und Sellerie haben einen reduzierten Cumaringehalt.
Quinoa *(Chenopodium quinoa)*	Stärkereiche glutenfreie Samen. Bitterstoffe in der Samenschale (Saponine)	Saponine sind Zellgifte und können zu Magen-Darm-Störungen führen; wirken auch entzündungshemmend.	Wird geschält angeboten. Bitterstoffarme Sorten wurden gezüchtet.
Rhabarber	Sauer schmeckende Oxalsäure	Oxalsäure kann spitze Kristalle ausbilden, die Schleimhäute schädigen. Oxalate können Nieren schädigen (Nierensteine) und zu Magen-Darm-Problemen führen.	Durch Aufkochen kann der Oxalat-Gehalt reduziert werden. Oxalathaltiges Gemüse sollte nur kurzfristig verspeist werden.

Nahrungsmittel	Inhaltsstoffe	Wirkungen	Nutzung und Zubereitung
Roggen	Stärke. Gifte: Mutterkornalkaloide bei Roggen mit Mutterkornbefall	Mutterkornalkaloide sind psychoaktiv, bewirken Gefäßverengung und Abort.	Qualitätsgetreide wird auf Abwesenheit von Mutterkorn geprüft; Mutterkorn wurde jedoch in Bio-Vollwert-Müsli mehrfach gefunden.
Rote Bete	Roter Farbstoff (Betalaine)	Betalaine wirken als Antioxidanzien.	Betalaine werden als Nahrungsfarbstoff verwendet.
Sojabohne	Proteinreiche Samen. Antinutritiva: Isoflavonoide (Genistein), Bitterstoffe (Saponine), Protease-Hemmer, Phytin, schwerverdauliche Kohlenhydratverbindungen (Oligosaccharide)	Isoflavonoide haben Ähnlichkeit mit Östrogen und daher eine schwache Hormonwirkung. Phytin entzieht Mineralstoffe. Protease-Hemmer machen die Bohnen schwerverdaulich.	Langes Kochen wäscht die Saponine, Isoflavonoide und Oligosaccharide aus, und die Hitze deaktiviert die Protease-Hemmer. Phytin kann durch Zugabe des Enzyms Phytase inaktiviert werden.
Spargel	Bitterstoffe (Steroidsaponine)	Steroidsaponine wirken harntreibend.	Ergrünter Spargel schmeckt bitter, da der Bitterstoffgehalt erhöht ist.
Tomate	Fruchtsäuren, fettlösliche Pigmente (Karotinoide), Nerven- und Zellgift (Tomatin) in grünen Teilen	Tomatin wirkt nervenschädigend und vermutlich auch fruchtschädigend. Die Karotinoide wirken antioxidativ.	Alle grünen Teile der Tomate sind giftig, auch grüne Tomatenfrüchte. Bei der Reifung (Rotwerden, Einlagerung von Zucker) kommt es zum Abbau/Abtransport des Tomatins.
Topinambur (*Helianthus tuberosus)*	Stärke- und proteinreiche Knollen. Schwerverdauliche Kohlenhydratverbindungen (Oligosaccharide)	Blähungen	Die Blähstoffe können durch langes Kochen reduziert werden.
Zuckerrübe Zuckerrohr	Zucker (Saccharose). Bitter- und Aromastoffe (Saponine, Polyphenole)	Während der Zuckerherstellung entstehen Maillard-Produkte als Nebenprodukte.	Der raffinierte weiße Zucker enthält keine verdauungsstörenden Stoffe.

Obst und Nüsse

Früchte enthalten meist Zucker und Fruchtsäuren sowie Vitamine; Nüsse sind gewöhnlich reich an fetten Ölen (nährstoffreich). Gern getrunken werden Presssäfte von Früchten mit Zucker und Fruchtsäuren.

Nahrungsmittel	Inhaltsstoffe	Wirkungen	Nutzung und Zubereitung
Acai-Palmen-frucht **Brombeere** **Erdbeere** **Himbeere**	Blau- und rotgefärbte Pigmente (Anthocyane Flavonoide), Gerbstoffe, Polyphenole, Fruchtsäuren, Zucker	Polyphenole fangen reaktive Sauerstoffradikale ab, gute Antioxidanzien, wirken auch gegen Darminfektionen und Durchfall.	Verwendbar roh, als Marmelade, Kompott, Kuchen, Saft, Acai auch als Püree.
Ananas	Süßes Fruchtfleisch. Bromelain	Das Enzym Bromelain fördert die Verdauung von Proteinen.	Sowohl roh als auch erhitzt und als Saft verwendbar.
Apfel **Aprikose** **Kirsche** **Pfirsich** **Pflaume**	Süßes Fruchtfleisch. Gerbstoffe, in den Samen Bitterstoffe (Cyanglukoside, wie Prunasin und Amygdalin), aus ihnen kann Blausäure freigesetzt werden. Gehalt an Cyanglucosiden: Aprikosen- und Pfirsichsamen bis 6,5 %; Apfelsamen bis 5 %.	Aus Prunasin und Amygdalin wird bei der Verdauung die hochgiftige Blausäure freigesetzt. Blausäure hemmt die zelluläre Atmung, und ist in höheren Dosen ein tödliches Gift. (siehe Limabohne)	Verwendbar roh, als Kompott, Mus, Kuchen und als Saft. Die Kerne nicht mitessen. Pflaumen und Aprikosen befördern als Trockenfrüchte den Stuhlgang.
Aronabeere **Granatapfel** **Heidelbeere** **Schwarze Johannisbeere**	Blaugefärbte Anthocyane, Gerbstoffe, Fruchtsäuren, Polyphenole	Polyphenole fangen reaktive Sauerstoffradikale ab und wirken gegen Darminfektionen und Durchfall.	Verwendbar roh, erhitzt, als Marmelade, Kuchen, oder Saft.
Avocado	Ölreiche Früchte. Ungesättigte Fettsäuren, Terpene	Entzündungshemmend.	Besonders nahrhaft. Zusatz von Zitronensaft verhindert Braunfärbung.
Bocksdorn **(Goji-Beere)**	Rote Pigmente (Karotinoide), Sesquiterpene	Antioxidativ und entzündungshemmend.	Werden vor allem getrocknet und gesüßt angeboten. Zutat zu Müslis.

Nahrungsmittel	Inhaltsstoffe	Wirkungen	Nutzung und Zubereitung
Erdnuss	Proteinreiche Samen.	Samenprotein ist allergen. Bei Pilzbefall: Aflatoxine können Leberkrebs verursachen. Bei Allergikern Gefahr eines anaphylaktischen Schocks.	Allergene werden durch Erhitzen kaum inaktiviert. Durch trockenes Lagern kann eine Kontamination mit Schimmelpilzen vermieden werden.
Esskastanie	Nährstoffreiche Früchte (Stärke). Polyphenole	Polyphenole wirken antioxidativ.	Nahrhaft und süßlich schmeckend nach Röstung.
Hagebutte	Pigmente (Karotinoide), Vitamin C	Karotinoide dienen als Antioxidanzien und Vorstufen für Vitamin A und Retinolsäure.	Vitaminquelle, besonders in Tees.
Haselnuss Paranuss Walnuss	Ölreiche Samen. Reich an Linolsäure	Versorgung mit ungesättigten Fettsäuren (Linolsäure).	Samen trocken lagern, damit sich keine Schimmelpilze ansiedeln können. (siehe Erdnuss)
Guarana Kaffee Kakao Kola Mate Tee	Purin-Alkaloide wie Coffein, Theophyllin, Theobromin; Polyphenole	Die Alkaloide setzen Dopamin im Gehirn frei. Herzstimulierend (Aktivierung des Herzmuskels, gefäßerweiternd). Polyphenole wirken antioxidativ. Übermäßiger Genuss kann zu Nervosität, Kopfschmerzen, Zittern, Krämpfen, Herzklopfen, Schlaflosigkeit und Verdauungsstörungen führen. 150-200 mg Coffein pro kg Körpergewicht können tödlich sein (in einer Tasse Kaffee sind ca. 150 mg Coffein enthalten).	Verwendung als Stimulanz. Übermäßigen Genuss vermeiden.

Nahrungsmittel	Inhaltsstoffe	Wirkungen	Nutzung und Zubereitung
Leinsamen	Fettes Öl, Schleimstoffe, Bitterstoffe (Cyanglucoside)	Samen quellen im Verdauungstrakt auf und wirken gegen Verstopfung.	Verdauungsfördernd. Cyanglucoside können toxisch wirken, wenn die Samen zerkleinert oder gekaut werden.
Mandel	Ungesättigte Fettsäuren; in den Samen der Bittermandel Amygdalin (bis 8%)	Aus Amygdalin wird bei der Verdauung die hochgiftige Blausäure freigesetzt. (siehe Limabohne) Ein Samen der Bittermandel pro kg Körpergewicht kann tödlich sein.	Bittermandeln vorsichtig dosieren bei der Marzipanherstellung. Bittermandelöl als Würzöl wird von Amygdalin nahezu vollständig befreit angeboten.
Moosbeere (Cranberry)	Polyphenole, organische Säuren, Vitamin C	Soll die Anheftung von Colibakterien reduzieren, antioxidativ.	Moosbeerensaft soll bei Harnwegsinfekten unterstützend wirken.
Oliven	Früchte mit fettem Öl. Polyphenole, Bitterstoffe (Triterpene)	Vermutlich entzündungshemmend.	Verdauungsfördernd. Öl versorgt uns mit ungesättigten Fettsäuren.
Orange Pampelmuse Zitrone	Vitamin C, Flavonoide, Fruchtsäuren, Zucker	Vitamin C ist ein stark wirksames Antioxidans. Bitterstoffe in Pampelmusen sind entzündungshemmend, können auch Entgiftungsenzyme in der Leber aktivieren und daher zu Arzneimittel-Wechselwirkungen führen.	Verwendbar roh, als Saft. Zitrone als Beigabe zu verschiedenen Speisen.
Papaya	Zucker, Proteolytische Enzyme (Papain)	Papain wirkt antibakteriell.	Soll verdauungsfördernd wirken.
Sanddornbeere	Vitamin C, Karotinoide, Flavonoide	Antioxidativ, entzündungshemmend.	Vitaminreicher Saft, auch bei Erkältung, Teearoma oder Marmeladenkomponente.

Kräuter und Gewürze

Sie werden meist in kleineren Mengen eingesetzt, dienen zur geschmacklichen Verbesserung von Speisen oder der Verdauungsförderung und werden auch Salaten zugegeben.

Einige werden gern in alkoholischen Getränken oder Aufgüssen genutzt, die reich an Antioxidanzien und Stimulanzien sind.

Nahrungsmittel	Inhaltsstoffe	Wirkungen	Nutzung und Zubereitung
Anis/Echter Sternanis Fenchelsamen	Samen/Früchte mit ätherischem Öl (Anethol)	Anethol ist für Anisgeschmack und -geruch verantwortlich, wirkt schleim- und krampflösend sowie antimikrobiell.	Verdauungsfördernd. Ätherisches Öl ist Teil einiger alkoholischer Getränke: Absinth, Anisschnaps, Anisette, Pernod, Ouzo, Pastis, Sambuca.
Basilikum	Ätherisches Öl mit Estragol und Linalool	Wirkt antimikrobiell, antiparasitisch und entzündungshemmend.	Verdauungsfördernd.
Beinwell Borretsch	In allen Pflanzenteilen Pyrrolizidin-Alkaloide (PAs)	PAs werden in der Leber zu einem krebserregenden Stoff verstoffwechselt. Nach BfArM sollten nicht mehr als 1 µg PA pro Tag aufgenommen werden.	Als Kräuter unbedingt meiden!
Bockshornklee *(Trigonella foenum-graecum)*	Diverse Sekundärstoffe	Senkt leicht Cholesterol- und Blutglucosespiegel, reizlindernd, schleimlösend.	Gesundheitsfördernd.
Brunnenkresse Kapern Kapuzinerkresse Meerrettich Radieschen Senfsamen Wasabi	Aus Senfölglykosiden werden durch Aufnahme scharf schmeckende Senföle freigesetzt.	Senföle sind haut- und schleimhautreizend, außerdem wirken sie antimikrobiell. Senföle aktivieren Calcium-Kanäle, daher scharf schmeckend.	Verdauungsfördernd. Einnahme größerer Mengen meiden, da Schleimhautentzündungen im Mund und Rachen sowie Magen-Darm-Trakt auftreten können.

Nahrungsmittel	Inhaltsstoffe	Wirkungen	Nutzung und Zubereitung
Chili (*Capsicum frutescens*)	Scharfstoffe (Capsaicin), rote Pigmente (Karotinoide)	Capsaicin greift an Calcium-Kanälen an, schmeckt scharf, wirkt antibakteriell; Karotinoide sind Antioxidanzien. Reizung von Haut und Schleimhaut. Chronische Überdosierung kann zu Appetitlosigkeit, Gastritis, Leber- und Nierenschäden führen.	Wird besonders in heißen Ländern als Gewürz eingesetzt, um Fäulniserreger abzutöten, sowie zur Geschmacksverbesserung.
Dill Galgant Kardamom Koriander Kümmel Lavendel Lorbeerblätter Melisse Minze Rosmarin Wacholderbeeren Zitronengras	Aromatische Monoterpene, Polyphenole	Aromatische Monoterpene sind krampflösend und antimikrobiell. Polyphenole wirken antioxidativ.	Verdauungsfördernd. Minze ist als Tee auch krampflösend.
Enzian	Kräftige Bitterstoffe (Gentiopikrin)	Stimuliert die Produktion von Verdauungsenzymen.	Verdauungsförderndes Bittermittel in Magenbitter.
Hibiscusblüten (*Hibiscus sabdariffa*)	Rotgefärbte Anthocyane, Gerbstoffe, Polyphenole	Polyphenole fangen reaktive Sauerstoffradikale ab, wirken auch gegen Darminfektion und Durchfall.	Verwendung als Tee, besonders bei Magen-Darm-Beschwerden.
Honigbusch (*Cyclopia intermedia*) Rotbuschtee, Rooibos (*Aspalathus linearis*)	Diverse Flavonoide	Ausgeprägte antioxidative Eigenschaften; keine stimulierenden Purinalkaloide wie im schwarzen Tee.	Verwendung als Tee.

Nahrungsmittel	Inhaltsstoffe	Wirkungen	Nutzung und Zubereitung
Ingwer	Gemisch aus scharf schmeckenden Terpenen (Gingerole, Zingiberen, Curcumen) in den Rhizomen	Wirkt gegen Parasiten, Bakterien und Pilze. Senkt Blutzucker- und Cholesterolspiegel. Antioxidativ und entzündungshemmend.	Verdauungsfördernd, Einsatz in der Medizin.
Kamille	Aromatisches ätherisches Öl, Polyphenole	Antiseptisch, krampflösend und beruhigend.	Entzündungshemmender Tee bei Erkältung und Magen-Darm-Problemen.
Knoblauch Zwiebeln Andere Laucharten	Alliin wird nach Zerkleinern der Zwiebeln in das scharf schmeckende Allicin umgewandelt.	Allicin kann an diverse Proteine binden und deren Aktivität modulieren. Wirkt antimikrobiell, senkt Blutfette.	Verdauungsfördernd. Höhere Dosierung kann Magen-Darm-Probleme und Krämpfe auslösen. Durch Erhitzen wird die Allicin-Menge reduziert.
Kurkuma (Gelbwurzel)	Gelbe Pigmente (Curcumin), aromatische Terpene	Fördert die Gallenproduktion, ist entzündungshemmend, antimikrobiell, antioxidativ.	Verdauungsfördernd, Bestandteil von Curry.
Muskatnuss	Aromatische Monoterpene, Myristicin	Antimikrobiell, entzündungshemmend, krampflösend, verdauungsfördernd. Myristicin wirkt im Gehirn erregend.	Größere Mengen vermeiden, weil Myristicin suchterzeugend und halluzinogen wirken kann.
Petersilie	Aromatisches ätherisches Öl mit Phenylpropanen, Flavonoide, in Früchten auch Myristicin	Phenylpropane sind aromatisch, besonders hohe Gehalte in Früchten.	Als Gewürz unschädlich. Regelmäßiger Verzehr großer Mengen kann Schwangerschaftsprobleme verursachen. Früchte (Apiol-Rasse) wurden früher zur Abtreibung eingesetzt. Myristicin kann psychoaktiv wirken (wie in der Muskatnuss).

Nahrungsmittel	Inhaltsstoffe	Wirkungen	Nutzung und Zubereitung
Pfeffer	Scharfstoff Piperin; Gerbstoffe	Schmeckt scharf; Piperin und Gerbstoffe wirken antimikrobiell.	Verdauungsfördernd.
Safran	Aromatisches gelbes Pigment Safranal entsteht während der Trocknung.	Safranal ist aromatisch, beruhigend, krampf- lösend, antioxidativ.	Nur in geringen Men- gen zum Würzen benutzen. 5 g Safran können Erbrechen und Blutungen (Abort!) hervorrufen.
Salbei	Aromatische Terpene, in *S. officinalis* viel β-Thujon, kaum in *S. fruticosa* und *S. lavan- dulifolia*, Gerbstoffe	Terpene wirken anti- mikrobiell, Gerbstoffe antioxidativ und anti- viral.	Verdauungsfördernd. Thujon gilt als Nerven- gift, daher Blätter nur in geringen Mengen einsetzen.
Sauerampfer	Saure Oxalsäure	Oxalsäure kann spitze Kristalle ausbilden, die Schleimhäute schädigen. Oxalate können Nieren schädigen (Nieren- steine) und zu Magen- Darm-Problemen führen.	Durch Aufkochen kann der Oxalatgehalt reduziert werden. Oxalathaltige Pflanzen sollten nur kurzfristig verspeist werden.
Schwarzküm- mel	Samen mit fettem Öl. Polyphenole, aromati- sches ätherisches Öl mit Thymochinon	Krampflösend, immun- stimulierend und anti- septisch.	Verwendung als harn- treibendes Gewürz, verdauungsfördernd.
Thymian	Aromatische Terpene, Gerbstoffe, ätherisches Öl mit Thymol	Thymol wirkt anti- mikrobiell, antioxidativ sowie schleimlösend.	Verdauungsförderndes Gewürz. Auch als Erkältungstee einzu- setzen.
Tonkabohne *(Dipteryx odorata)*	Aromatische Cumarine	Cumarine sind fett- löslich und werden leicht aufgenommen. Größere Mengen füh- ren zu Kopfschmerzen, Schwindel, Schläfrig- keit, Übelkeit und eventuell Leberschäden.	Sparsam verwenden.

Nahrungsmittel	Inhaltsstoffe	Wirkungen	Nutzung und Zubereitung
Vanille	Aromatisches Vanillin	Angenehmer Geschmack.	Aromatisierung von Süßspeisen.
Weinraute	Aromatische Sekundärstoffe (Cumarine, Furanocumarine, Furanochinolin-Alkaloide), Gerbstoffe	Furanocumarine und Furanochinolin-Alkaloide können Erbgut schädigen. Auf der Haut können starke Dermatosen (besonders durch Sonnenlicht) ausgelöst werden.	Besser nicht verwenden!
Zimtbaum	Zimtrinde mit aromatischem Zimtaldehyd, Gerbstoffe	Adstringierend, krampflösend, antimikrobiell, antioxidativ.	Überdosierung kann zu Fehlgeburt führen.

Zusammensetzung und Energiegehalt von Nahrungsmitteln

TG = Trockengewicht, FG = Frischgewicht

Nahrungsmittel	Energiegehalt [kcal/100 g]	Kohlenhydrate [g/100 g]	Fett [g/100 g]	Protein [g/100 g]
Hauptnährstoffe				
Reines Fett	930	0,0	100,0	0,0
Reiner Zucker	410	100,0	0,0	0,0
Reines Protein	420	0,0	0,0	100,0
Blätter	FG			
Brennnessel	70	4,9	5,2	0,7
Grünkohl	37	3,0	0,9	4,3

Nahrungsmittel	Energiegehalt [kcal/100 g]	Kohlenhydrate [g/100 g]	Fett [g/100 g]	Protein [g/100 g]
Weizenkeime	52	5,0	1,1	5,0
Algen	54	12,0	0,5	1,8
Nüsse	TG			
Erdnüsse	567	8,3	48,1	25,3
Haselnüsse	644	10,5	61,6	12,0
Sonnenblumen-samen	580	12,3	49,0	22,5
Getreide	TG			
Hafer	366	63,3	7,0	12,5
Mais	327	64,7	3,8	8,5
Weizen	353	70,5	1,5	12,0
Früchte	FG			
Apfel	54	11,4	0,6	0,3
Süßkirsche	62	13,2	0,3	0,9
Weintraube	67	16,1	0,3	0,7
Fisch	FG			
Aal	280	0,0	24,5	15,0
Flussbarsch	81	0,0	0,8	18,5
Forelle	101	0,0	2,7	19,5
Hering	233	0,0	17,8	18,2
Wirbellose	FG			
Miesmuschel	51	0,0	1,3	9,8
Venusmuschel	38	6,0	1,0	11,0

Nahrungsmittel	Energiegehalt [kcal/100 g]	Kohlenhydrate [g/100 g]	Fett [g/100 g]	Protein [g/100 g]
Tintenfisch	72	0,0	0,9	16,0
Garnele	87	0,0	1,4	18,5
Hummer	81	0,0	1,9	15,9
Insekten (TG)	430	17,0	15,0	53,0
Säugetiere	FG			
Hase	113	0,0	3,0	21,6
Reh	122	0,0	3,6	22,5
Wildschwein	108	0,0	3,4	19,5
Geflügel	FG			
Ente (wild)	133	0,0	9,4	12,2
Huhn	166	0,0	9,6	19,9
Taube	228	0,0	18,0	16,4
Eier	FG			
Ente	184	0,7	14,4	13,0
Huhn	161	0,7	11,2	12,9
Wachtel	162	1,0	11,1	13,1

Rezepte

Zum Weiterlesen und -kochen

In diesem Buch haben wir ganz bewusst darauf verzichtet, für unsere umfänglichen Aussagen jede Quelle einzeln aufzuführen. Bei unserem Projekt handelt es sich um einen Erfahrungsaustausch dreier Experten auf ihrem jeweiligen Fachgebiet. Wer sich tiefer in die Thematik einlesen möchte, dem empfehlen wir, unsere jeweiligen Fach- und Sachbücher näher anzuschauen. Hier eine passende Auswahl:

Professor Dr. Michael Wink

Kiple, K. F., Coneè Ornelas, K.: The Cambridge World History of Food, Cambridge University Press, Cambridge, UK 2000

Storch, V., Welsch, U., Wink, M.: Evolutionsbiologie, komplett überarbeitete 3. Aufl., Springer, Berlin, Heidelberg 2013

van Wyk, B.-E.: Culinary Herbs and Spices of the World, Cambridge University Press, Cambridge, USA 2014

Ternes, W., Täufel, A., Tunger, L.: Lebensmittel-Lexikon, Behr's Verlag, Hamburg 2005

van Wyk, B.-E., Wink, C., Wink, M.: Handbuch der Arzneipflanzen, Wissenschaftliche Verlagsgesellschaft, 3. Aufl., Stuttgart 2015

van Wyk, B.-E., Wink, M.: Phytomedicines, Herbal drugs and Poisons, Cambridge University Press, Cambridge, USA 2015

van Wyk, B.-E.: Handbuch der Nahrungspflanzen. Ein illustrierter Leitfaden. Wissenschaftliche Verlagsgesellschaft, Stuttgart 2005

Wink, M.: Biochemistry of plant secondary metabolism, Wiley-Blackwell Annual Plant Reviews, Volume 40, 2010

Wink, M.: Functions and Biotechnology of plant secondary metabolites. Wiley-Blackwell Annual Plant Reviews, Volume 39, 2010

Wink, M.: Modes of Action of Herbal Medicines and Plant Secondary Metabolites. Medicines, 2, 251-286, 2015

Wink, M.: Vom Pfeilgift bis zum Rauschmittel: Sekundärstoffe – die Geheimwaffen der Pflanzen, Biologie in unserer Zeit 45, 225-235, 2015

Wink, M., Wink, C., van Wyk, B.-E.: Handbuch der giftigen und psychoaktiven Pflanzen, Wissenschaftliche Verlagsgesellschaft, Stuttgart 2008

Léa Linster

Linster, L.: Rundum genial! Die besten Rezepte der Spitzenköchin, Bassermann, München 2016

Linster, L.: Einfach fantastisch! Rezepte, Tipps und Tricks der Spitzenköchin, Bassermann, München 2015

Linster, L.: Meine vier Jahreszeiten: Neue Rezepte und Menüs der Spitzenköchin für jede Saison, Diana, München 2013

Dr. med. Gunter Frank

Frank, G.: Lizenz zum Essen – warum Ihr Gewicht mehr mit Stress zu tun hat als mit dem, was Sie essen, Piper, München 2008

Frank, G., Storch, M.: Die Manana-Kompetenz – Entspannung als Schlüssel zum Erfolg, Piper, München 2010

Frank, G.: Schlechte Medizin – ein Wutbuch, Knaus, München 2012

Frank, G.: Fragen Sie Ihren Arzt – aber richtig, Südwest, München 2015

Die Broschüre mit den Ernährungsempfehlungen für die Hitlerjugend können Sie sich gern auf meiner Website www.gunterfrank.de herunterladen. Dort finden Sie auch ein Dokument mit Namen *Quellen: Karotten lieben Butter* mit den neuesten Quellenangaben zu diesem Buch. Bitte dazu die Menüpunkte Services und Downloads anklicken.

Register

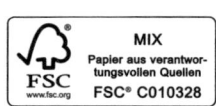

Verlagsgruppe Random House FSC® N001967

1. Auflage
Copyright © 2018
Albrecht Knaus Verlag, München,
in der Verlagsgruppe Random House GmbH,
Neumarkter Straße 28, 81673 München
Redaktion: Ulla Mothes
Fotografie und Leitung Fotoproduktion: Susanne Krauss
Haare/Make-up: Valentina Becker
Satz: Uhl + Massopust, Aalen
Repro: Lorenz & Zeller, Inning a. A.
Druck und Einband: Alföldi Druckerei AG, Debrecen
Printed in Hungary
ISBN 978-3-8135-0791-1

www.knaus-verlag.de